H. Ebhardt / P. A. Reichart / A. M. Schmidt-Westhausen

**Curriculum Spezielle Pathologie für Zahnmediziner**

Dr. med. Harald Ebhardt
Zentrum für Oralpathologie
Wetzlarer Straße 62
14482 Potsdam

Prof. Dr. Dr. h. c. Peter A. Reichart
Charité – Universitätsmedizin Berlin
Abteilung für Oralmedizin, Zahnärztliche Röntgenologie und Chirurgie
Aßmannshauser Straße 4-6
14197 Berlin

Prof. Dr. Andrea Maria Schmidt-Westhausen
Charité – Universitätsmedizin Berlin
Abteilung für Oralmedizin, Zahnärztliche Röntgenologie und Chirurgie
Aßmannshauser Straße 4-6
14197 Berlin

**Bibliografische Informationen der Deutschen Nationalbibliothek**
Die Deutsche Nationalbibliothek verzeichnet diese Publikation in der Deutschen Nationalbibliografie; detaillierte bibliografische Daten sind im Internet über <http://dnb.ddb.de> abrufbar.

QUINTESSENCE PUBLISHING
DEUTSCHLAND

Quintessenz Verlags-GmbH
Postfach 42 04 52, D-12164 Berlin
Ifenpfad 2–4, D-12107 Berlin
www.quintessenz.de

2. Auflage



Lektorat: Anita Hattenbach
Layout und Herstellung: René Kirchner
Druck: Drukarnia Dimograf Sp. z o.o., Poland

ISBN: 978-3-86867-379-1

*Panta rhei („Alles fließt“)*
Heraklit (520–460 v. Chr.)

# Vorwort zur 2. Auflage

Der Wunsch der Studierenden nach verlässlichem Wissen ist nicht nur verständlich, sondern Voraussetzung für einen erfolgreichen Studienabschluss und die sinnvolle zahnärztliche Tätigkeit zum Nutzen der Patienten. Alle Dinge des Lebens befinden sich im Fluss, wie Heraklit vor rund 2.500 Jahren in seiner berühmten Formel „Panta rhei“ trefflich formulierte. Auch unser Fachwissen wird durch stete wissenschaftliche Erkenntnisse fortlaufend ergänzt und neu geordnet. Die im Januar 2017 publizierte 4. Auflage der WHO-Klassifikation der Kopf- und Halstumoren brachte die odontogenen Tumoren und Zysten in eine neue Ordnung.

Die Darstellung des aktuellen Wissenstandes unseres Faches ist Hauptanliegen des vorliegenden Lehrbuches. Alle Kapitel wurden einer kritischen Durchsicht unterzogen und um wesentliche wissenschaftliche Erkenntnisse ergänzt. In gewohnter Form werden die oralen Erkrankungen durch die Verbindung klinischer Bilder mit den bildgebenden Verfahren und den histopathologischen Befunden dargestellt. Für das Studium dieser Erkrankungen wird besonders die Reihenfolge von Definition, Epidemiologie, Pathogenese, Klinik, bildgebende und histopathologische Befunde sowie Therapie und Prognose eine verlässliche Grundlage für den dauerhaften Lernerfolg sein.

Auch in der Autorenschaft hat sich eine Veränderung ergeben: Frau Prof. Schmidt-Westhausen stärkt unser Autorenteam und teilt ihre Expertise, insbesondere auf dem Gebiet der Mundschleimhauterkrankungen, mit den Lesern dieser Auflage.

Zum Gelingen der neuen Auflage hat auch der Verlagsleiter von Quintessenz, Herr Wolters, einen großen Beitrag geleistet, wofür ihm unser Dank gebührt. Und nicht zuletzt danken wir unseren Familien, die unsere tägliche Arbeit und die Erfüllung unserer zusätzlichen Pflichten, z. B. als Buchautoren, dauerhaft unterstützen.

Berlin, im Oktober 2017
Harald Ebhardt
Peter A. Reichart
Andrea Maria Schmidt-Westhausen

# Vorwort zur 1. Auflage

Dieses Lehrbuch für Studenten der Zahnmedizin entstand aus der intensiven Zusammenarbeit eines Pathologen und eines Oralchirurgen. Unser Hauptanliegen ist es, durch die Verbindung klinischer Bilder mit den bildgebenden Verfahren und den histopathologischen Befunden den Studenten ein wesentlich verbessertes Verständnis oraler Erkrankungen zu vermitteln. Für das Studium dieser Erkrankungen wird besonders die Reihenfolge von Definition, Epidemiologie, Pathogenese, Klinik, bildgebenden Verfahren und histopathologischen Befunden sowie Therapie und Prognose eine verlässliche Grundlage für den dauerhaften Lernerfolg sein. Beide Autoren haben durch Ihre Erfahrungen in der universitären Ausbildung von Zahnmedizinern, in den Staatsexamina und in der täglichen Routinearbeit Themenschwerpunkte für dieses Lehrbuch herausgearbeitet. So wird im ersten Kapitel, das der allgemeinen Pathologie gewidmet ist, das für Zahnmediziner besonders wichtige Thema der Entzündungslehre ausführlich behandelt. Im zweiten Kapitel werden die Tumoren und tumorartigen Läsionen, die sich in der Mundschleimhaut entwickeln können, besprochen. Das dritte Kapitel umfasst Erkrankungen der Haut, die in ähnlicher Form auch in der Mundschleimhaut auftreten können. Im Kapitel „Systemische Erkrankungen" finden sich u. a. Ausführungen zu wichtigen Infektionskrankheiten, systemischen granulomatösen und hämatologischen Erkrankungen. In den folgenden Kapiteln werden die Erkrankungen der Speicheldrüsen, die Zahn- und Kieferzysten sowie die odontogenen Tumoren und Erkrankungen der Knochen beschrieben. Das letzte Kapitel handelt vom Themenkomplex der Zahnimplantate.

Vereinzelte Gebiete oraler Erkrankungen, die sich weder dem Skalpell noch unter dem Mikroskop in der täglichen Routine darstellen, werden hier nicht besprochen. Dies betrifft neben dem Thema Zahnkaries auch die Parodontologie, auf deren Fachbücher verwiesen wird.

Das vorliegende Lehrbuch verfolgt ein neues Konzept, bestehend aus der Synthese von Oralchirurgie und Pathologie, aus klinischen und histopathologischen Bildern. Damit wird dem zukünftigen Zahnarzt das Erkennen von Krankheiten erleichtert und ihr Verständnis gefördert. Dies dient nicht nur der besseren Zusammenarbeit zwischen unseren beiden Fachgebieten, sondern insbesondere der profunden Diagnosestellung und Therapie zum Nutzen für unsere Patienten.

Berlin, im Mai 2009
H. Ebhardt
P. A. Reichart

# Inhaltsverzeichnis

# 1 Allgemeine Entzündungslehre

*Harald Ebhardt*



**Entzündungen** stellen komplexe Abwehrvorgänge des lebenden Organismus dar. Nach schädigenden Reizen (Noxen) kommt es unter Beteiligung von Entzündungszellen, Entzündungsmediatoren und Reaktionen des Gesamtorganismus zur Inaktivierung der Noxe (Abwehr) und zur Beseitigung ihrer Folgen (Heilung). Integraler Bestandteil der Entzündungsreaktion ist eine ausreichende Blutversorgung des Entzündungsgebietes.

**Ursache** einer Entzündung sind zum einen belebte Noxen in Form von Bakterien, Viren, Protozoen, Pilze und Parasiten, es können aber auch unbelebte Faktoren wie chemische oder physikalische Noxen eine Entzündung hervorrufen.

**Kardinalsymptome** (Abb. 1-1) treten bei allen Entzündungen auf, jedoch in unterschiedlicher Intensität: Rubor (Rötung), Tumor (Schwellung), Calor (Wärme), Dolor (Schmerz) und Functio laesa (Störung der Funktion).

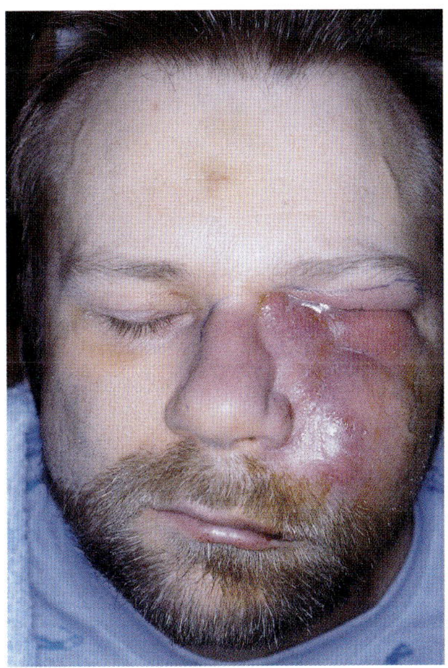

**Abb. 1-1** Schwellung und Rötung der linken Gesichtshälfte bei Abszess.

Kapitel 1

## 1.1 Einteilung der Entzündungen

Die Einteilung der Entzündungen kann nach unterschiedlichen Kriterien erfolgen: nach dem zeitlichen Ablauf, nach morphologischen Charakteristika, nach der Spezifität und nach der Ausbreitung der Entzündung.

a) Einteilung nach dem **zeitlichen** Ablauf:

1. **Perakute** Entzündungen weisen einen besonders schweren und kurzen zeitlichen Verlauf auf und können nach nur wenigen Stunden zum Tod des Patienten führen.
2. **Akute** Entzündungen entwickeln sich in einem kurzen Zeitrahmen und heilen in den meisten Fällen mit Restitutio ad integrum ab.
3. **Subakute** bzw. **subchronische** Entzündungen sind milde, protrahiert verlaufende Entzündungen, die sich über einen längeren, zwischen der akuten und der chronischen Verlaufsform liegenden Zeitrahmen erstrecken. Oft ist die Ausheilung fraglich.
4. **Chronische** Entzündungen zeigen einen schleichenden, sich über Jahre oder Jahrzehnte hinziehenden Verlauf. Chronische Entzündungen können sich aus einer akuten Entzündung entwickeln und werden dann als sekundär chronische Entzündung bezeichnet. Sie können jedoch auch ohne akute Frühphase entstehen und werden dann primär chronische Entzündung genannt.

b) Einteilung nach **morphologischen** Charakteristika:

1. **Seröse** Entzündungen zeigen eine lokal vermehrte Durchblutung mit Exsudation von Blutplasma in das umgebende Weichgewebe, die sich in Form eines Ödems manifestiert. Zudem kommt es zu einer Auswanderung (Transmigration) von Blutzellen aus den Blutgefäßen.
2. **Fibrinöse** Entzündungen weisen wegen der entzündlich bedingten Gefäßschädigung zusätzlich zu der Exsudation von Blutplasma einen Austritt von Fibrinogen auf.
3. **Eitrige** Entzündungen sind gekennzeichnet durch ein stark mit neutrophilen Granulozyten durchsetztes Exsudat im Weichgewebe. Abhängig von der Ausbreitung der eitrigen Entzündung werden unterschieden: der Abszess als Eiteransammlung in einem durch Gewebezerfall entstandenen Hohlraum, die Phlegmone als eine sich diffus im Weichgewebe ausbreitende eitrige Entzündung und das Empyem als eine eitrige Entzündung in einem physiologischen Hohlraum (Gelenkspalten, Pleura, Herzbeutel u. a.).
4. **Hämorrhagische** Entzündungen mit massiver Schädigung der Blutgefäßwände und dadurch bedingtem Austritt von Erythrozyten.
5. **Pseudomembranös-nekrotisierende** Entzündungen treten ausschließlich an epithelausgekleideten Hohlräumen (z. B. Mundhöhle) auf. Dabei zerstören zytotoxische bakterielle Toxine die oberflächliche Schleimhaut und lassen ein fibrinöses Exsudat austreten. Dieses verbindet sich mit den darunterliegenden nekrotischen Epithelien zu einem grau-weißlichen, fest anhaftenden Belag (Pseudomembran).
6. **Granulierende** Entzündungen kennzeichnen z. B. einen Ulcusgrund. Sie lassen histologisch einen zonalen Aufbau erkennen: Die Resorptionszone ist die innerste, an die Nekrose angrenzende Zone und besteht aus resorbierenden Makrophagen, die Zone der Gewebeneubildung

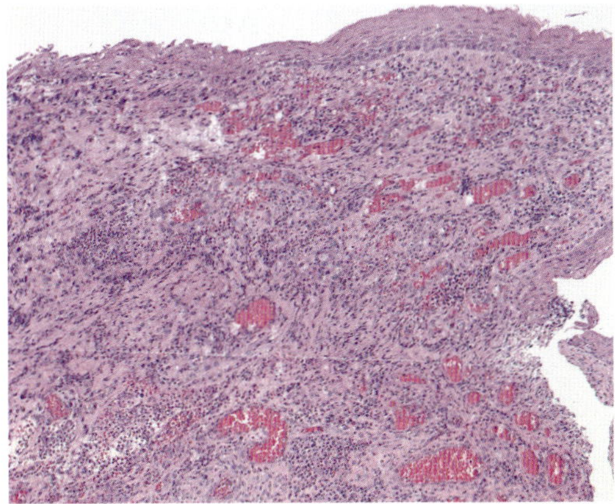

**Abb. 1-2** Granulierende Entzündung, vergleiche Unterschied zu Abb. 1-4.

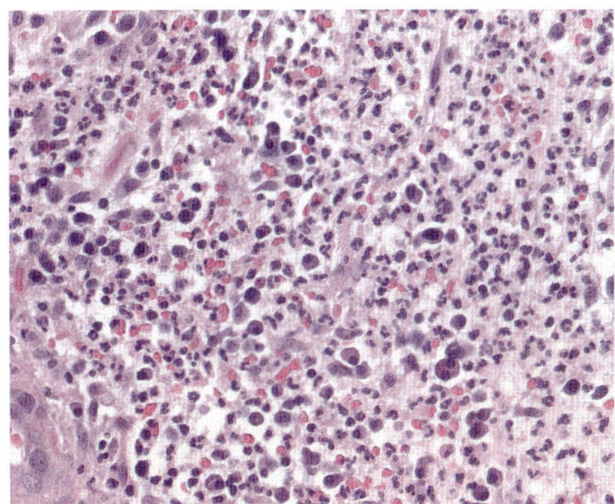

**Abb. 1-3** Granulierende Entzündung mit neutrophilen Granulozyten und Plasmazellen.

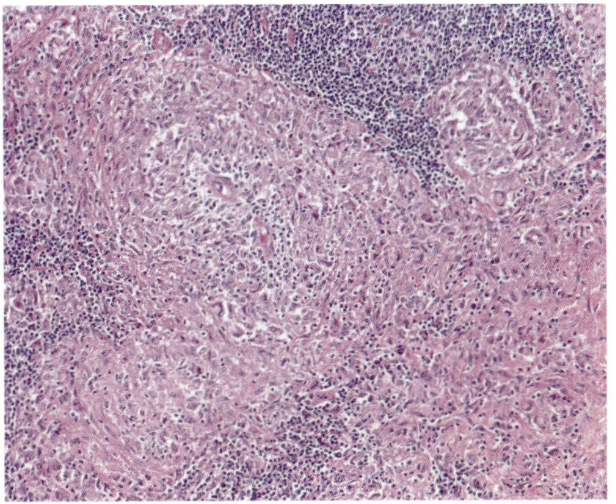

**Abb. 1-4** Granulomatöse Entzündung, vergleiche Unterschied zu Abb. 1-2.

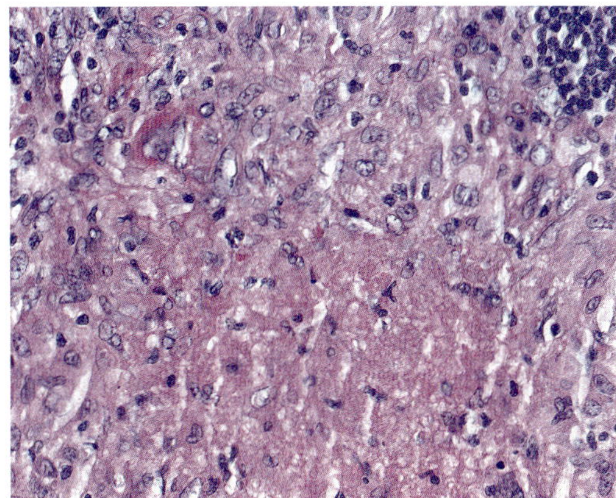

**Abb. 1-5** Granulomatöse Entzündung mit Nekrose bei Tuberkulose.

schließt sich in Form von kapillar- und fibroblastenreichem Granulationsgewebe an, um schließlich in die äußerste Zone des ausgereiften Bindegewebes überzugehen, in der das Granulationsgewebe in faserreiches Bindegewebe ausreift (Abb. 1-2 und Abb. 1-3).

7. **Granulomatöse** Entzündungen zeichnen sich aus durch die Bildung von Granulomen. Dies sind kleine Knötchen (Abb. 1-4) bestehend aus Makrophagen, Epitheloidzellen und mehrkernigen Riesenzellen. Aufgrund der Morphologie werden verschiedene Granulomtypen unterschieden: Granulome vom Typ der Tuberkulose (Abb. 1-5), der Pseudotuberkulose, des akuten rheumatischen Fiebers, der primär chronischen Polyarthritis, der Sarkoidose (Abb. 1-6) und das Fremdkörpergranulom. Die Morphologie der Granulome ist also so typisch, dass von der Form der Granulome auf das auslösende Agens geschlossen werden kann (spezifische Entzündung).

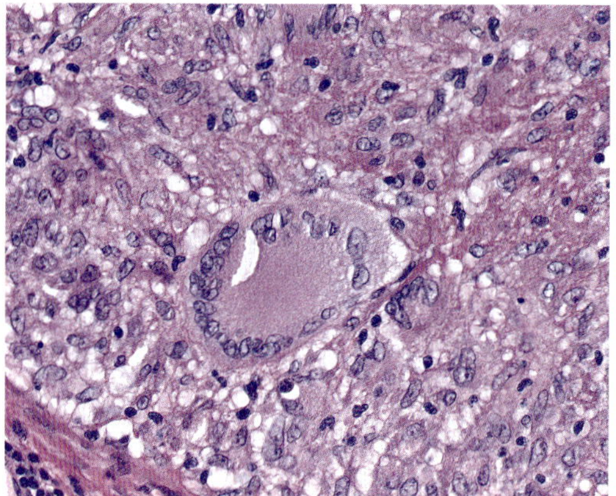

**Abb. 1-6** Granulomatöse Entzündung mit Riesenzelle bei Sarkoidose.

c) Einteilung nach der **Spezifität** einer Entzündung:
Da nur die granulomatösen Entzündungen aufgrund der Morphologie der Granulome auf das die Entzündung auslösende Agens schließen lassen, werden die granulomatösen Entzündungen auch als spezifische Entzündung bezeichnet. Demnach ist der abschließende Satz in einem pathohistologischen Befund „Kein Hinweis auf eine spezifische Entzündung" so zu verstehen, dass der Pathologe aufgrund seiner histologischen Untersuchung keine Granulome gesehen hat und somit keine Aussage zu dem entzündungs-auslösenden Agens machen kann.

d) Einteilung nach der **Ausbreitung** einer Entzündung:
Entzündungen können lokal in einem umschriebenen Gewebebezirk begrenzt bleiben oder sich ausbreiten. Formen der Ausbreitung sind: per continuitatem (Ausdehnung einer lokalen Entzündung innerhalb eines Gewebes), per contiguitatem (Übergreifen der Entzündung auf ein benachbartes Organ), intrakanalikulär, hämatogen, lymphogen oder neurogen.

## 1.2 Entzündungszellen

Im Folgenden werden ausgewählte Entzündungszellen, die für die akuten und chronischen Entzündungen eine besondere Rolle einnehmen, besprochen.

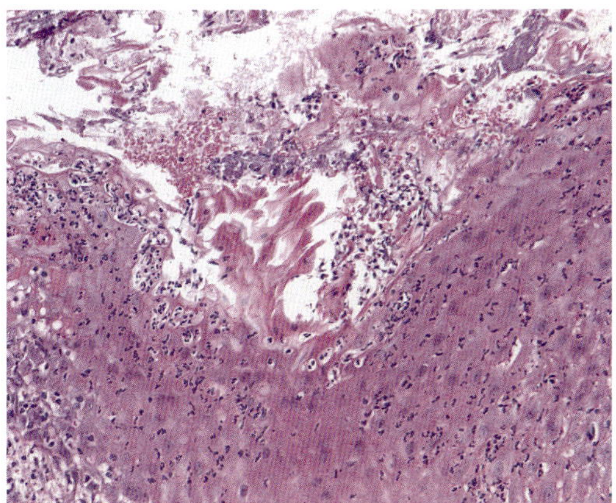

**Abb. 1-7** Akute Entzündung plattenepithelialer Schleimhaut mit massenhaft neutrophilen Granulozyten auf der Oberfläche.

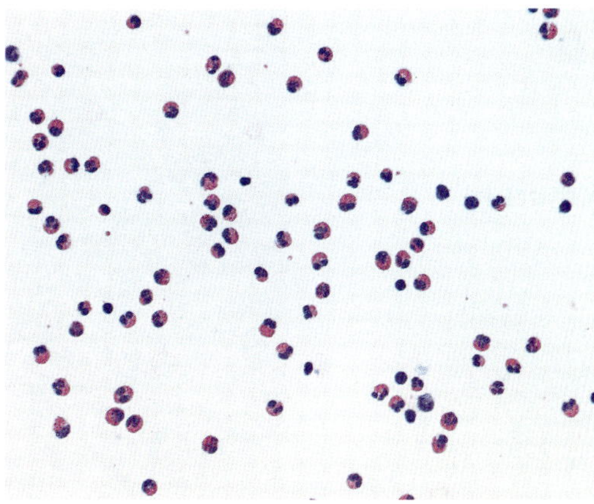

**Abb. 1-8** Eosinophile Granulozyten bei allergischem Erguss.

## 1.2.1 Neutrophile Granulozyten

Neutrophile Granulozyten werde im Knochenmark gebildet. Sie besitzen im ausgereiften Stadium einen aus 3 bis 5 Segmenten bestehenden Zellkern. Im Zytoplasma befinden sich Granula, die Enzyme wie Lysozym, Kollagenasen u. a. beinhalten. Diese Granula können weder mit sauren noch mit basischen Farbstoffen angefärbt werden, daher die Bezeichnung „neutrophil". Die neutrophilen Granulozyten zeigen eine kurze Reaktionszeit nach Einwirkung eines entzündungsauslösenden Agens. Deshalb bestimmen sie das morphologische Bild einer akuten Entzündung (Abb. 1-7). Ihr Weg aus dem Blutgefäß zum Herd der Entzündung dauert nur 2 bis 10 Minuten und wird unter Punkt 1.3 beschrieben. Ihre Hauptaufgabe besteht in der Phagozytose von Mikroorganismen.

## 1.2.2 Eosinophile Granulozyten

Eosinophile Granulozyten weisen intrazytoplasmatische Granula auf, die mit dem sauren Farbstoff Eosin angefärbt werden können. Ihre Funktion besteht in der IgE-vermittelten Abwehr von Parasiten. Auch bei allergischen Reaktionen ist die Anzahl der eosinophilen Granulozyten stark erhöht („Eosinophile") (Abb. 1-8).

## 1.2.3 Basophile Granulozyten

Basophile Granulozyten sind nur im Blut und nicht im Gewebe nachweisbar. Ihre Granula enthalten Histamin bzw. Heparin, die sie unter Vermittlung von IgE ausschütten. Diese Degranulation führt zu einer Aktivierung von Immunzellen und kann allergische Reaktionen auslösen (Heuschnupfen, allergischer Schock).

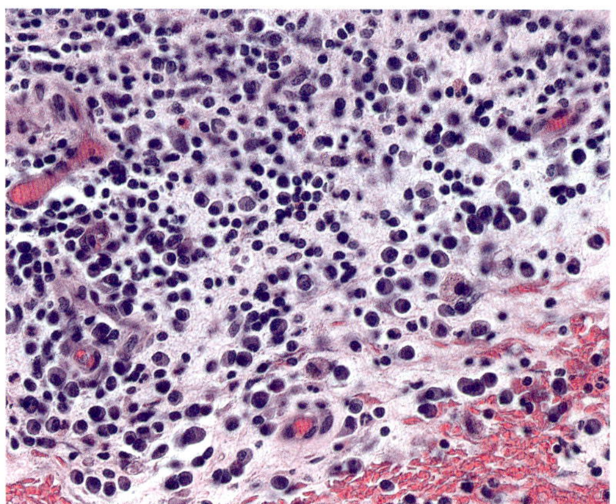

**Abb. 1-9** Lymphozyten, hier subepithelial bandartig angeordnet (Lichen).

### 1.2.4 Lymphozyten

Lymphozyten entwickeln sich im Knochenmark und in den lymphatischen Organen. Die Lymphozyten sind relativ kleine Zellen mit einem zentral lokalisierten Zellkern und einem nur schmalen Zytoplasma. Immunhistologisch kann man B- und T-Lymphozyten unterscheiden (siehe Kapitel 4.3). Bei Entzündungsreaktionen treten Lymphozyten typischerweise erst in der späten Phase auf und dominieren somit das Bild der chronischen Entzündung (Abb. 1-9).

## 1.3 Pathophysiologie der akuten Entzündung

Die Initialisierung der akuten Entzündung lässt sich in 3 Abschnitte einteilen: (1) Vergrößerung des Lumens der Blutgefäße mit konsekutiver Erhöhung des Blutflusses (Hyperämie – klinische Zeichen: Calor et Rubor), (2) strukturelle Veränderungen der Gefäßwand zur Vorbereitung der Diapedese der Leukozyten und (3) Emigration der Leukozyten aus den Blutgefäßen (Extravasation), ihre Wanderung im Interstitium zum Ort der Verletzung/Mikroben und Funktionsaktivierung der Leukozyten. Die Extravasation der Leukozyten wird begleitet vom Austritt von Blutplasma in das Interstitium, was sich klinisch als Ödem manifestiert (Kardinalsymptom Tumor).

## 1.3.1 Vergrößerung des Gefäßlumens

Die Vasodilatation zählt zu den ersten Prozessen der akuten Entzündung. Entzündungsmediatoren, wie Histamin, wirken insbesondere auf die glatte Muskulatur der Wand der präkapillären Arteriolen und bewirken die Vergrößerung des Gefäßlumens (Vasodilatation). Daraus resultiert eine Erhöhung des Blutflusses und damit eine Erhöhung des intravasalen Druckes.

## 1.3.2 Strukturelle Veränderungen der Gefäßwand

Die strukturellen Veränderungen betreffen vorwiegend die postkapillären Venolen. Dort bindet Histamin an den Rezeptoren des Gefäßendothels und bewirkt die Kontraktion von Myosin, einem Zytoskelettprotein. Durch diese Kontraktion entstehen Lücken im Endothel der Venolen. Diese Lücken bilden den Weg für den Austritt von Entzündungszellen und Blutplasma. Bedingt durch den Austritt des proteinreichen Blutplasmas sinkt der onkotische Druck im Inneren der Blutgefäße, während der onkotische Druck in der Gewebeflüssigkeit im umgebenden Interstitium ansteigt. Dies fördert den Austritt von noch mehr Blutplasma aus den Gefäßen entlang des onkotischen Druckgradienten. Die Ansammlung dieser Flüssigkeit im Interstitium wird Ödem genannt. Der weitere Verlust von Blutplasma im Gefäßlumen führt zu einem Anstieg der Konzentration der zellulären Blutbestandteile. Die Viskosität des Blutes nimmt zu und damit verlangsamt sich der Blutstrom (Stase).

## 1.3.3 Extravasation der Leukozyten

Bedingt durch die Stase sinken immer mehr Leukozyten aus dem Blutstrom an den Rand des Gefäßlumens, an das Endothel. Dies ist der passive (physikalische) Teil der Annährung der Leukozyten an das Endothel. Dieser Prozess wird begleitet durch mehrere aktive Mechanismen. Die Leukozyten weisen, wie alle Zellen, zahlreiche Oberflächenmoleküle auf, zu denen gehören auch die Integrine. Dies sind transmembranöse Glykoproteine, die für die Herstellung von Zell-Zell- bzw. Zell-Matrix-Interaktionen benötigt werden. Auf inaktiven Leukozyten befinden sich diese Integrine in einem Ruhezustand. So auch auf den Leukozyten, die sich dem Gefäßendothel langsam annähern.

Gewebemakrophagen, Mastzellen und Endothelzellen reagieren beim Auftreten von schädigenden Reizen in ihrer unmittelbaren Umgebung mit der Sekretion von Chemokinen, insbesondere von IL-1 und TNF (siehe unten). Diese Chemokine werden von endothelialen Molekülen (Proteoglykane) gebunden und bedecken nun wie ein Teppich die lumenseitige Endotheloberfläche. Durch das Auftreten von Chemokinen in diesen hohen Konzentrationen werden die Integrine auf der Leukozytenoberfläche aktiviert.

Außerdem werden unter Einfluss der Chemokine auf der lumenseitigen Oberfläche der postkapillären Venolen Adhäsionsmoleküle für Integrine exprimiert. Diese Adhäsionsmoleküle bezeichnet man als ICAM-1 (Intracellular Adhesion Molecule 1) bzw. VCAM-1 (Vascular Cell Adhesion Molecule 1). Die Kombination aus der Expression der Adhäsionsmoleküle für Integrine auf dem Endothel und die unter dem Einfluss der Chemokine aktivierten Integrine auf der Leukozytenoberfläche führt zu einer aktiven Annährung und schließlich festen Bindung der Leukozyten an das Endothel. Als nächster Schritt folgt der Durchtritt der Leukozyten durch die Blutgefäßwand (Diapedese).

Die Diapedese der Leukozyten wird gewährleistet durch Adhäsionsmoleküle, die die Endothelzellen untereinander verbinden. Zu diesen Molekülen zählt PECAM-1 (Platlet Endothelial Cell Adhesion Molecule), auch unter der Bezeichnung CD31 bekannt. Haben die Leukozyten den Schritt durch das Endothel geschafft, werden sie kurzzeitig noch von der Basalmembran der Venolen an der „Weiterreise" gehindert. Wahrscheinlich sind es Kollagenasen, die die Leukozyten auf die Basalmembran einwirken lassen und sich somit den Weg in das Interstitium öffnen.

Der weitere Weg der Leukozyten zum Ort der einwirkenden Noxe wird durch die Chemotaxis definiert. Sind beispielsweise Bakterien die verursachende Noxe, werden die Entzündungszellen durch bakterielle Produkte, wie Peptide und Lipide angelockt. Eine andere wichtige und besser erforschte Gruppe an „Locksubstanzen" sind die Chemokine. Der Begriff Chemokin ist ein Kunstwort und setzt sich zusammen aus chemotaktisch und Zytokin. Zytokine sind Polypeptide für die Regulation immunologischer, entzündlicher und reparativer Prozesse. Die in diesem Zusammenhang oft genannten Interleukine sind molekular definierte Zytokine. Sie werden produziert von Makrophagen, Endothelzellen und aktivierten Lymphozyten.

Die Chemokine können an einem oder mehreren Rezeptoren binden. Dabei ist es möglich, dass ein Chemokin eine agonistische Wirkung an dem einen Rezeptor bewirkt, durch Bindung desselben Chemokin an einem anderen Rezeptor jedoch eine antagonistische Wirkung folgt. Chemokine führen, wie oben dargestellt, zu der Expression von Adhäsionsmolekülen auf den Endothelzellen. Sie induzieren aber auch angiogenetische und angiostatische Wirkungen beispielsweise auf Fibroblasten und beeinflussen so die Wundheilung. Chemokine werden in 2 funktionale Gruppen unterteilt: Die inflammatorischen Chemokine spielen eine Schlüsselrolle bei der Initialisierung der Immunantwort (Chemotaxis) und erkennen zudem Oberflächenmoleküle, die auf den körpereigenen Zellen nicht vorhanden sind. Die zweite funktionale Gruppe sind die homeostatischen Chemokine, die die Migration Antigen-präsentierender Zellen und Lymphozyten in den Lymphknoten leiten und damit die Prägung der Lymphozyten für die Erregerabwehr vorbereiten.

Aufgrund ihrer chemischen Struktur (Anzahl und Position der ersten Cystein-Reste am Molekül) werde die Chemokine in 4 Gruppen eingeteilt: CXC-, CC-, C- und CX3C-Chemokine.

Doch die vielen Chemokine nützen nichts, wenn ihre Informationen nicht von Rezeptoren empfangen und weitergeleitet werden. Bei den Leukozyten sind dies transmembranöse Rezeptoren.

NB: In den 1980er Jahren wurden in San Francisco homosexuelle Männer identifiziert, die, obwohl sie sexuellen Kontakt zu HIV-positiven Männern hatten, selbst nicht mit dem HIV infiziert wurden. Der Grund dafür: Diese Männer hatten einen genetischen Defekt am CXC4- bzw. CC5-Rezeptor, der deshalb nicht funktionstüchtig war. Heute weiß man, dass dieser CXCR4 bzw. CCR5 als Ko-Rezeptor für die Infektion der CD4-Zelle (eine Untergruppe der T-Lymphozyten) fungiert. Ohne CXCR4 bzw. CCR5 kann das HIV nicht in die T-Zelle eindringen.

Die bekanntesten Chemokine sind die Interleukine IL-1, IL-6 und IL-12 sowie der Tumor-Nekrose-Faktor (TNF).

Die Chemokine geben den Leukozyten den Weg vor, den sie nach ihrer Extravasation zu nehmen haben, um an den Ort der Noxen zu gelangen. Dort angekommen, gibt es für die Leukozyten eigentlich nur noch ein Problem: Sie sind noch immer inaktiv und können ihre Abwehrfunktion, für die sie „bestellt wurden", nicht ausführen.

Ein Schlüsselmolekül bei der Aktivierung von Leukozyten ist der Toll-like-Rezeptor. Im Jahre 1985 wurde auf der Fruchtfliege Drosophilia melanogaster ein Gen entdeckt, das eine essenzielle Rolle in der Immunität dieser Fliege spielt. Dieses Gen wurde von seinen Entdeckern „Toll" genannt. In weiteren Forschungen wurden bis heute bei der Maus und beim Menschen 13, dem Toll Gen ähnliche Rezeptoren (Toll-like-Rezeptoren, TLR) gefunden. Das sind transmembranöse Glykoproteine, die sich, bis auf einige Ausnahmen, auf der Oberfläche von neutrophilen Granulozyten, Makrophagen, dendritischen Zellen, NK-Zellen, Endothelzellen u. a. befinden. Die Ausnahmen (TLR7, TLR8, TLR9 und möglicherweise TLR3) befinden sich intrazellulär.

An den TLR4 binden beispielsweise bakterielle Lipopolysaccharide, die am intrazytoplasmatischen Teil des TLR4 die Bindung eines Adapterproteins, MyD88, bewirken. Eine Signalkaskade unter Beteiligung von IRAK (IL-1 Receptor Associated Kinase) und IKK (Inhibitor of nuclear factor [NF]-kappa B Kinase) sowie weiteren Molekülen bewirkt schließlich die Aktivierung von NFKB (Nuclear Factor-kappa B).

NFKB ist eine Protein-Familie mit 5 Mitgliedern (NFKB1, NFKB2, c-Rel, Rel-B, Rel-A), die im aktivierten Zustand im Zellkern die Produktion von Proteinen initiiert, die dann eine Änderung der Zellfunktion bewirken. Und diese Änderung der Zellfunktion bedeutet bei den Entzündungszellen die Aktivierung der zur Erregerabwehr benötigten Prozesse – die Erregerabwehr beginnt.

Fehler in den Signalkaskaden zur Initiierung der Entzündungsreaktion können gesundheitliche Schäden nach sich ziehen, wie z. B. Autoimmunerkrankungen, septische Krankheitsbilder oder die Entwicklung von Tumorerkrankungen.

# Literatur

Kaisho T, Akira S. Toll-like receptor function and signalling. J Allergy Clin Immunol 2006;117:979–987.

Kumar V, Abbas AK, Aster JC. Pathologic Basis of Disease. 9th Edition. Elsevier 2015.

Schiller M, Metze D, Luger TA, Grabbe S, Gunzer M. Immune response modifiers – mode of action. Experimental Dermatology 2006;15:331–341.

Stein JV, Nombela-Arrieta C. Chemokine control of lymphocyte trafficking: a general overview. Immunology 2005;116:1–12.

Steinke JW, Borish L. Cytokines and chemokines. J Allergy Clin Immunol 2006;117:441–445.

Takeda K, Akira S. Toll-like receptors in innate immunity. International Immunology 2005;17:1–14.

# 2 Tumoren und tumorartige Läsionen der Mundschleimhaut

*Peter A. Reichart*



Der Begriff Tumor ist unspezifisch und bedeutet „Schwellung". Um eine wachsende Neubildung zu beschreiben, eignet sich eher der Begriff Neoplasie. Es hat sich allerdings der Begriff Tumor etabliert, um neoplastische Veränderungen zu beschreiben. Zu unterscheiden sind gutartige (benigne) und bösartige (maligne) Tumoren (Neoplasien). Die benigne Neoplasie ist gekennzeichnet durch geregeltes Wachstum einer Zellpopulation. Eine benigne Neoplasie weist meist eine Kapsel auf. Metastasen bilden sich nicht. Malignes Wachstum einer Neoplasie ist gekennzeichnet durch ungeregelte Proliferation einer Zellpopulation, die die Ähnlichkeit mit ihrer Mutterzelle weitgehend verloren hat. Das Wachstum ist infiltrativ und destruktiv. Hauptkriterium des malignen Wachstums ist die Bildung von Metastasen in die loco-regionalen Lymphknoten und in andere Organsysteme (Lunge, Gehirn, Knochen u. a.). Für manche Tumorarten, wie z. B. für das Ameloblastom, wird auch von semi-maligner Wachstumstendenz gesprochen. Grundsätzlich ist ein solcher Tumor benigne, er bildet in der Regel keine Metastasen. Lokale Destruktion und Infiltration ist dagegen ein bezeichnendes Kriterium semi-maligner Tumorentitäten.

## 2.1 Tumoren und tumorartige Läsionen mesenchymalen Ursprungs

Tumoren, Neoplasien und tumorartige Läsionen mesenchymalen Ursprungs der Mundschleimhaut entstehen aus Binde-, Nerven-, Fett-, Muskelgewebe oder aus Blut- oder Lymphgefäßen.

### 2.1.1 Fibrome und fibromatöse Läsionen

In der Mundhöhle sind echte Fibrome extrem selten, können aber nicht von nicht neoplastischen fibrösen hyperplastischen Läsionen unterschieden werden. Sogenannte Fibrome können mit Neurofibromen oder Fibrosarkomen verwechselt werden. Die meisten fibrösen Läsionen der Mundhöhle sind gutartig.

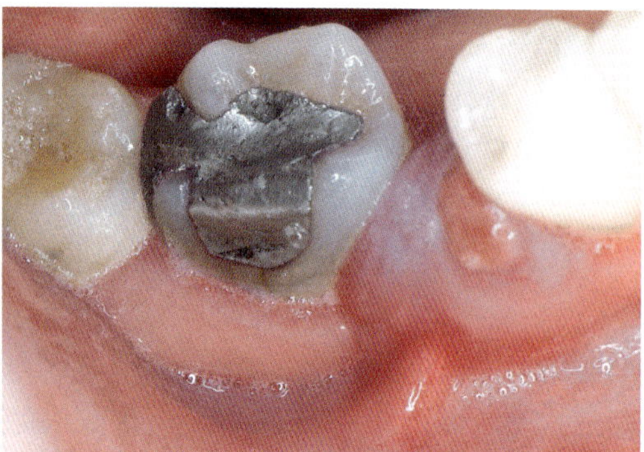

**Abb. 2-1** Fibröse Epulis mit kleiner, traumabedingter Ulzeration zwischen Zahn 45 und 47.

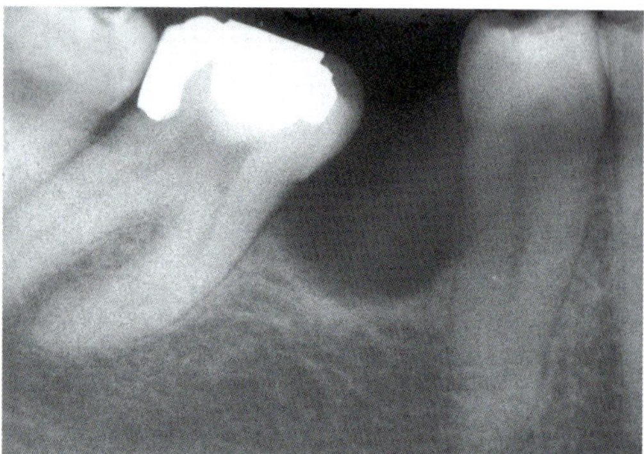

**Abb. 2-2** Röntgenologisch findet sich eine schüsselförmige Erosion im betroffenen Bereich.

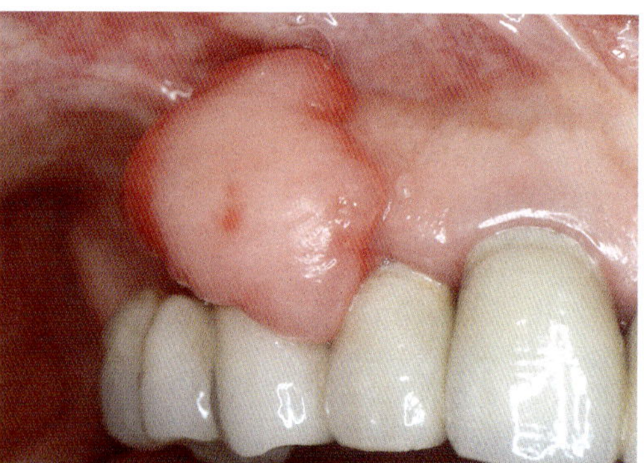

**Abb. 2-3** Große fibröse Epulis im rechten Oberkiefer.

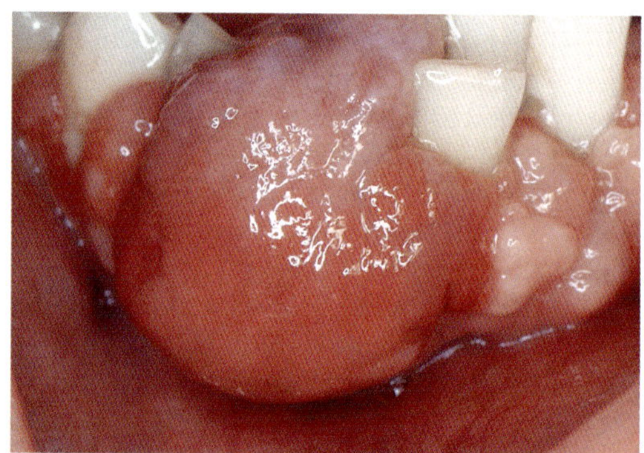

**Abb. 2-4** Ausgedehnte fibröse Epulis im Bereich des rechten Unterkiefers.

#### 2.1.1.1 Fibröse Epulis, Prothesenreizfibrom (Prothesenhyperplasie) und andere fibröse Neubildungen

Definition: Hyperplastische fibröse Neubildungen, die durch chronische Irritation (Mikrotraumata) entstehen.

*Epidemiologie*
Orale hyperplastische fibröse Neubildungen sind die häufigsten Neubildungen im Bereich der Mundhöhle.

*Lokalisation*
Die fibröse Epulis (Abb. 2-1 bis 2-4) (Epulis; gr: „auf dem Zahnfleisch sitzend") sowie protheseninduzierte Hyperplasien sind vorwiegend am zahntragenden oder zahnlosen Alveolarfortsatz lokalisiert. Sogenannte „fibroepitheliale Polypen" (Hyperplasien) sind vorwiegend an der Wangenschleimhaut und am Zungenrand zu finden.

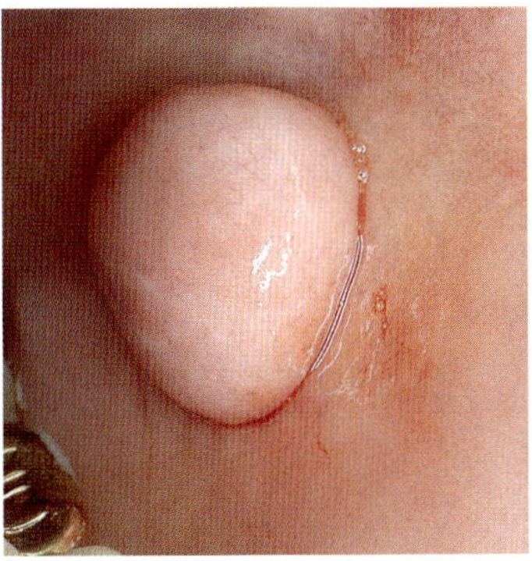

**Abb. 2-5** Sogenanntes „Fibrom“ der Wange (fibroepithelialer Polyp).

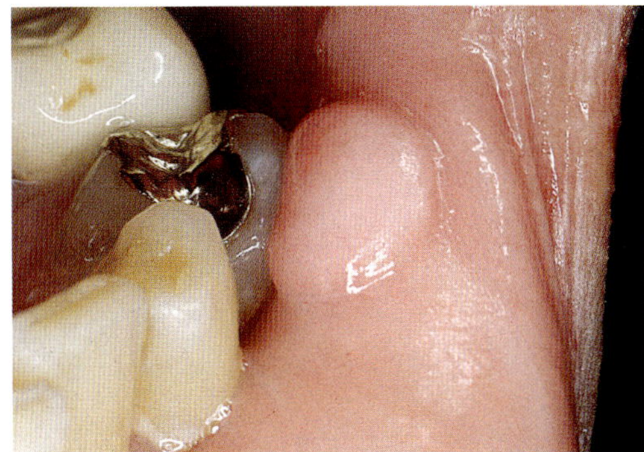

**Abb. 2-6** Fibroepithelialer Polyp im Bereich der linken Unterlippe.

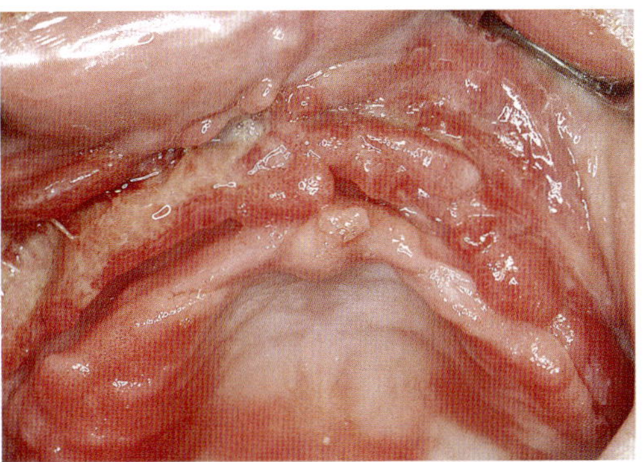

**Abb. 2-7** Im Bereich des Oberkiefervestibulums liegen prothesenbedingte, lappenförmige Reizhyperplasien vor. Diese sind teilweise ulzeriert.

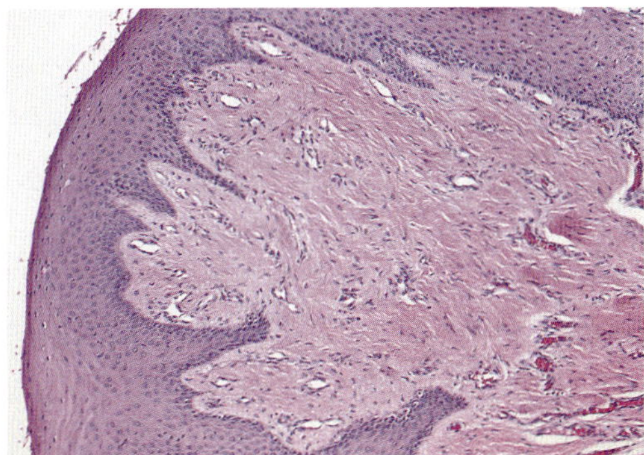

**Abb. 2-8** Histopathologisches Bild einer fibrösen Reizhyperplasie. Das parakeratinisierte Oberflächenepithel hat zum Teil längere Retefortsätze ausgebildet. Das subepitheliale Bindegewebe besteht aus dichten Bündeln kollagener Fasern.

*Klinik*

Klinisch imponieren rosafarbene Knoten oder „lappenartige“ Reizhyperplasien (Abb. 2-5 bis 2-7). In vielen Fällen liegen Ulzerationen vor. Protheseninduzierte Hyperplasien bilden sich an Prothesenrändern, gelegentlich aber auch in der Mitte des Gaumens (papilläre Hyperplasie).

*Histopathologie*

Alle genannten Varianten bestehen aus Bündeln kollagener Fasern ohne Kapselbildung. Das Mundschleimhautepithel kann leicht verbreitert sein (Abb. 2-8). Protheseninduzierte Hyperplasien zeigen meist keine Entzündungszeichen, es sei denn, Ulzerationen liegen vor. Fibröse Epuliden können dystrophische Kalzifizierung und Knochenbildung aufweisen.

*Differenzialdiagnose*

Riesenzellfibrome, pyogene Granulome oder periphere Riesenzellepuliden (Riesenzellgranulome) kommen differenzialdiagnostisch infrage.

*Therapie und Prognose*
Die chirurgische Entfernung der fibrösen Epulis sowie der protheseninduzierten Hyperplasie ist notwendig. Rezidive treten auf, insbesondere wenn keine Erneuerung der Prothese bzw. eine Verbesserung des Prothesensitzes durchgeführt wird.

#### 2.1.1.2 Riesenzellfibrom

Definition: Das Riesenzellfibrom (RZF) ist eine häufige Variante der fibrösen Epuliden.

*Epidemiologie*
60 % entwickeln sich in den ersten drei Lebensdekaden. 60 % der RZF treten bei Frauen mit einem mittleren Lebensalter von 26 Jahren auf.

*Lokalisation*
Die Gingiva des Unterkiefers ist am häufigsten betroffen (50 %).

*Klinik*
Das RZF ist meist gestielt. Die Oberfläche ist häufig (60 %) warzenähnlich oder knotig.

*Histopathologie*
Es finden sich vor allem Riesenfibroblasten sowie ein ausgeprägter Kapillarreichtum.

*Therapie und Prognose*
Das RZF ist gutartig und bedarf einer ausreichenden Exzision.

#### 2.1.1.3 Pyogenes Granulom

Definition: Pyogene Granulome sind schnell aufschießende, reaktive, leicht blutende Gewebsformationen.

*Epidemiologie*
Pyogene Granulome sind weit seltener als fibröse oder fibromatöse Veränderungen.

*Lokalisation*
Orale pyogene Granulome treten meist an den Zahnfleischrändern auf, können aber auch andere Regionen wie die Wangenschleimhaut betreffen.

*Klinik*
Klinisch erscheinen pyogene Granulome als rote, weiche Gewebsproliferationen (Abb. 2-9).

*Histopathologie*
Pyogene Granulome bestehen aus einem lockeren, ödematösen und muzinösen Stroma mit einer Vielzahl von dünnwandigen Blutgefäßen. Leukozyteninfiltration ist typisch. Die Vielzahl der Gefäße hat zu der Bezeich-

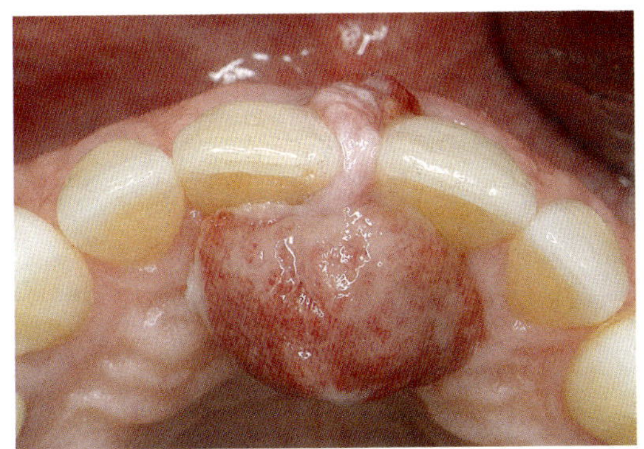

**Abb. 2-9** Pyogenes Granulom zwischen den mittleren Schneidezähnen des Oberkiefers bei einer schwangeren Frau.



nung Granuloma teleangiectaticum geführt. Echte Granulome findet man jedoch nicht.

*Therapie*
Exzision.

### 2.1.1.4 Schwangerschaftsepulis

Definition: Während der Schwangerschaft besteht die Tendenz zur Bildung einer proliferativen Gingivitis oder eines pyogenen Granuloms an der Gingiva. Die Schwangerschaftsepulis bildet sich vorwiegend in den letzten beiden Trimestern.

*Histopathologie*
Das histologische Bild ist identisch mit dem des pyogenen Granuloms.

*Therapie*
Gingivahyperplasie während der Schwangerschaft sollte durch sorgfältige Mundhygiene behandelt werden. Bleibt eine Schwangerschaftsepulis nach Geburt bestehen, sollte diese exzidiert werden.

### 2.1.1.5 Riesenzellepulis

(Früher auch als peripheres reparatives Riesenzellgranulom bezeichnet)

Definition: Die Riesenzellepulis (RZE) ist unbekannter Ätiologie, entwickelt sich allerdings in Beziehung zum Zahnsystem. Ursprung sind möglicherweise die für die Resorption der Milchzähne verantwortlichen Riesenzellen.

*Epidemiologie*
Die RZE ist seltener als andere fibromatöse Läsionen der Mundhöhle.

*Lokalisation*
Die RZE findet sich häufiger in Bezug zu den Zähnen des Oberkiefers. Die zweite und dritte Lebensdekade ist besonders betroffen.

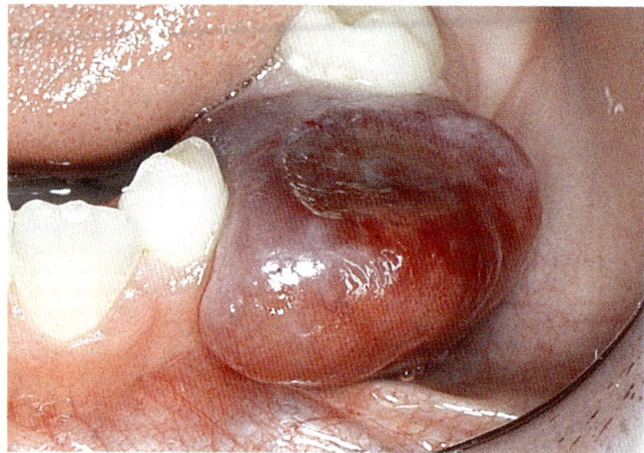

**Abb. 2-10** Peripheres Riesenzellgranulom im Bereich des linken Unterkiefers. Die blau-violette Färbung ist typisch. Übersichtsaufnahme eines peripheren Riesenzellgranuloms mit unauffälligem deckenden Epithel. Die eigentliche Läsion ist von einem Bindegewebssaum umgeben. Im Zentrum finden sich vielkernige Riesenzellen in einem vaskulären Stroma.

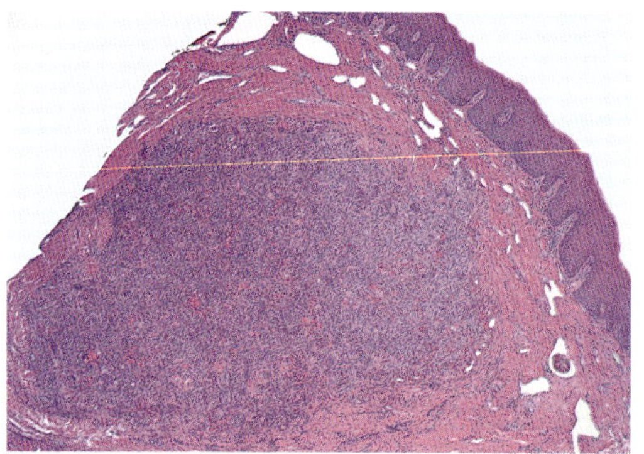

**Abb. 2-11** Übersichtsaufnahme eines peripheren Riesenzellgranuloms mit breitem Bindegewebsbereich um das eigentliche Riesenzellgranulom.

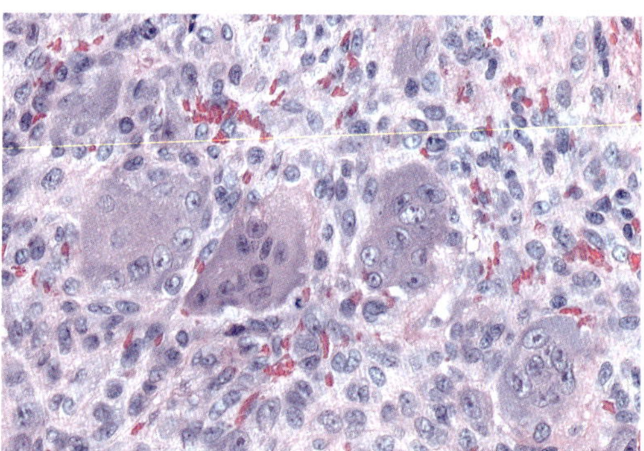

**Abb. 2-12** Hohe Vergrößerung der vielkernigen Riesenzellen. Dazwischen finden sich extravasale Erythrozyten.

*Klinik*

Die RZE sitzt meist breitbasig auf und weist eine glatte Oberfläche auf. Die Farbe ist blau-rot, die Konsistenz ist weich (Abb. 2-10).

*Histopathologie*

Die RZE scheint aus dem Parodontium hervorzugehen. Es finden sich vielkernige Riesenzellen in einem vaskulären Stroma aus Spindelzellen. Das histologische Bild der RZE unterscheidet sich nicht vom Riesenzellgranulom des Kieferknochens oder dem Hyperparathyreoidismus (Abb. 2-11 und 2-12).

*Therapie*

Sorgfältige Exzision und Kürettage des darunterliegenden Knochens ist notwendig, um mögliche Rezidive zu verhindern. Diese sind relativ häufig. Bei mehrfachen Rezidiven ist die Entfernung des verursachenden Zahnes zu erwägen.

### 2.1.1.6 Fibromatosen der Gingiva

Fibromatosen der Gingiva sind den fibro-proliferativen Erkrankungen zuzuordnen.

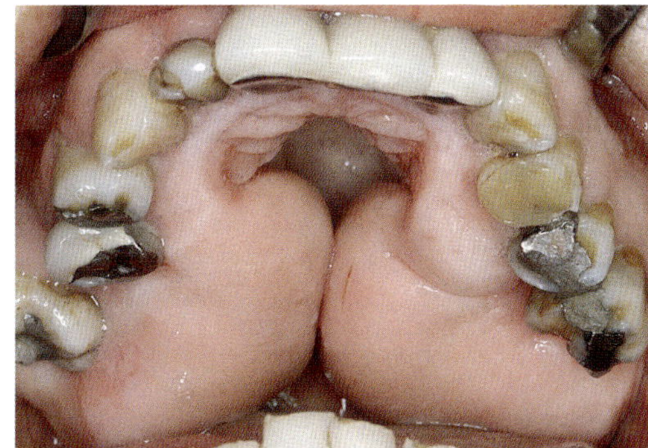

**Abb. 2-13** Große, symmetrische Fibromatose des Oberkiefers.

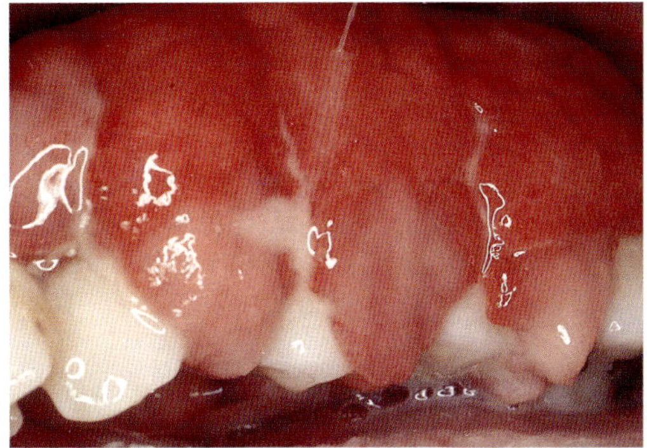

**Abb. 2-14** Ausgeprägte Gingivahyperplasie des Oberkiefers bei Phenytoineinnahme.

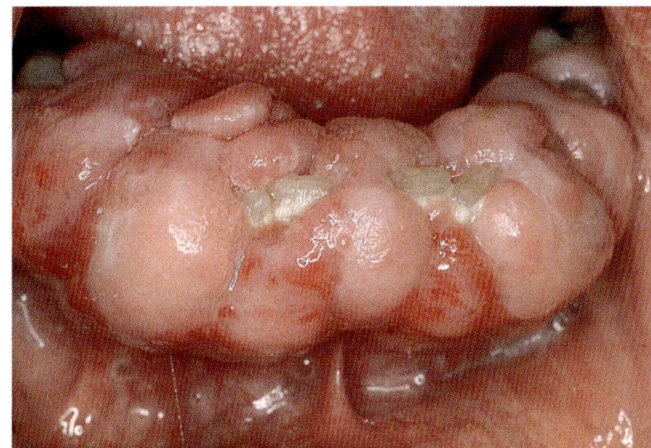

**Abb. 2-15** Ausgeprägte Gingivahyperplasie bei Zustand nach Herztransplantation und Immunsuppression (Sandimmun®).

Definition: Die Fibromatosen der Gingiva unterscheiden sich von sonstigen Fibromatosen (fibröse Epuliden etc.). Sie treten familiär auf oder in Verbindung mit Medikamenten wie Phenytoin, Cyclosporin, Nifidepin oder anderen Kalziumkanalblockern.

*Klinik*

*Familiär auftretende Gingivafibromatosen* (meist autosomal dominant vererbt) finden sich generalisiert und können auch die erste Dentition betreffen (Abb. 2-13). Häufig sind alle Zähne unter Massen von Fibromatosen „begraben". Die Fibromatose erstreckt sich auch meist auf den Alveolarfortsatz. Andere Symptome wie Akromegalie, Hypertrichose oder Epilepsie und Geistesstörungen können auftreten.

*Medikamenteninduzierte Gingivafibromatosen* (Gingivahyperplasie) sind meist mit schlechter Mundhygiene assoziiert. Die Interdentalpapillen sind vorwiegend betroffen. Die Stippelung der Gingiva ist betont, sodass der Eindruck der Textur einer Orangenschale entstehen kann (Abb. 2-14 und 2-15).

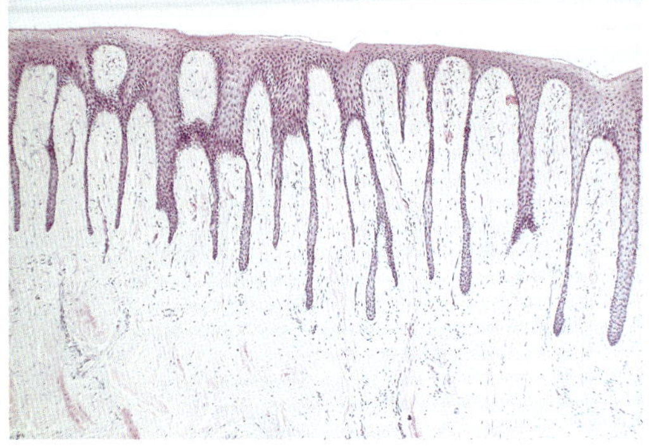

**Abb. 2-16** Histopathologisches Bild einer Gingivahyperplasie mit charakteristischen, weit in die Tiefe reichenden Ausläufern des Epithels.

*Histopathologie*

Die Formen der Gingivahyperplasie sind gekennzeichnet durch dichte Kollagenbündel, begleitet von Verlängerung der Reteleisten, die zum Teil lange Ausläufer bilden (Abb. 2-16). Das histologische Bild der familiären und erworbenen medikamentenassoziierten Hyperplasien ist identisch.

*Differenzialdiagnose*

Gingivale Fibromatosen und Hyperplasien sind von Schwellungen, verursacht durch akute Leukämien, zu unterscheiden! Diese sind gekennzeichnet durch Hyperplasie, Blutungen und Nekrosen.

*Therapie*

Sorgfältige Mundhygiene ist Grundlage zur Vermeidung der Entstehung von Gingivahyperplasien. Meist sind Gingivektomien, auch wiederholt, notwendig, insbesondere aus kosmetischen Gründen. Bei familiären Gingivahyperplasien sollte bis zum Abschluss der Pubertät gewartet werden.

### 2.1.2 Tumoren des Nervengewebes

Tumoren der Mundschleimhaut aus Nervengewebe sind selten. Infrage kommen traumatische Neurome, Schwannome, das Neurofibrom, das plexiforme Neurofibrom sowie die Neurofibromatose von Recklinghausen.

Maligne neurogene Tumoren umfassen den malignen peripheren Nervenscheidentumor (MPNST) und das Neurofibrosarkom. Details zu diesen seltenen Tumoren der Mundschleimhaut sind entsprechenden Lehrbüchern zu entnehmen.

### 2.1.3 Tumoren des Fettgewebes

Tumoren des Fettgewebes der Mundschleimhaut sind das Lipom und das Liposarkom. Beide, insbesondere das Liposarkom, sind selten.

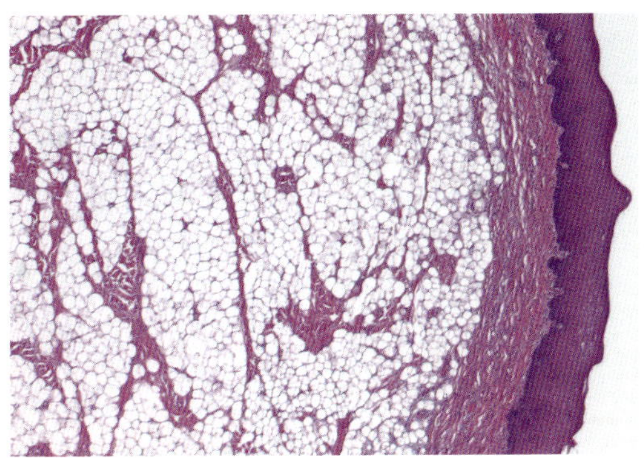

**Abb. 2-17** Submuköses Lipom mit den charakteristischen Fettzellen und schmalen Bindegewebssepten.



### 2.1.3.1 Lipom

Definition: Lipome der Mundhöhle gehen meist aus Fettgewebe der Wange hervor.

*Klinik*
Lipome erscheinen als weiche, fluktuierende Schwellungen mit einer gelblichen Farbe, insbesondere wenn sie submukös liegen.

*Histopathologie*
Lipome bestehen aus reifen Fettzellen, die von einer Bindegewebskapsel umgeben sind (Abb. 2-17). Treten gehäuft Fibroblasten auf, wird von Fibrolipomen gesprochen.

*Therapie*
Exzision.

## 2.1.4 Tumoren des Muskelgewebes

Tumoren des Muskelgewebes in der Mundschleimhaut und den Weichgeweben der Mundhöhle sind äußerst selten. Infrage kommen Rhabdomyome, Rhabdomyosarkome (diese gehen aus quergestreifter Muskulatur hervor) sowie Leiomyome und Leiomyosarkome (diese gehen aus glatter Muskulatur hervor). Weitergehende Informationen sind entsprechenden Lehrbüchern zu entnehmen.

### 2.1.4.1 Granularzelltumor („Granularzelliges Myoblastom“)

Definition: Der Granularzelltumor wurde früher als granularzelliges Myoblastom bezeichnet und als eine degenerative Form einer Muskelerkrankung angesehen. Der Ursprung wird aufgrund von ultrastrukturellen Untersuchungen und immunhistochemischen Färbungen (neuronenspezifische Enolase, S-100 Protein u. a.) in Schwannzellen oder deren Vorläufern vermutet.

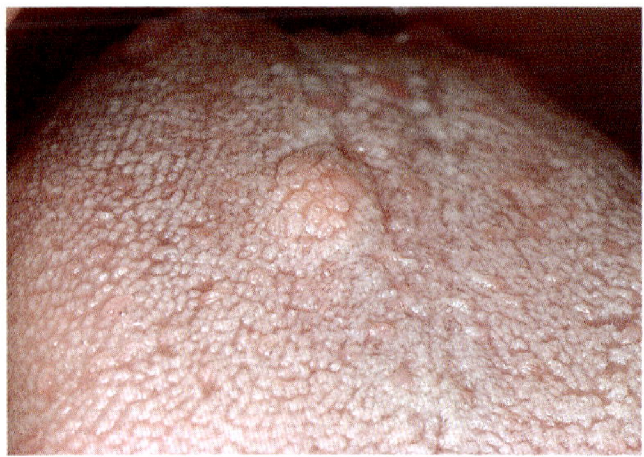

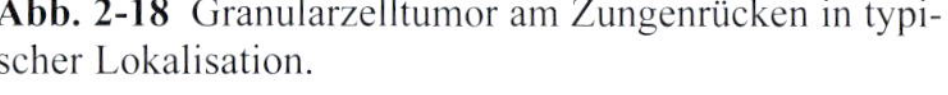

**Abb. 2-18** Granularzelltumor am Zungenrücken in typischer Lokalisation.

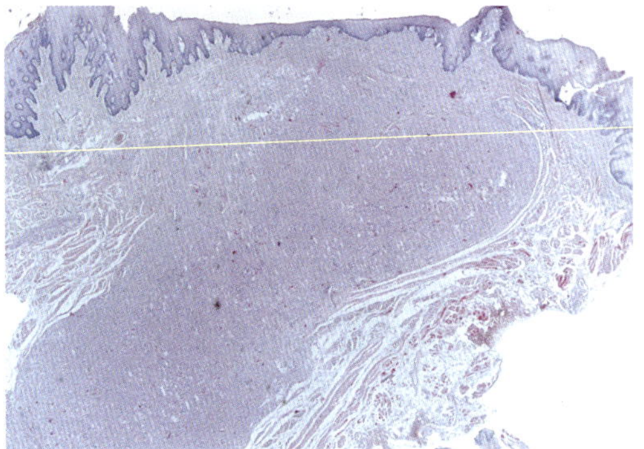

**Abb. 2-19** Übersichtsaufnahme eines Granularzelltumors der Zunge. Das Epithel zeigt Tendenz zur pseudoepitheliomatösen Hyperplasie (oben links). Der eigentliche Tumor liegt zwischen Epithel und Zungenmuskulatur.

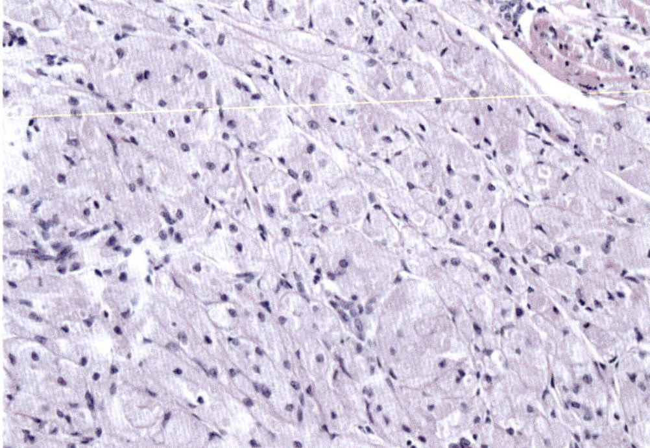

**Abb. 2-20** Die Granularzellen sind eosinophil und PAS-positiv. Häufig sind die Granula so fein, dass sie kaum sichtbar werden. Zellmembranen sind deutlich erkennbar.

*Epidemiologie*
Erwachsene zwischen 30 und 60 Jahren sind hauptsächlich betroffen.

*Klinik*
Charakteristisch sind kleine, feste Schwellungen unmittelbar unter der Oberfläche des Zungenepithels (Abb. 2-18). Wenn sie in der Mitte der Zunge auftreten, können sie mit der Glossitis rhombica mediana verwechselt werden.

*Histologie*
Die großen, granulahaltigen Zellen stehen oft in Verbindung zu Muskelfasern. Die Granula sind eosinophil und PAS-positiv. Das deckende Epithel zeigt häufig eine pseudo-epitheliomatöse Hyperplasie, die als Karzinom fehlgedeutet werden kann (Abb. 2-9 und 2-20).

*Therapie*
Granularzelltumoren werden exzidiert, können aber rezidivieren.

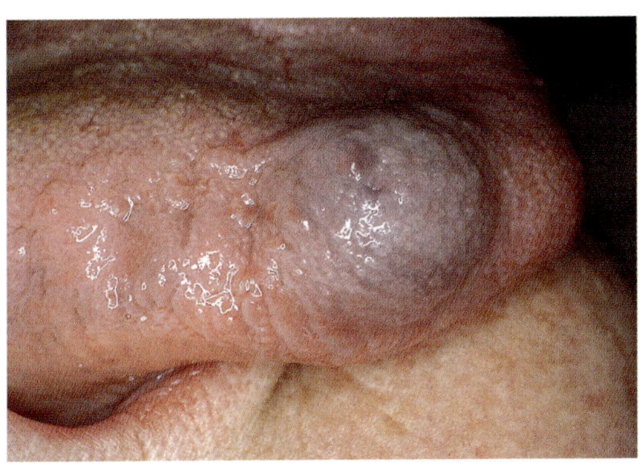

**Abb. 2-21** Kavernöses Hämangiom der Zungenspitze.



### 2.1.4.2 Kongenitale Granularzellepulis

Definition: Diese seltene Entität findet sich an den zahnlosen Alveolarfortsätzen von Neugeborenen. Sie treten meist bei neugeborenen Mädchen auf (80 %).

*Histopathologie*
Es finden sich Granularzellen in einem Kapillarnetz. Die Zellen sind S-100-negativ, aber positiv für myogene Marker wie Myosin und Aktin.

*Therapie*
Die Therapie besteht in der Exzision. Auch bei inkompletter Exzsion treten keine Rezidive auf. Die kongenitale Granularzellepulis wird daher als Hamartom angesehen.

## 2.1.5 Tumoren aus Blut- oder Lymphgefäßen

### 2.1.5.1 Hämangiom

Definition: Die meisten Hämangiome sind Hamartome der Blutgefäße. Sie treten entweder kongenital auf, meist in Form des kapillären Typs (vaskulärer Naevus) oder als kavernöse Form. Diese nimmt im Laufe des Lebens an Größe zu.

*Epidemiologie*
Orale Hämangiome sind relativ selten. Vaskuläre Naevi treten auch als Sturge-Weber-Syndrom auf. Dieses ist gekennzeichnet durch eine Angiomatose im Bereich des Nervus trigeminus. In der Vollausprägung können Epilepsie, Hemiparese und geistige Retardierung hinzukommen.

*Klinik*
Hämangiome sind flache oder vorgewölbte, weiche, blau-rote Läsionen, die charakteristischerweise unter Druck abblassen (Abb. 2-21). Ausgedehnte Hämangiome, meist des kapillären Typs, können zur Makroglossie führen. Hämangiome können auch intraossär vorkommen.

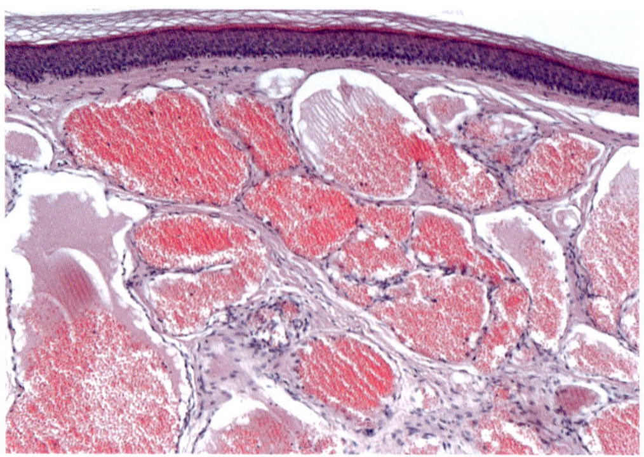

**Abb. 2-22** Kavernöses Hämangiom mit großen, blutgefüllten Räumen, umgeben von endothelialen Zellsepten.

*Histopathologie*
Kapilläre Hämangiome zeigen eine Vielzahl von Kapillaren. Kavernöse Hämangiome bestehen aus dilatierten, blutgefüllten, vaskulären Räumen, die mit Endothel ausgekleidet sind (Abb. 2-22).

*Therapie und Prognose*
Angeborene Hämangiome haben die Tendenz zur Spontanregression. Mit zunehmendem Alter tritt diese nicht mehr auf. Große kavernöse Hämangiome können durch Embolisierung verödet werden. Präoperative Angiografie ist zur Identifikation zuführender Gefäße unumgänglich. Kleine kapilläre Läsionen können mit Kryotherapie oder mittels Injektion sklerosierender Agenzien therapiert werden. Auch Laserchirurgie ist anwendbar.

### 2.1.5.2 Lymphangiom

Definition: Lymphangiome entstehen aus Lymphgefäßen und können wie Hämangiome oberflächlich oder tiefgelegen, kapillär oder kavernös sein.

*Epidemiologie*
Lymphangiome sind seltener als Hämangiome.

*Klinik*
Oberflächlich gelegene Lymphangiome erscheinen blass oder rosarot und durchscheinend und haben oft eine kleinknotige Oberfläche. Nach Traumatisierung können sie durch Einblutung in die lymphatischen Räume dunkler erscheinen. Tiefer gelegene Lymphangiome betreffen insbesondere die Zunge oder die Lippen (Abb. 2-23).

*Histopathologie*
Lymphangiome unterscheiden sich histopathologisch kaum von hämangiomatösen Veränderungen. Sie bestehen aus kapillären oder kavernösen lymphatischen Gefäßen, die leer erscheinen oder mit einem eosinophilen Material gefüllt sind (Abb. 2-24).

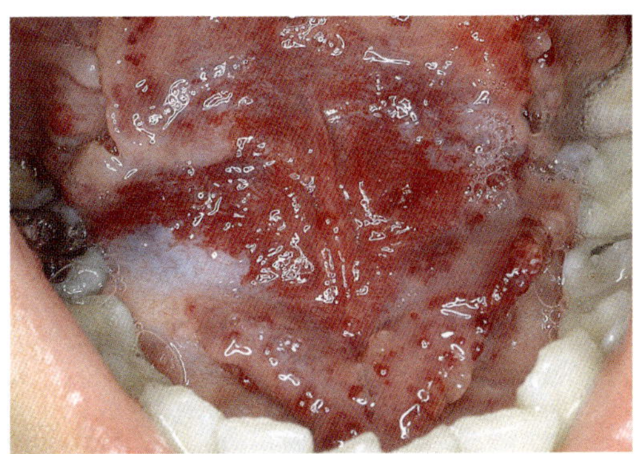

**Abb. 2-23** Großes Lymphangiom des Mundbodens. Die Rotfärbung ist zurückzuführen auf einen höheren Gehalt an Erythrozyten der mit Lymphe gefüllten Hohlräume.

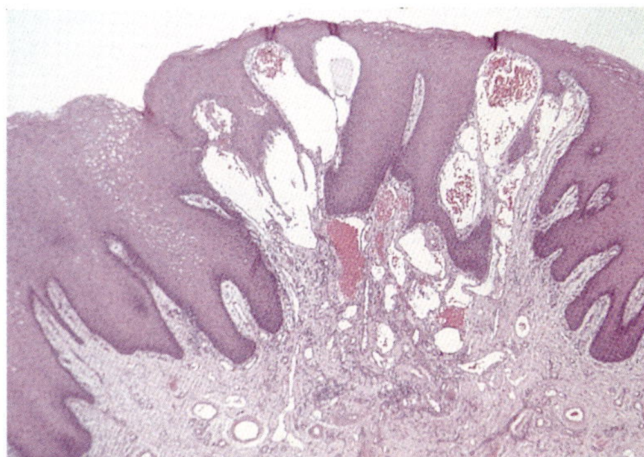

**Abb. 2-24** Histopathologisches Bild eines oralen Lymphangioms. Ausgedehnte Lymphkanäle und Hohlräume liegen zum Teil unmittelbar unter dem Epithel.

*Therapie und Prognose*

Kleine Lymphangiome bedürfen meist keiner Therapie. Die lymphangiomatöse Makroglossie dagegen bedarf chirurgischer Verkleinerung.

### 2.1.5.3 Kaposi-Sarkom

Definition: Kaposi-Sarkome (KS) sind lokal aggressive Tumoren der Haut und Schleimhaut. Lymphknoten und viszerale Organe können ebenfalls betroffen sein. Assoziation mit dem humanen Herpesvirus Typ 8 (HHV-8) ist eindeutig.

*Epidemiologie*

Vier verschiedene klinische und epidemiologische Varianten des KS sind bekannt: 1. das klassische KS, welches vorwiegend bei älteren Männern aus Osteuropa und dem Mittelmeerraum auftritt, 2. das endemische KS in Afrika (ohne HIV-Infektion), 3. das iatrogene KS, welches nach Organtransplantation und Immunsuppression auftritt, und 4. das AIDS-assoziierte KS, welches sich vorwiegend bei HIV-1-Infizierten, vor allem homo- und bisexuellen Männern findet.

*Ätiologie*

Das KS entsteht aufgrund eines Zusammenspiels von HHV-8, immunologischen, genetischen und Umweltfaktoren.

*Lokalisation*

Das KS tritt typischerweise an der Haut auf. In der Mundhöhle findet sich das KS vorwiegend am Gaumen, der Gingiva und der Zunge.

*Klinik*

Das klassische orale KS ist gekennzeichnet durch blaurote oder rötlichblaue bis braune Flecken, die sich in große Tumormassen entwickeln. Diese haben die Tendenz zur Ulzeration. Schmerzen bestehen nicht, nur bei Sekundärinfektion. Das AIDS-assoziierte KS ist die aggressivste Form aller KS-Typen (Abb. 2-25 und 2-26).

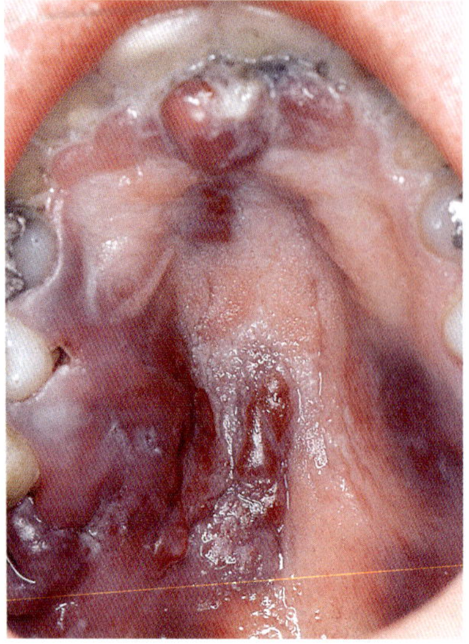

**Abb. 2-25** Ausgedehntes Kaposi-Sarkom des rechten Gaumens.

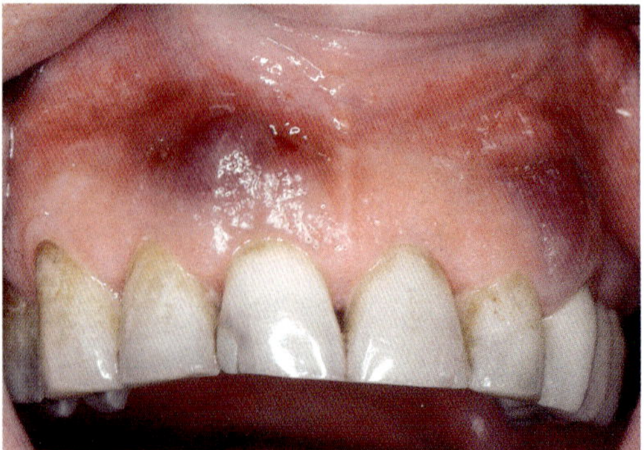

**Abb. 2-26** Beginnendes Kaposi-Sarkom des rechten Oberkieferalveolarfortsatzes.

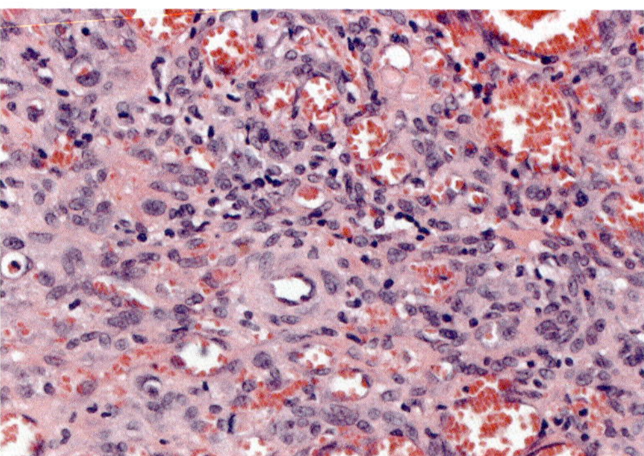

**Abb 2-27** Kaposi-Sarkom. Dilatierte Gefäßräume mit Endothelauskleidung. Darüber hinaus findet sich interstitielle Blutung (extravasale Erythrozyten) sowie angioblastische und Bindegewebsproliferation.

*Histopathologie*
Alle Varianten des KS sehen histopathologisch identisch aus. Das KS hat seinen Ursprung in Endothelzellen. Es ruft eine floride angiomatoide Proliferation hervor, die zu Beginn Ähnlichkeit mit Granulationsgewebe hat. Es finden sich schlitzartige Gefäßräume mit perivaskulärer Proliferation meist spindelförmiger Zellen. Mitosen sind häufig. Darüber hinaus findet sich Extravasation von Erythrozyten und Ablagerung von Hämosiderin. Nekrosen können auftreten (Abb. 2-27).

*Therapie und Prognose*
Beim AIDS-assoziierten Kaposi-Sarkom wurden verschiedene Therapien angewendet (Chemotherapie, α-Interferon, Radiotherapie). Mit der Gabe einer hochaktiven antiretroviralen Therapie der HIV-Infektion ist die Häufigkeit des KS zurückgegangen. Patienten mit oralem KS, die keine hochaktive antiretrovirale Therapie erhalten, haben eine hohe Sterberate.

# 2.2 Tumoren und tumorartige Läsionen epithelialen Ursprungs

## 2.2.1 Orale, potenziell maligne Veränderungen („disorders“ im Englischen, OPML)



*Einleitung*
In der im Jahr 2017 erschienen 4. Auflage der „WHO Classification of Head and Neck Tumours“ wurde im Vergleich zu allen vorherigen Klassifikationen eine weitgehende „Vereinfachung“ bzw. eine Zusammenfassung der früher als „Präkanzerosen“ („precancerous lesions“ im Englischen) bekannten oralen Veränderungen vorgenommen. Die Tabelle 2-1 zeigt die heute als „Oral potential malignant disorders“ bekannten oralen klinischen Erkrankungsbilder. Die Abhandlung der OPML in der neuen Klassifikation wurde stark gekürzt und geht nicht detailliert auf die einzelnen klinischen Läsionen ein. So wurde z. B. vollkommen auf die Definition der Leukoplakie verzichtet. Dies erscheint für das vorliegende Buch wenig geeignet, sodass an einer ausführlichen Beschreibung der wichtigsten Läsionen wie der Leukoplakie und Erythroplakie u. a. festgehalten wird.

Definition der OPML: Orale, potenziell maligne Läsionen („disorders“) sind klinische Veränderungen der Mundschleimhaut mit dem Risiko der Krebsentwicklung, sowohl hervorgehend aus sog. Vorläuferläsionen („precursor lesions“) oder klinisch normal erscheinender oraler Mukosa (WHO 2017).

Wie bereits erwähnt, wurde auf eine spezielle Definition der Leukoplakie und Erythroplakie verzichtet. In der Klassifikation der WHO von 2005 war die klassische Definition der Leukoplakie noch enthalten: „Die Leukoplakie ist eine vorwiegend weiße Läsion der Mundschleimhaut, die nicht als eine andere weiße, definierbare Läsion gekennzeichnet werden kann“. Aufgrund der Ungenauigkeit dieser Definition hat man wohl auf die Über-

**Tab. 2-1** Orale, potenziell maligne Läsionen.

| Erythroplakie |
|---|
| Erythroleukoplakie |
| Orale submuköse Fibrose |
| Dyskeratosis congenita |
| Kautabakbedingte orale Keratose |
| Gaumenkeratosen durch „reversed smoking“ |
| Chronische Candidiasis/Candidose |
| Lichen planus |
| Diskoider Lupus erythematodes |
| Syphilitische Glossitis |
| Aktinische Keratose (Lippen) |

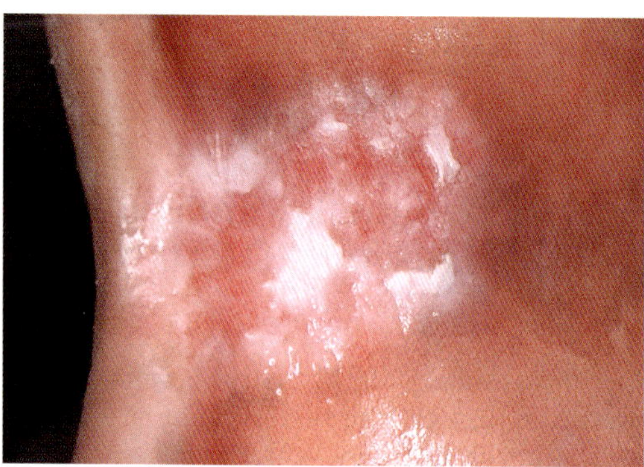

**Abb. 2-28** Candida-assoziierte Leukoplakie (hyperplastische Candidiasis) retroangulär im Bereich der rechten Wange. Rote und weiße Bereiche (Erythroleukoplakie) sind zu beobachten.

nahme in die Klassifikation von 2017 verzichtet. So ergeben sich auch aus der Sicht der Terminologie für die Leukoplakievarianten Probleme. So wird z. B. die Candida-assoziierte Leukoplakie auch als hyperplastische Candidiasis bezeichnet. Grundsätzlich handelt es sich dabei um eine Infektion hyperplastischen Epithels mit *Candida albicans* (Abb. 2-28). Ebenso ist der Begriff „Haarleukoplakie" missverständlich, da diese vor allem HIV-assoziierte Läsion nicht präkanzerös ist, sondern durch das Epstein-Barr-Virus verursacht wird. Weitere tabakinduzierte weiße Läsionen sind der Rauchergaumen (früher: Leukokeratosis nicotinica palati), die Gaumenkeratose bei Rauchern, die das brennende Ende der Zigarre/Zigarette im Mund halten (sog. „reversed smoking") sowie die sog. „snuff-dippers lesion", die durch Kautabak entsteht. Diese Veränderungen zeigen eine geringe Tendenz zur malignen Transformation.

Die idiopathische Leukoplakie ist im Gegensatz zu fast allen Leukoplakievarianten nicht tabakassoziiert.

## 2.2.2 Leukoplakie

Orale Leukoplakien sind die häufigsten OPML der Mundschleimhaut. Der Terminus „Leukoplakie" wird nur für die Beschreibung des klinischen Bildes verwendet. Nach Biopsie wird der Begriff „Leukoplakie" durch die histologische Diagnose mit dem entsprechenden Dysplasiegrad ersetzt, mit dem Zusatz „vereinbar mit oraler Leukoplakie".

Der prozentuale Anteil maligner Transformationen variiert weltweit aufgrund unterschiedlicher Formen des Tabakgebrauchs und der Ernährungsformen. Obwohl die sogenannte „epitheliale Dysplasie" als Voraussagefaktor für eine mögliche maligne Transformation angesehen wird, muss festgestellt werden, dass nicht alle dysplastischen Läsionen maligne transformieren. Natürlich ist dabei der Grad der Dysplasie zu berücksichtigen. Je schwerer der Dysplasiegrad, umso wahrscheinlicher ist die maligne Transformation. Im Gegensatz dazu kann auch aus klinisch unverdächtiger oraler Mukosa ein Plattenepithelkarzinom entstehen. In einigen Bereichen der Welt werden die Zunge und der Mundboden als Hochrisikolokalisationen betrachtet, während das in anderen Regionen nicht der Fall ist. Der

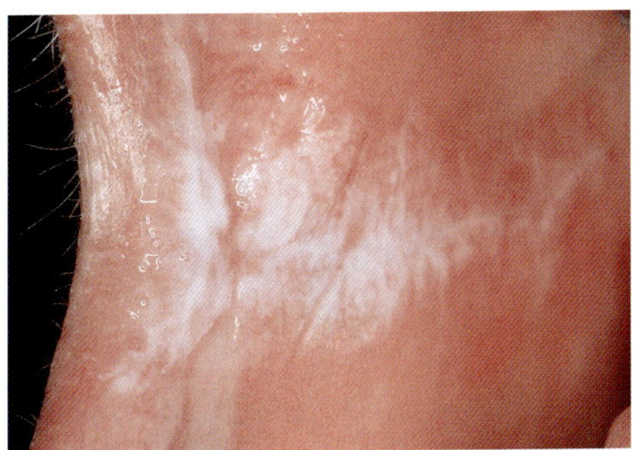

**Abb. 2-29** Rechte Wange mit ausgedehnter retrograder homogener Leukoplakie eines chronischen Zigarettenrauchers.

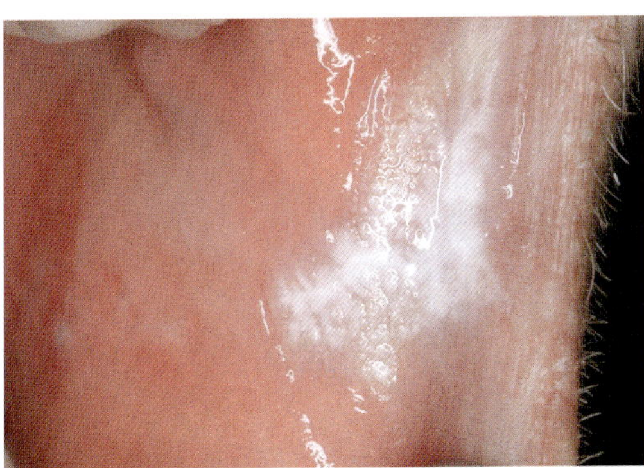

**Abb. 2-30** Die linke Seite desselben Patienten (Abb. 2-29) zeigt ebenfalls eine – nicht ganz so ausgeprägte – homogene retroanguläre Leukoplakie.

Verzicht auf Tabakkonsum – das Rauchen und Kauen von Tabak – ist die effektivste Maßnahme, um das Entstehen einer Leukoplakie und damit das Risiko der Entwicklung eines Mundhöhlenkarzinoms zu vermeiden. Grundsätzlich wird das gezielte Screening von Hauptrisikogruppen auf OPML – vor allem der Leukoplakie – empfohlen.

*Epidemiologie*

Weltweit sind nur sehr wenige Studien zur Inzidenz der Leukoplakie durchgeführt worden, so in Indien, wobei Inzidenzraten pro 1000 Individuen pro Jahr zwischen 1,1 und 2,2 bei Männern und bei Frauen von 0,2 bis 1,3 berichtet wurden. Prävalenzstudien liegen zwischen 0,2 und 4,9 %. Eine schwedische Untersuchung berichtete über eine Prävalenz von 3,6 %.

Leukoplakien entstehen meist nach dem 30. Lebensjahr und finden sich am häufigsten nach dem 50. Lebensjahr. Die Geschlechtsverteilung variiert weltweit. Dies hängt im Wesentlichen vom Tabakgebrauch ab. Da Frauen in den westlichen Industrieländern in den letzten zwei Jahrzehnten zum Teil zu starken Raucherinnen geworden sind, ist hier das Verhältnis von Männern zu Frauen annähernd 1:1.

*Lokalisation*

Leukoplakien können als einzeln stehende lokalisierte Veränderungen der Mundschleimhaut auftreten, aber auch als diffus verteilte, multiple Läsionen. Die Lokalisation zeigt große geographische Unterschiede, die mitbestimmt sind durch die Art des Tabakgebrauchs sowie das Geschlecht. Alle Lokalisationen der Mundhöhle können betroffen sein.

*Klinik*

Nach dem klinischen Erscheinungsbild können Leukoplakien als homogen oder inhomogen klassifiziert werden. Inhomogene Leukoplakien machen 10 % aller Leukoplakien aus.

*Homogene Leukoplakien* sind weiß oder weißlich mit einer glatten oder welligen, zum Teil pflastersteinartigen Struktur. Die anatomische Lokalisierung beeinflusst auch das klinische Erscheinungsbild (Abb. 2-29, 2-30).

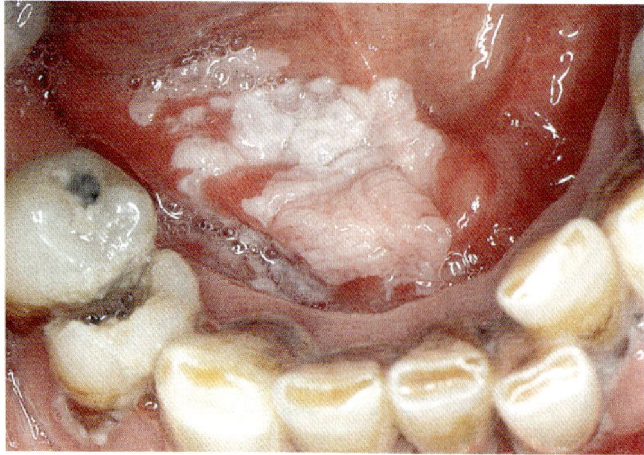

**Abb. 2-31** Inhomogene, teils verruköse Leukoplakie des Mundbodens.

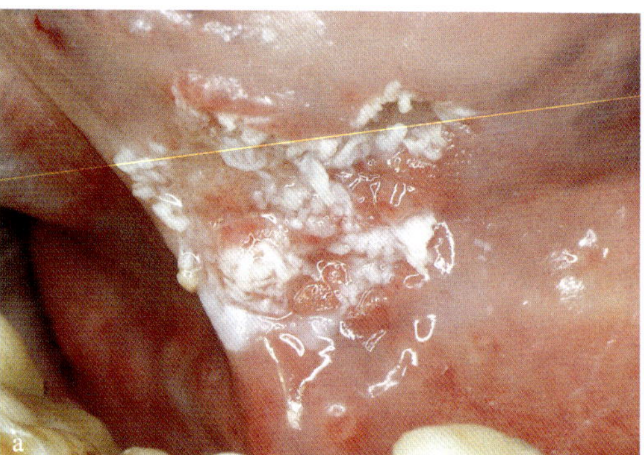

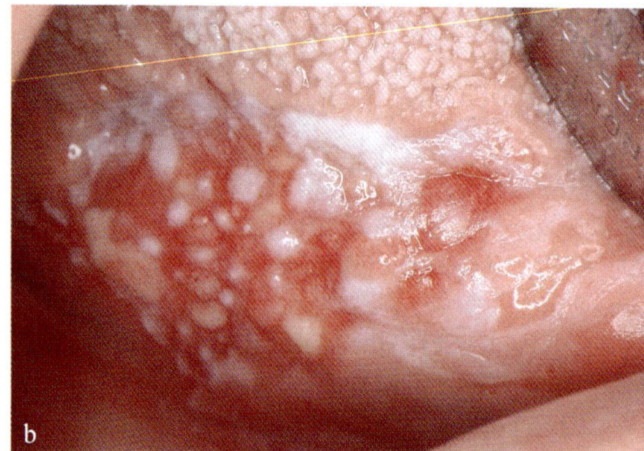

**Abb. 2-32** Inhomogene, ausgeprägt verruköse Leukoplakie am Zungenbändchen und Mundboden (a) sowie an der Zungenunterseite (b).

*Inhomogene Leukoplakien* treten auch in allen Mundschleimhautbereichen auf. Diese sind weiß mit verruköser, nodulärer oder ulzerierter Oberfläche (Abb. 2-31, 2-32). Liegen rote Bereiche neben weißen vor, so wird von Erythroleukoplakie gesprochen. Eine besondere Form der verrukösen Leukoplakie ist die proliferative verruköse Leukoplakie, die früher auch als „floride orale Papillomatose" bezeichnet worden ist (s. proliferative verruköse Leukoplakie). Klinische Unterscheidungsmöglichkeiten der „einfachen" verrukösen Leukoplakie von der proliferativen verrukösen Leukoplakie sind nicht bekannt.

Homogene Leukoplakien sind meist asymptomatisch, während inhomogene Formen mit Beschwerden und Schmerzen assoziiert sein können. Liegen rote Bereiche vor, die auch induriert sind, so kann bereits eine maligne Transformation eingetreten sein.

*Ätiologie*

Die größte ursächliche Rolle spielt Tabak. Alkohol ist ein zusätzlicher belastender ätiologischer Faktor, wobei bis heute nicht endgültig geklärt ist, ob Alkohol für die Mundhöhle ein unabhängiger Ursachenfaktor ist. Die Synergie von Tabak und Alkohol ist in vielen Studien bestätigt worden. Alkohol führt zur Erhöhung der Permeabilität der Mukosa, insbesondere für die tabakassoziierten Nitrosamine, die beim Rauchen entstehen. Zudem ist

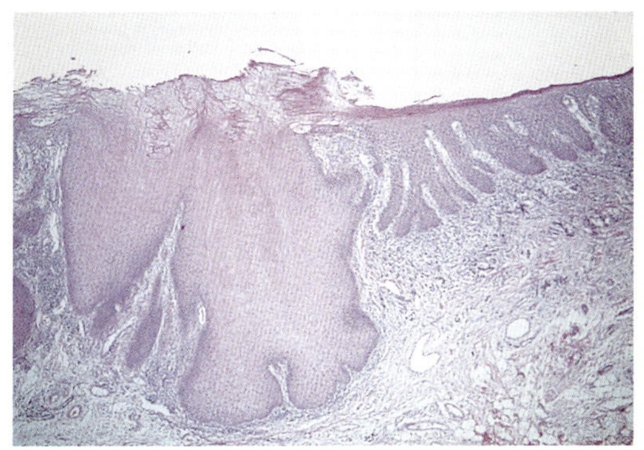

**Abb. 2-33** Histopathologisches Bild einer Epithelhyperplasie. Der Übergang von annähernd normalem Epithel (rechts) zur Hyperplasie (links) ist deutlich.



bei übermäßigem chronischem Alkoholkonsum (mehr als 21 Standardgläser Alkohol/Woche für Männer und mehr als 14 Standardgläser Alkohol/Woche für Frauen) mit einer Immunkompromittierung zu rechnen. Die Rollen von *Candida albicans* für die maligne Transformation ist ungeklärt. Ebenso ist die Rolle von Viren, insbesondere Viren vom Herpes-simplex-Typ sowie humanen Papillomviren, nicht gänzlich geklärt. Einige Subtypen der humanen Papillomviren (HPV) sind allerdings im Zusammenhang mit maligner Transformation von Bedeutung (HPV 11, 16, 18 u. a.). Serum-Vitaminspiegel von Vitamin A, B12, C und β-Karotin sowie Folsäure sind bei Patienten mit oralen Leukoplakien häufig erniedrigt. Obst und Gemüse haben einen protektiven Effekt bei der Prävention des Mundhöhlenkarzinoms und präkanzeröser Läsionen. Inwieweit genetische Faktoren bei der Entwicklung von Leukoplakien eine Rolle spielen, ist bisher nicht geklärt.

*Diagnostische Maßnahmen*
Die erste Maßnahme beinhaltet den Ausschluss möglicher Ursachen. Eine Beobachtungszeit von zwei bis vier Wochen nach Ausschluss ursächlicher Faktoren wird allgemein als annehmbar angesehen. Kommt es zu keiner Rückbildung, muss eine Biopsie mit histopathologischer Abklärung erfolgen. Die Biopsie muss grundsätzlich für alle Formen der Leukoplakie erfolgen. Vor $CO_2$-Laserevaporation muss ebenfalls eine Biopsie entnommen werden. Bei inhomogenen Leukoplakien sollte in Bereichen von Rötung oder Induration biopsiert werden. Biopsien exophytischer, verruköser oder papillärer Leukoplakien müssen tief genug entnommen werden.

In den letzten Jahren hat sich zunehmend die Bürstenbiopsie (brush biopsy) als diagnostische Maßnahme etabliert. Hierbei gibt es unterschiedliche Verfahren der Evaluation, wobei ein endgültiges Urteil über die Anwendung dieser Form der „Biopsien" noch nicht gefällt worden ist. Die Verwendung von Toluidinblau-Anfärbung oder anderer Methoden wie die Chemolumineszenz sind nur von sehr begrenztem Wert.

*Histopathologie*
Das histopathologische Bild einer Leukoplakie variiert von Atrophie des Epithels bis zur Hyperplasie mit oder ohne Hyperkeratose (Abb. 2-33). Die epitheliale Dysplasie kann leicht oder sehr schwer ausgeprägt sein (Abb. 2-34 bis 2-37). In manchen Fällen findet sich bereits das sogenannte

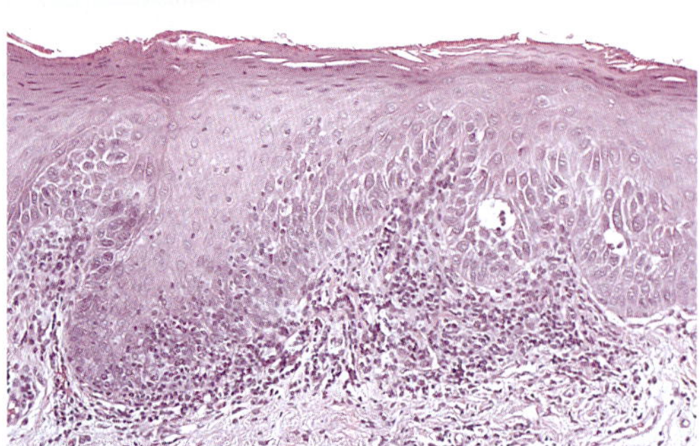

**Abb. 2-34** Leichte Epitheldysplasie mit subepithelialem Entzündungsinfiltrat.

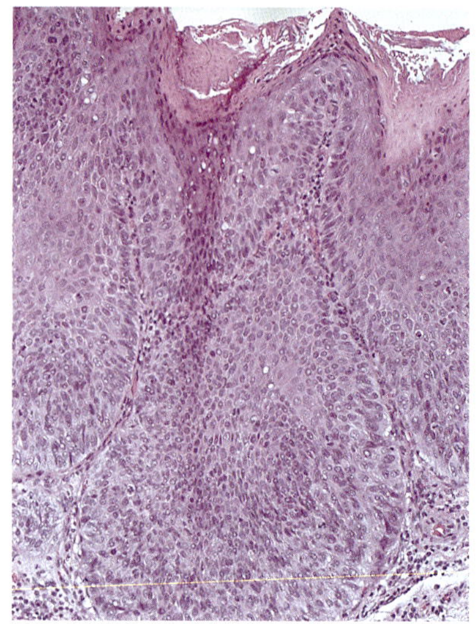

**Abb. 2-35** Mittelschwere Epitheldysplasie mit Hyperplasie, Akanthose sowie Orthokeratinisierung.

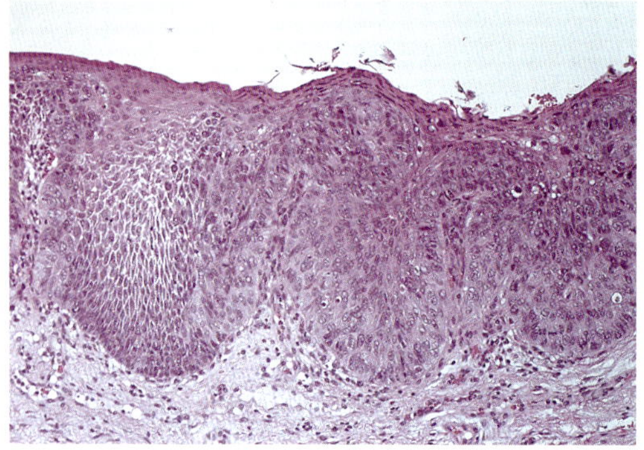

**Abb. 2-36** Schwere Dysplasie mit Aufhebung der Stratifizierung des Epithels und Polymorphie epithelialer Zellen.

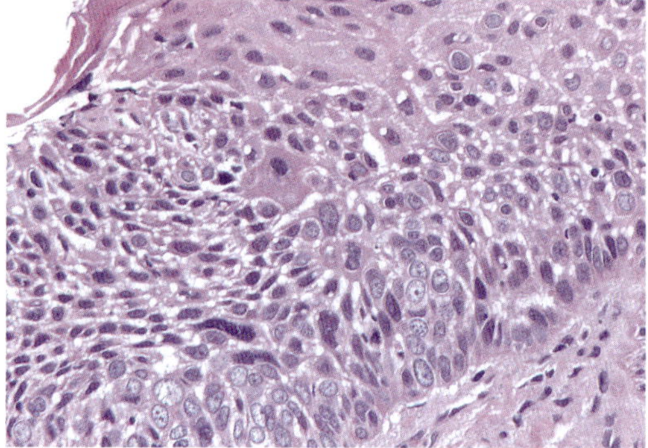

**Abb. 2-37** Carcinoma in situ (CIS). Die Zellpolymorphie ist extrem ausgeprägt. Epithelzellen sind teilweise hyperchromatisch. Die Basalmembran ist noch intakt.

Carcinoma in situ oder aber auch frühe Stadien eines Plattenepithelkarzinoms. Die in Tabelle 2-2 zusammengefassten Kriterien der Dysplasie müssen für jede Beurteilung angewendet werden. In der 2017 von der WHO publizierten Klassifikation der Tumoren des Halses und des Kopfes werden drei verschiedene Klassifikationen zur Charakterisierung sogenannter epithelialer Vorläuferläsionen dargestellt. Die meisten Pathologen benutzen nach wie vor die klassische Einteilung der Dysplasien in Plattenepithelhyperplasie, geringgradige Dysplasie, mittelgradige Dysplasie, hochgradige Dysplasie und Carcinoma in situ. Jeder histopathologische Befund einer Leukoplakie muss eine Aussage über das Vorliegen und den Schweregrad einer Dysplasie beschreiben.

Von besonderer Bedeutung für die Beurteilung einer Biopsie ist die Tatsache, dass diese im Wesentlichen subjektiv ist und sowohl Intra- als auch Interbegutachter-Diskrepanzen zum Grad der Dysplasie beschrieben worden sind. Der praktische Wert der Beschreibung des Dysplasiegrades ist trotzdem unumstritten. Leukoplakien mit mittelschwerer oder schwerer epithelialer Dysplasie zeigen eine deutlich größere Transformationsbereitschaft als solche ohne Dysplasien, obwohl auch aus diesen Leukoplakien Karzinome hervorgehen können.

In den letzten Jahrzehnten wird die klassische histopathologische Untersuchung zunehmend durch immunhistochemische Zusatzuntersuchungen ergänzt (sogenannte Marker), um bessere Aussagen zur Transformationsbereitschaft einer bestimmten Dysplasie zu erhalten.



*Maligne Transformation*

Die maligne Transformation einer Leukoplakie wird begünstigt durch:

1. Geschlecht: Frauen haben ein erhöhtes Risiko;
2. Dauer des Bestehens einer Leukoplakie;
3. Leukoplakien bei Nichtrauchern (idiopathische Leukoplakie);
4. Leukoplakien am Zungenrand oder Mundboden;
5. inhomogene Leukoplakien;
6. Vorliegen von einer Superinfektion mit *Candida albicans*;
7. Vorliegen epithelialer Dysplasien.

Grundsätzlich ist man sich darüber einig, dass dysplastische Läsionen ein fünffach größeres Risiko als nichtdysplastische Leukoplakien aufweisen. In der neuen WHO-Klassifikation (2017) wurde ein Schätzwert für die globale Transformationsrate der oralen Leukoplakie von 1 bis 2 % angegeben.

*Therapie und Prognose*

Die Beseitigung möglicher Ursachen steht immer im Vordergrund (Aufgabe des Rauchens und des exzessiven Alkoholkonsums, antimykotische Therapie zur Beseitigung von *Candida albicans* u. a.). Liegt keine epitheliale Dysplasie vor, so hängt die Entscheidung, ob eine Exzision vorgenommen werden soll, im Wesentlichen von der Lokalisation und Größe ab. Besteht eine mittelschwere oder schwere Dysplasie, so muss eine The-

| Architektur | Zytologie |
|---|---|
| gestörte epitheliale Stratifizierung | Variationen der Kerngröße |
| Verlust der Polarität von Basalzellen | Variation der Kernform |
| tropfenförmige Reteleisten | abweichende Zellgröße |
| erhöhte Anzahl von Mitosen | abweichende Zellform |
| abnorme Mitosen an der Oberfläche | erhöhte Kernplasmarelation |
| vorzeitige Einzelzellkeratinisierung | Größenzunahme von Zellkernen |
| Keratinperlen im Bereich der Retezapfen | atypische Mitosen |
| | erhöhte Zahl und Größe der Nukleoli |
| | Hyperchromasie |

**Tab. 2-2** Histopathologische Kriterien epithelialer Dysplasien.

rapie erfolgen. Manche Autoren empfehlen allerdings die Intervention bei Vorliegen einer Leukoplakie als grundsätzliche Maßnahme. Bei großen, ausgedehnten Leukoplakien, die die gesamte oder fast die gesamte Mundschleimhaut betreffen, ergeben sich große therapeutische Probleme.

Grundsätzlich wird die chirurgische Entfernung als die Therapie der Wahl angesehen. $CO_2$-Laserchirurgie wird auch in vielen Zentren angewendet. Darüber hinaus findet die Kryochirurgie, die Verabreichung von Retinoiden oder die photodynamische Therapie ebenfalls Anwendung bei der Leukoplakiebehandlung. Bei der chirurgischen Entfernung einer Leukoplakie kommt es in 20 bis 35 % der Fälle zu Rezidiven. Nach $CO_2$-Laserchirurgie beträgt die Rezidivrate zwischen 9 und 22 %. Medikamentöse Therapie mit Vitamin A-Retinoiden, β-Karotin, Vitamin E, Bleomycin und α-Tocopherol ist ebenfalls mit unterschiedlichen Ergebnissen angewendet worden. Wesentlicher Nachteil all dieser Therapien ist, dass nach Absetzen der Medikamente Rezidive auftreten.

*Follow-up*
Patienten mit Leukoplakien müssen meist langfristig über Jahrzehnte regelmäßig angesehen werden. Intervalle von 6 bis 12 Monaten sind empfohlen worden. Patienten, die nach Therapie über einen Zeitraum von drei Jahren rezidivfrei sind, benötigen möglicherweise kein weiteres Follow-up.

*Prävention und Screening*
Das in Deutschland jetzt weitgehend eingeführte Rauchverbot wird auf die Leukoplakieinzidenz bzw. -prävalenz keine große Auswirkung haben. Trotzdem sollten Jugendliche wie auch Erwachsene durch die Zahnärzteschaft immer wieder darauf hingewiesen werden, welche Schäden durch das Rauchen in der Mundhöhle und allgemeinmedizinisch auftreten können.

Das immer wieder empfohlene Screening ist nur dann Kosten-Nutzeneffektiv, wenn Angehörige einer Hochrisikogruppe untersucht werden können (gezieltes Screening). Große Reihenuntersuchungen sind wenig erfolgversprechend.

## 2.2.3 Proliferative verruköse Leukoplakie

Definition: Die proliferative verruköse Leukoplakie (PVL) ist eine seltene, besondere Hochrisikovariante oraler Präkanzerosen. Die Diagnose basiert auf der Kombination klinischer und histopathologischer Kriterien sowie durch ausgeprägte Progression.

*Epidemiologie*
Die PVL ist selten und betrifft vorwiegend Ältere. Das mittlere Lebensalter zum Diagnosezeitpunkt beträgt 62 Jahre. Frauen sind häufiger betroffen (Frauen:Männer = 4:1).

*Klinik*
Die PVL ist eine aggressive Form der oralen Leukoplakie mit hoher Wahrscheinlichkeit zur malignen Transformation. Klinisch entwickelt sich

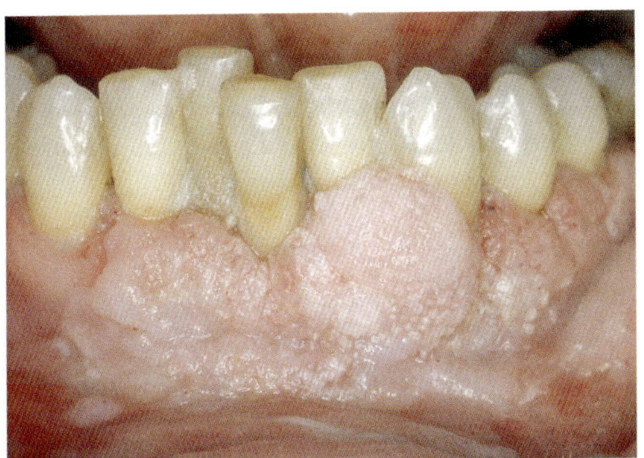

**Abb. 2-38** Proliferative verruköse Leukoplakie im Bereich der Gingiva der Unterkieferfront. Die Patientin hatte in allen Mundhöhlenbereichen leukoplakische Veränderungen, zum Teil noch homogen, zum Teil bereits verrukös. Maligne Transformationen waren zu diesem Zeitpunkt bereits aufgetreten.

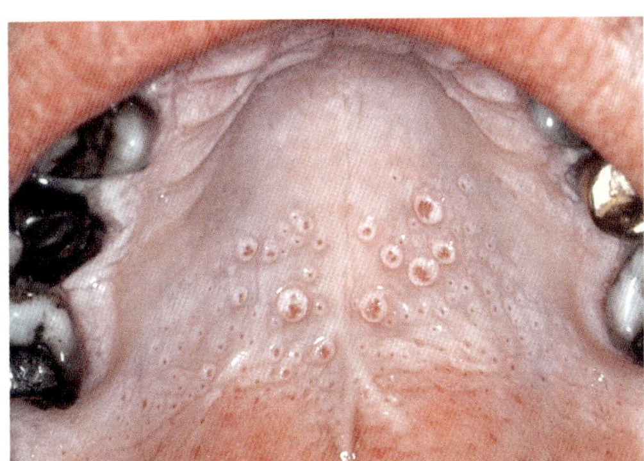

**Abb. 2-39** Rauchergaumen (Smoker's palate) bei einem Pfeiferaucher. Der gesamte Gaumen ist weißlich verändert. Die Ausführungsgänge der akzessorischen Speicheldrüsen sind klar erkennbar und weisen in der Mitte eine entzündlich bedingte Rötung auf (Ausführungsgänge).

die PVL zunächst aus einer homogenen Leukoplakie, die im Laufe der Zeit verrukös exophytisch wird. Meist sind mehrere Bereiche der Mundschleimhaut betroffen. Plattenepithelkarzinome entwickeln sich nach langer Zeit, meist erst nach Jahren. Am häufigsten ist die Gingiva und die Zunge betroffen (Abb. 2-38).

*Histopathologie*

Das histopathologische Bild entspricht zunächst dem einer homogenen Leukoplakie bzw. einer verrukösen Leukoplakie, oft mit Hyperkeratose, Hypergranulose und Epithelhyperplasie.

*Therapie*

Falls durchführbar wird die chirurgische Exzision empfohlen. Eine Vielzahl von Fällen ist allerdings therapieresistent. Dieses gilt auch für Behandlungen mit $CO_2$-laserchirurgischer Exzision sowie Radio- und Chemotherapie.

## 2.2.4 Rauchergaumen (früher: Stomatitis nicotina palati)

Definition: Weiße, nicht abwischbare, den Gaumen einbeziehende Veränderung, wobei die Ausführungsgänge der akzessorischen Speicheldrüsen des Gaumens rot erscheinen.

*Epidemiologie*

Der Rauchergaumen ist relativ selten und tritt vorwiegend bei starken, seit langer Zeit rauchenden Pfeife- und Zigarrenrauchern auf.

*Klinik*

Der Rauchergaumen hat zwei Komponenten: eine Hyperkeratose sowie entzündlich bedingte Schwelllungen der kleinen Speicheldrüsen (Abb. 2-39).

*Histopathologie*
Es zeigt sich meist eine ausgeprägte Hyperorthokeratose und Akanthose sowie entzündliche Infiltrate in tieferen Schichten. Akzessorische Speicheldrüsen sind entzündlich verändert, wobei die Drüsenausführungsgänge im Eingang Hyperkeratose aufweisen können.

*Therapie und Prognose*
Meist ist keine Biopsie notwendig, da das klinische Bild und die Anamnese eindeutig sind. Bei Aufgabe der Rauchergewohnheit kommt es zur Rückbildung des Rauchergaumens. Transformationen sind äußerst selten.



## 2.2.5 Erythroplakie

Definition: Ein roter Fleck, der klinisch und histopathologisch nicht als eine andere definierbare Läsion (Veränderung) charakterisiert werden kann.

*Epidemiologie*
Die Prävalenz der Erythroplakie beträgt zwischen 0,02 und 0,8 % aus Studien verschiedener geografischer Gebiete. Die Erythroplakie wird vorwiegend im mittleren Lebensalter und bei Älteren diagnostiziert.

*Lokalisation*
Der weiche Gaumen, Mundboden und die Wangenschleimhaut sind meist betroffen. Erythroplakiebereiche sind meist nicht größer als 1,5 cm im Durchmesser.

*Klinik*
Die homogene Erythroplakie findet sich vorwiegend im Mundboden- und Wangenbereich. Sie ist meist scharf von der umgebenden Schleimhaut begrenzt. Inhomogene Formen der Erythroplakie werden Erythroleukoplakie bezeichnet und haben rote und weiße Komponenten.

*Ätiologie*
Ursächliche Faktoren sind Tabak und Alkohol. Reine Erythroplakieformen sind äußerst selten, meistens treten sie in Verbindung mit weißen Flecken auf und werden dann als Erythroleukoplakie bezeichnet.

*Histopathologie*
Die homogene Erythroplakie zeigt in 51 % der Fälle bereits ein invasives Karzinom, in 40 % ein Carcinoma in situ und in 9 % leichte oder mittelschwere Dysplasien. p53-Mutationen spielen bei unterschiedlichen Dysplasiegraden eine Rolle (Abb. 2-40).

*Maligne Transformation*
Die orale Erythroplakie weist die höchste Transformationsrate aller präkanzerösen Läsionen und Konditionen auf.

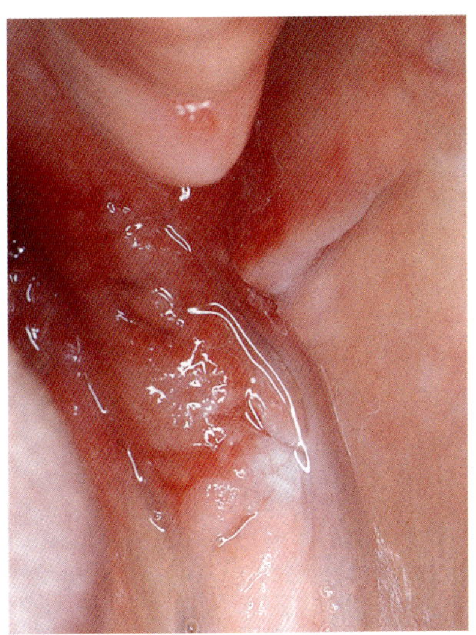

**Abb. 2-40** Carcinoma in situ. Ausgeprägte Epithelzellpolymorphie mit Verlust der Stratifizierung des Epithels. Die Basalmembran ist kaum erkennbar. Durchbrüche des Epithels in das Bindegewebskompartiment liegen nicht vor.



*Therapie und Prognose*
Die chirurgische Exzision ist die Therapie der Wahl. Rezidivraten sind hoch, es liegen allerdings bis heute nicht genügend Studien zur Erythroplakietransformation vor.

*Differenzialdiagnose*
Die Erythroplakie ist von anderen roten Schleimhautveränderungen abzugrenzen wie der erythematösen Candidiasis, der protheseninduzierten Stomatitis, dem atrophischen Lichen planus (erythematöser oraler Lichen planus), dem Lupus erythematodes sowie dem Pemphigus und den Pemphigoiden. Pigmentierte Tumoren (Hämangiom, Teleangiektasien oder Kaposi-Sarkom) können differenzialdiagnostisch auch in Betracht kommen.

## 2.2.6 Orales Plattenepithelkarzinom

Definition: Eine invasive epitheliale Neoplasie mit unterschiedlicher Epitheldifferenzierung und der Eigenschaft früher und ausgedehnter Lymphknotenmetastasen. Das orale Plattenepithelkarzinom tritt vorwiegend in der fünften und sechsten Lebensdekade auf und ist mit Alkohol und Tabakabusus korreliert.

*Epidemiologie*
90 % aller malignen Neoplasien der Mundhöhle und des Oropharynx sind Plattenepithelkarzinome der auskleidenden Mukosa. Männer sind aufgrund eines höheren Tabak- und Alkoholkonsums häufiger betroffen als Frauen. Global liegen unterschiedliche Prävalenz- und Inzidenzraten zum Mundhöhlenkarzinom vor, bedingt durch die großen Unterschiede des Tabak- und Alkoholkonsums sowie anderer Faktoren. Im Jahr 2000

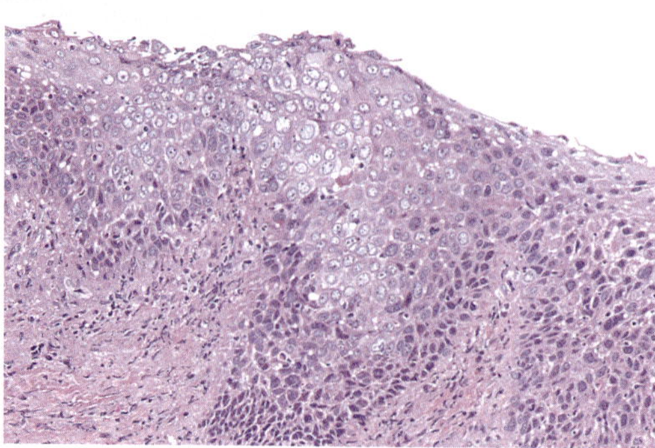

**Abb 2-41** Ausgeprägte Erythroplakie im Bereich des linken posterioren Alveolarfortsatzes. Ob bereits eine maligne Transformation vorliegt, ist aus dem klinischen Bild nicht abzuleiten.

wurden weltweit 389.650 Fälle von Mundhöhlen- und Oropharynxkarzinomen registriert. Davon waren 266.672 Mundhöhlenkarzinome (WHO 2017). Diese Zahlen entsprechen 5 % aller Krebsarten des Körpers für Männer und 2 % für Frauen. Die höchsten Raten von Mundhöhlenkarzinomen werden aus Frankreich, Norditalien sowie Zentral- und Osteuropa (insbesondere Ungarn sowie Lateinamerika) berichtet. Hohe Prävalenz- bzw. Inzidenzraten sowohl für Männer als auch Frauen sind aus Südasien bekannt. Aus Europa und Japan werden alarmierende Steigerungsraten der Inzidenz berichtet. In Deutschland wurden in den Jahren 2003 bis 2004 etwa 10.400 Neuerkrankungen des Mundhöhlenkarzinoms registriert, davon sind 7.600 Fälle bei Männern und 2.800 Fälle bei Frauen zu berücksichtigen. Im Jahr 2012 war die Zahl der Neuerkrankungen in Deutschland bereits auf fast 13.000 (9.290 Männer und 3.650 Frauen) angestiegen (Zahlen aus Krebsstatistik, Robert-Koch-Institut Berlin, 2008 und 2015). Im letzten Jahrzehnt wurden orale Plattenepithelkarzinome zunehmend bei jüngeren Männern unter 40 Jahren beobachtet.

*Lokalisation*

Orale Plattenepithelkarzinome können in allen Mundhöhlenbereichen auftreten und hängen im Wesentlichen von den Risikofaktoren ab. Lippenkarzinome treten fast ausschließlich an der Unterlippe auf. In der Mundhöhle finden sich orale Plattenepithelkarzinome an der Wangenschleimhaut, der Gingiva des Ober- und Unterkiefers, am harten Gaumen, den vorderen zwei Dritteln der Zunge einschließlich der dorsalen, ventralen und lateralen Zungenoberflächen sowie im Mundboden. Viele orale Plattenepithelkarzinome haben bereits zum Zeitpunkt der Diagnose eine unübersehbare Größe angenommen. Die häufigste oropharyngeale Lokalisation betrifft den Zungengrund.

*Klinik*

Kleine orale und oropharyngeale Plattenepithelkarzinome verursachen nur wenige Beschwerden. Diese sind oft besonders schwer zu diagnostizieren. Häufig finden sich neben einem oralen Plattenepithelkarzinom weiße, gemischt weiß-rote oder rote Schleimhautveränderungen im Sinne der Leukoplakie, Erythroleukoplakie oder Erythroplakie (Abb. 2-41). Die Assoziation eines Mundhöhlenkarzinoms mit einer Leukoplakie oder

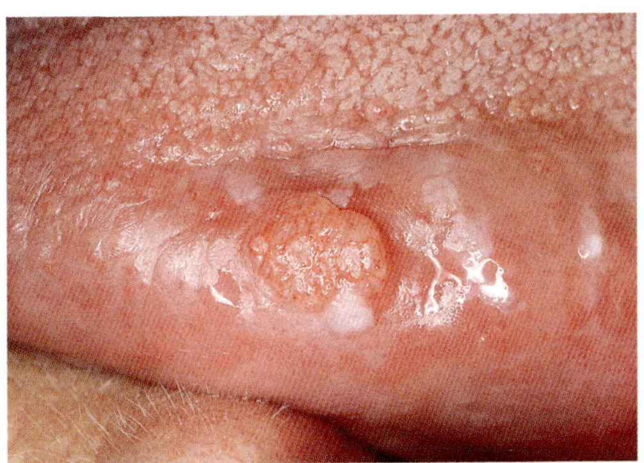

**Abb. 2-42** Kleines, exophytisches Plattenepithelkarzinom des linken Zungenrandes.

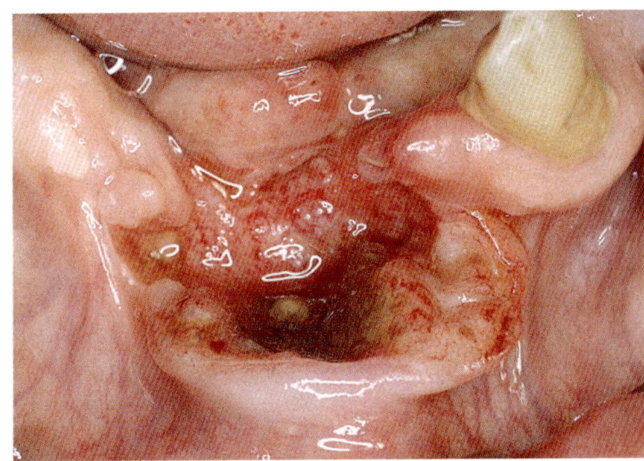

**Abb. 2-43** Großes, ulzeriertes Plattenepithelkarzinom des Unterkieferalveolarfortsatzes und des Vestibulums.

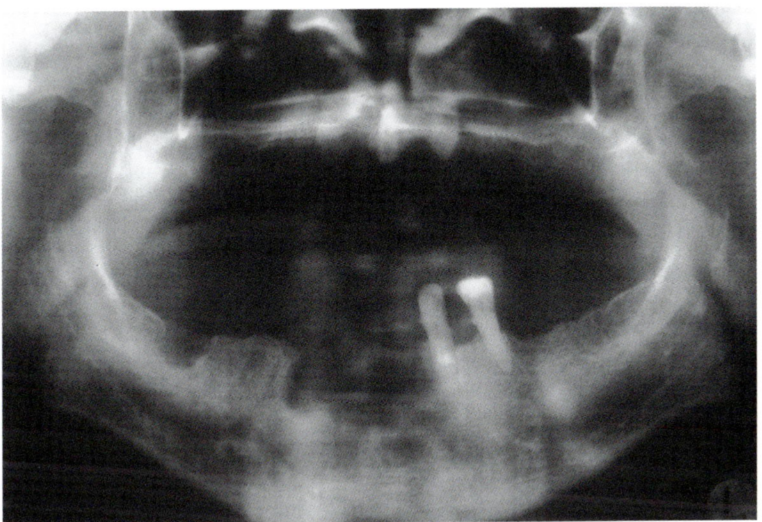

**Abb. 2-44** Panoramaschichtaufnahme des Patienten aus Abb. 2-43. Anterior liegt eine knöcherne Destruktion des Alveolarfortsatzes vor, die auf Infiltration des Unterkiefers durch das Plattenepithelkarzinom hinweist.

Erythroplakie muss nicht immer vorliegen. Ein großer Teil der Mundhöhlenkarzinome geht aus klinisch unscheinbarer Mundschleimhaut hervor. Bei größeren Tumoren mit Ulzeration finden sich Schmerzen, Foetor ex ore, Einschränkungen der Mundöffnung und Sprache, Schluckbeschwerden, Blutung, Gewichtsverlust und Schwellungen im Bereich des Halses (Lymphknotenmetastasen). Fortgeschrittene Fälle involvieren Muskel-, Haut- und Knochenstrukturen. Das orale Plattenepithelkarzinom kann als Ulzeration mit induriertem Randbereich oder als exophytische oder verruköse Neoplasie auftreten (Abb. 2-42 bis 2-46). Mundbodenkarzinome sind häufig rot und können papilläre Strukturen zeigen. Tumoren, die den Alveolarfortsatz betreffen, führen häufig zur Lockerung der Zähne, wobei Schmerzen sowie Blutungen nach dem Zähneputzen auftreten.

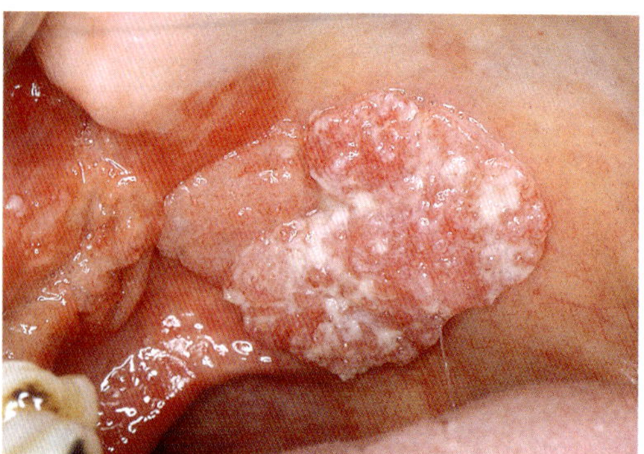

**Abb 2-45** Großes exophytisches Plattenepithelkarzinom des Oberkiefers, eine seltenere Lokalisation des oralen Plattenepithelkarzinoms.

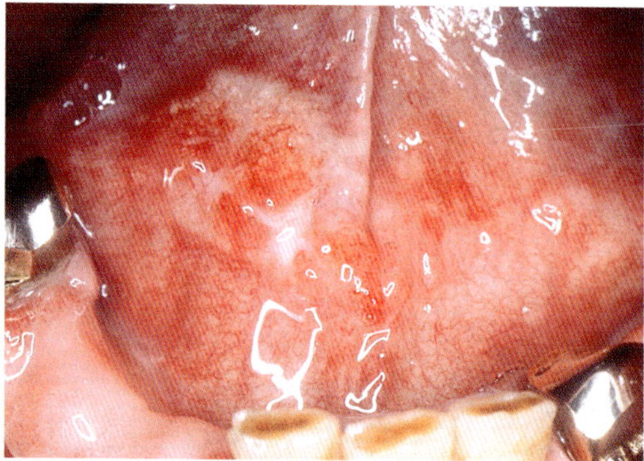

**Abb. 2-46** Im Bereich des rechten Mundbodens besteht ein Plattenepithelkarzinom. Die allgemeine Rötung des Mundbodens ist auffällig. Diese weist häufig auf einen übermäßigen Alkoholkonsum hin.

*Bildgebende Verfahren*

Panoramaschichtaufnahmen sowie Zahnfilme können auf Infiltration des Knochens hinweisen. Dreidimensionale Darstellungen mit der Computertomografie oder der Magnetresonanztomografie (CT, MRT) verbessern das notwendige Staging eines Primärtumors. Ebenso können Lymphknotenmetastasen besser erkannt werden. Fernmetastasen durch Mundhöhlenkarzinome oder oropharyngeale Karzinome sind nicht häufig. Lungenmetastasen werden durch Routine-Thoraxaufnahmen ausgeschlossen.

*Ätiologie*

Tabak und Alkohol

Tabak- und Alkoholkonsum sind für 75 % der Mundhöhlen- und Oropharynxkarzinome verantwortlich. Für hohen Tabak- und Alkoholkonsum im Vergleich zu Nichtrauchern steigt das relative Risiko in erheblichem Maße. Die Steigerungsrate in Westeuropa ist in den letzten Jahren vornehmlich auf den erhöhten Alkoholkonsum zurückzuführen.

Eine besondere Rolle nimmt das Kauen von Tabak ein (sogenannter „smokeless tobacco“). Insbesondere in Süd- und Südostasien wird Betel gekaut, welches aus der Arecanuss, Kalziumhydroxyd und dem Betelblatt besteht. Meist wird Tabak dazu genommen. Areca ist als eindeutiges Karzinogen identifiziert worden. Andere Formen des „smokeless tobacco“ (sogenannter „snuff“), der in Skandinavien und Nordamerika verwendet wird, scheint weniger karzinogen zu sein.

Humane Papillomviren

Die HPV-Subtypen 16 und 18, die für das Zervixkarzinom eine Rolle spielen, werden auch gelegentlich im oralen Plattenepithelkarzinom nachgewiesen. Die mögliche Übertragung durch orogenitale Kontakte ist erwogen worden. Eine endgültige Aussage zur Bedeutung von HPV für das Mundhöhlenkarzinom liegt bis heute nicht vor.

Genetik

Die genetischen Veränderungen, die zur Entwicklung des oralen Plattenepithelkarzinoms führen, betreffen im Wesentlichen zwei Gruppen von Genen. Zum einen werden Tumorsuppressorgene inaktiviert. Dies geschieht durch Mutationen, Verlust der Heterozygotie, Deletion und/oder durch epigenetische Modifizierungen wie die DNA-Methylierung. Die zweite Gruppe von Genen in diesem Zusammenhang sind die Onkogene. Diese können aufgrund von Genamplifikationen, gesteigerter Transkription oder durch Mutationen das Tumorwachstum fördern.

*Prävention*

In den letzten Jahren sind zunehmend Studien zum protektiven Effekt von Verzehr frischer Früchte und Gemüse publiziert worden. Diese Nahrungsmittel enthalten Spurenelemente und Vitamine mit antioxidativer Wirkung.

*Diagnose*

Die klinische Diagnose muss durch Biopsie bestätigt werden. Bei der Gewebsentnahme sind nekrotische oder ulzerierte Bereiche zu vermeiden. Lymphknotendiagnostik wird ermöglicht durch Feinnadelaspirations-Zytologie.

*Staging*

Staging wird entsprechend der TNM-Klassifikation durchgeführt.

*Histopathologie*

Die epitheliale Differenzierung in Verbindung mit Keratinisierung und invasivem Wachstum sind diagnostische Kriterien des oralen Plattenepithelkarzinoms. Die Invasion manifestiert sich als Durchbruch des Tumors durch die Basalmembran und Infiltration des darunterliegenden Muskel- und Bindegewebes. Dieses zeigt eine entsprechende stromale Reaktion (Desmoplasie). Plattenepithelkarzinome werden in gut, mäßig und schlecht differenzierte (undifferenzierte) Neoplasie eingeteilt. Gut differenzierte Plattenepithelkarzinome haben große Ähnlichkeit mit dem Plattenepithel. Mäßig differenzierte Plattenepithelkarzinome zeigen Kernpolymorphie und mitotische Aktivität einschließlich abnormer Mitosen. Die Keratinisierung nimmt ab. In schlecht oder undifferenzierten Plattenepithelkarzinomen finden sich vorwiegend unreife Zellen mit vielen typischen, vor allem aber atypischen Mitosen und minimaler Keratinisierung. Die meisten oralen Plattenepithelkarzinome zeigen eine mäßige Differenzierung. Die Unterscheidung der Differenzierungsgrade ist für die Prognose von Bedeutung (Abb. 2-47 bis 2-51).

*Therapie und Prognose*

Die radikale chirurgische Entfernung des oralen Plattenepithelkarzinoms in Verbindung mit Radiotherapie und adjuvanter Chemotherapie sind unverändert Grundlage des therapeutischen Konzeptes. Die Prognose eines oralen Plattenepithelkarzinoms wird im Wesentlichen bestimmt durch die Tumorgröße und den Lymphknotenstatus. Hauptrisikofaktoren, die die Prognose negativ beeinflussen, sind das Vorliegen von zwei oder mehreren positiven regionalen Lymphknoten, extrakapsulärer Ausbreitung aus

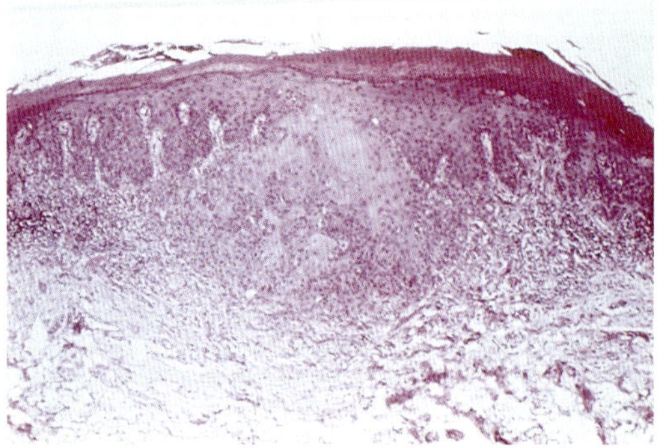

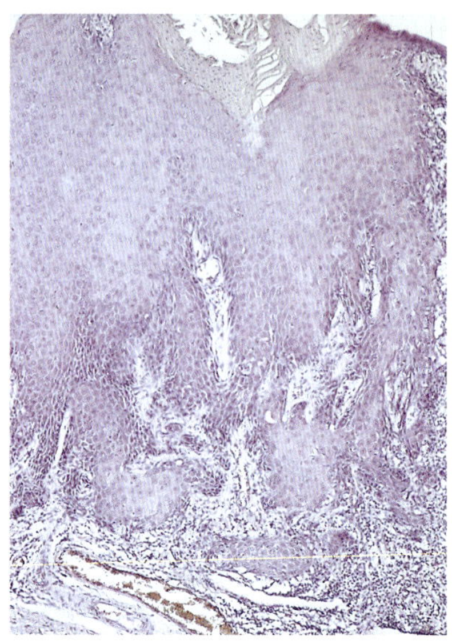

**Abb. 2-47** Übersichtsaufnahme eines oralen Plattenepithelkarzinoms, welches bereits in das subepitheliale Bindegewebe vorgedrungen ist. Der Prozess erscheint hier noch relativ lokalisiert.

**Abb. 2-48** Initiales Plattenepithelkarzinom, wobei bereits einige Karzinominseln in das subepitheliale Kompartiment vorgedrungen sind.

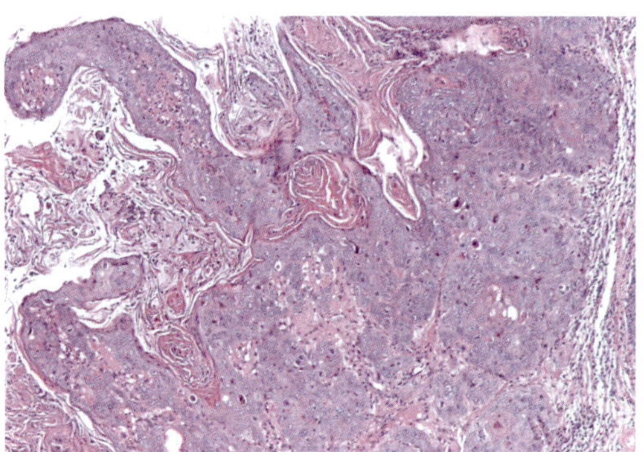

**Abb. 2-49** Verhornendes Plattenepithelkarzinom mäßiger Differenzierung mit Hornperlenbildung und ausgeprägter Zellpolymorphie der Karzinomzellen.

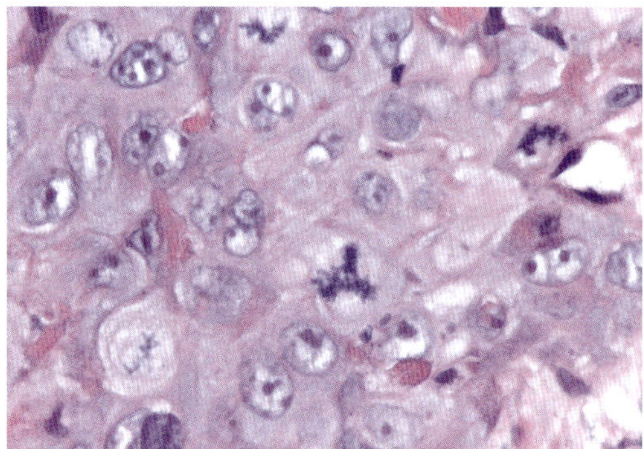

**Abb. 2-50** Verhornendes Plattenepithelkarzinom. Eine atypische Mitose ist im Zentrum deutlich erkennbar. Mitotische Aktivität ist auch in anderen Zellen (oben rechts) zu beobachten.

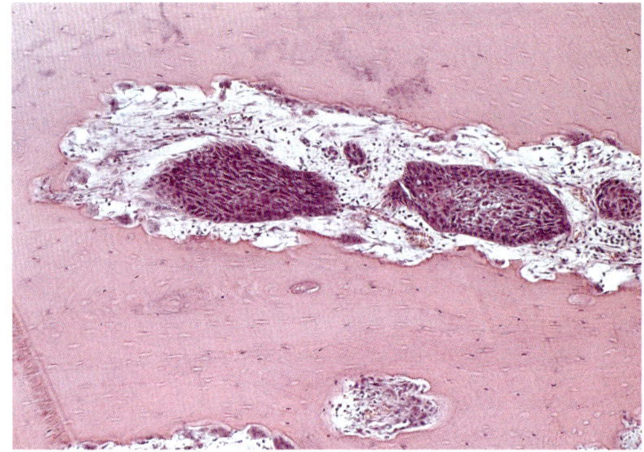

**Abb. 2-51** Invasion des Kieferknochens durch orales Plattenepithelkarzinomgewebe.

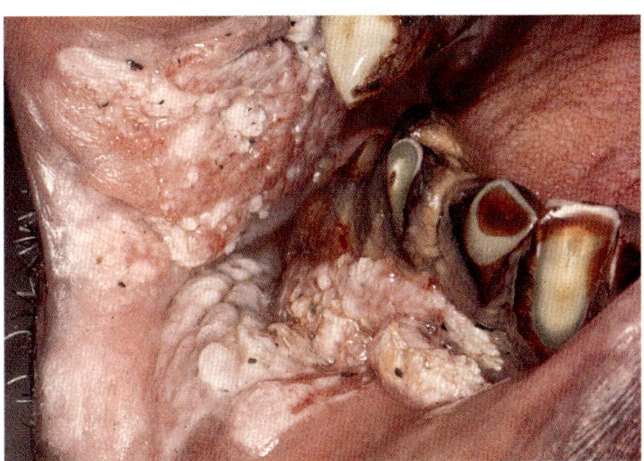

**Abb. 2-52** Ausgedehntes, verruköses Karzinom der linken Wange und des Alveolarfortsatzes (Sammlung Prof. H. P. Philipsen, Dänemark).

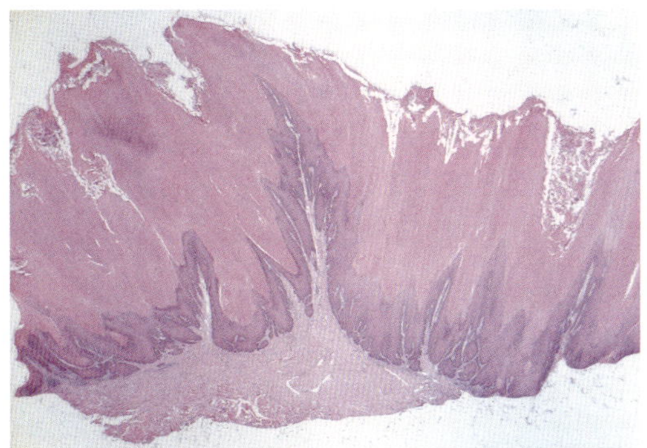

**Abb. 2-53** Übersichtsaufnahme eines verrukösen Karzinoms. Verruköse Karzinome zeigen aufgetürmte papilläre Strukturen und die sogenannten charakteristischen „pushing margins".

betroffenen Lymphknoten sowie positive Resektionsränder. Ebenso negativ sind histologische Befunde zur Tumordicken-Ausdehnung sowie zur Gefäßinvasion. Molekulare Marker mit eindeutiger Aussage zur Prognose sind bis heute nicht bekannt.

## 2.2.7 Verruköses Karzinom

Definition: Das verruköse Karzinom ist eine exophytische, verruköse, langsam wachsende Variante des Plattenepithels mit sogenannten „pushing margins".

*Epidemiologie*
Das verruköse Karzinom ist selten und betrifft meist ältere Männer.

*Ätiologie*
Kautabak spielt eine primäre ätiologische Rolle bei der Entstehung des verrukösen Karzinoms.

*Klinik*
Das verruköse Karzinom erscheint als papilläre oder verrukiforme, auf der Oberfläche der Mukosa sitzende Neoplasie (Abb. 2-52). Der Tumor sitzt breitbasig auf der Unterlage. Das verruköse Karzinom ist meist asymptomatisch. Ulzerationen und Blutungen treten selten auf.

*Histopathologie*
Das verruköse Karzinom besteht aus verdickten, keulenartigen Papillen. Das Epithel ist gut differenziert und zeigt ausgedehnte Keratinisierung. Zytologische Charakteristika der Malignität fehlen. Mitosen sind selten. Das verruköse Karzinom infiltriert weniger, als dass es breitbasig in das darunter liegende Stroma vordringt (Abb. 2-53).

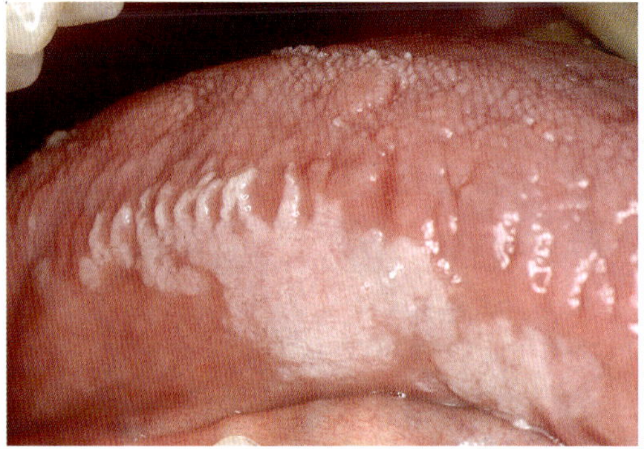

**Abb. 2-54** Orale Haarleukoplakie bei einem HIV-infizierten jungen Mann. Die typische Streifung ist insbesondere in hinteren Zungenbereich erkennbar.

*Therapie und Prognose*
Die radikale chirurgische Entfernung meist ohne Neck-Dissection führt in 80 bis 90 % der Fälle zur Heilung. Die Prognose für das verruköse Karzinom ist günstig, nicht aber in Verbindung mit der proliferativen verrukösen Leukoplakie.

## 2.2.8 Orale Haarleukoplakie

Definition: Die orale Haarleukoplakie (OHL) ist eine durch Epstein-Barr-Virus hervorgerufene weiße Veränderung, die sich vorwiegend an den Zungenrändern immunkompromittierter Patienten manifestiert.

*Epidemiologie*
Die OHL wurde Anfang der 1980er Jahre zuerst bei HIV-infizierten männlichen Patienten beobachtet. Vor der Einführung der hochaktiven antiretroviralen Therapie (HAART) waren bis zu 30 % aller HIV-Infizierten von einer Haarleukoplakie betroffen. Später stellte sich heraus, dass auch Patienten, die unter Immunsuppression stehen, orale Haarleukoplakien entwickeln können.

*Klinik*
An den seitlichen Zungenrändern finden sich weiße, vertikal ausgerichtete Streifen, die sich mit Bereichen normaler Mundschleimhaut abwechseln und ein „Wellblechdach"-artiges Muster aufweisen (Abb. 2-54). Andere Mundschleimhautbereiche sind nur in Ausnahmefällen beschrieben worden.

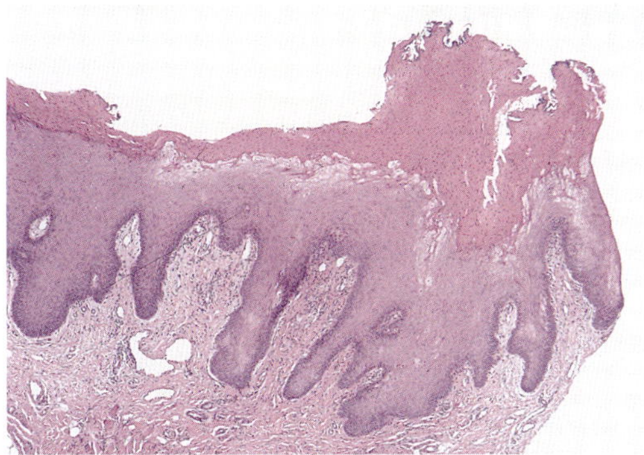

**Abb. 2-55** Das Oberflächenepithel zeigt ausgeprägte parakeratotische, teils orthokeratotische Plaques. Das Epithel ist durch Akanthose gekennzeichnet sowie durch vakuolisierte und ballonierte Zellen der Stachelzellschicht. Das subepitheliale Bindegewebe weist meist keine entzündlichen Zeichen auf.

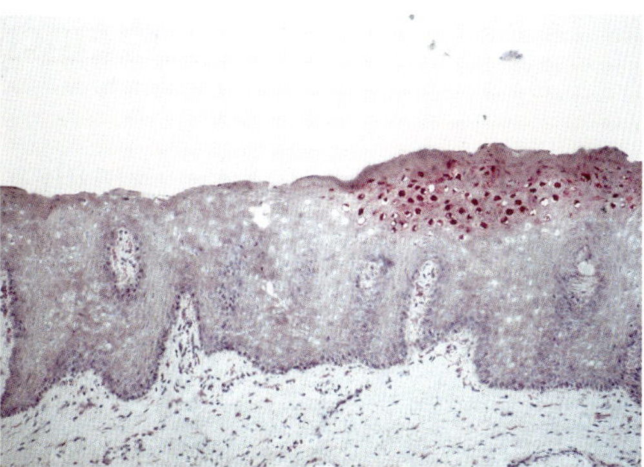

**Abb. 2-56** Immunhistochemische Anfärbung mit Viruskapsid-Antigen gegen Epstein-Barr-Virus. Die rot gefärbten Zellen des Oberflächenepithels sind eindeutig positiv für den Nachweis von Epstein-Barr-Virusinfektion.

*Histopathologie*

Histopathologisch ist die OHL charakterisiert durch Hyperkeratose, die gelegentlich haarähnliche Keratinextensionen aufweist (Abb. 2-55). Sekundärinfektion mit Candidahyphen ist häufig. Koilozytenartige Veränderungen in Form vakuolisierter oder ballonierter Zellen der Stachelzellschicht mit pyknotischen Kernen werden ebenfalls beobachtet. Das Epstein-Barr-Virus-(EBV-)Kapsid-Antigen kann in den Epithelzellen oberflächlichen Epithels nachgewiesen werden (Abb. 2-56).

*Therapie und Prognose*

Differenzialdiagnostisch muss die OHL von anderen Leukoplakien und Formen der oralen Candidiasis abgegrenzt werden. Der Nachweis des HIV-Antigens im Serum ist beweisend. Eine eigentliche Therapie der OHL ist nicht notwendig. Es zeigte sich aber, dass durch antivirale Therapie der HIV-Erkrankung auch die Rückbildung der OHL zu beobachten war. Die Prognose von HIV-positiven Patienten mit einer OHL ist ungünstig. 60 bis 70 % entwickeln das AIDS-Syndrom innerhalb weniger Jahre. Dies ist allerdings seit der Einführung der kombinierten antiretroviralen Therapie (cART) so nicht mehr zu beobachten. Die Symptomatik der OHL ist gering, sodass auch aus diesem Grunde eine Therapie nicht notwendig ist.

Die OHL ist keine orale Präkanzerose. Maligne Transformation der OHL wurde bisher nicht beschrieben. Sie stellt aber eine wichtige Differenzialdiagnose zur oralen Leukoplakie dar.

Kapitel 2

# 2.3 Pigmentierte Läsionen

## 2.3.1 Amalgamtätowierung

Definition: Amalgamtätowierungen der Mundschleimhaut entstehen durch zufällige Inkorporation von Amalgamen in subepitheliale Gewebskompartimente.

*Epidemiologie*
Während früher Amalgamtätowierungen häufig waren, werden sie zunehmend seltener, da Amalgam als Füllungsmaterial immer weniger eingesetzt wird.

*Klinik*
Klinisch finden sich symptomlose, flache, blau bis braunschwärzliche oder grau gefärbte Veränderungen in der Mundschleimhaut. Diese liegen häufig auch in der Gingiva des Alveolarfortsatzes.

*Histopathologie*
Histopathologisch finden sich subepithelial schwärzliche Partikel von unterschiedlichen Durchmessern. Größere Partikel werden umgeben von mehreren Schichten von Fibroblasten, wobei auch vielkernige Riesenzellen zu beobachten sind.

*Therapie und Prognose*
Die Amalgamtätowierung ist harmlos, kann aber chirurgisch entfernt werden.

## 2.3.2 Naevi

Definition: Naevi sind melanozytenassoziierte Proliferationen. Junktionale Aktivität bezeichnet die Proliferation der Melanozyten an der epithelio-mesenchymalen Grenze. Zusammengesetzte Naevi (compound naevi) zeigen junktionale Aktivität mit Naevusclustern in tieferen Bindegewebsschichten. Intraorale Naevi sind selten.

*Klinik*
Zu unterscheiden sind verschiedene Formen pigmentierter Naevi: orale melanotische Naevi, blauer Naevus sowie orale melanotische Maculae. Orale melanotische Naevi erscheinen als leichte Erhebungen an der Mundschleimhaut. Sie sind braun, bläulich oder grau. Sie können auch schwarz sein. 15 % sind nicht pigmentiert und rötlich. Meist erscheinen orale melanotische Naevi am Gaumen. Frauen sind häufiger betroffen als Männer. Histopathologisch finden sich melanotische Naevi intramukosal. Compound Naevi sind selten und unter Umständen schwer von einem malignen Melanom abzugrenzen.

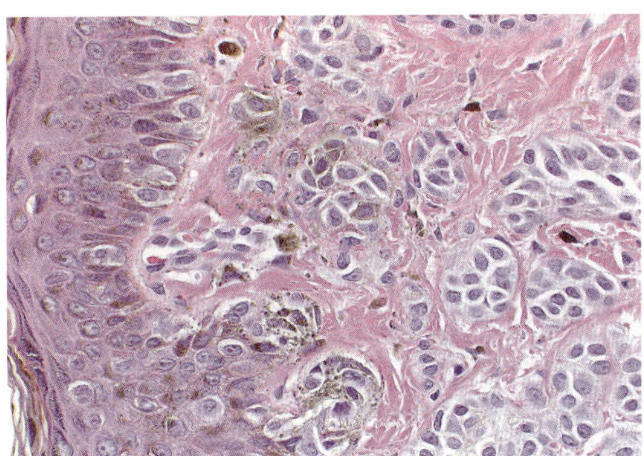

**Abb. 2-57** Naevuszellnaevus (compound type). Dieser Naevus zeigt Pigmentierung und junktionale Aktivität. In der Tiefe im Bindegewebe liegen Nester der Naevuszellen.



Blaue Naevi machen etwa 35 % aller oralen Naevi aus. Histopathologisch findet sich normales Epithel. Spindelförmig pigmentierte Melanozyten und melaninhaltige Makrophagen liegen unterhalb des Epithels im Bindegewebe (Abb. 2-57).

Orale melanotische Maculae finden sich meist an den Lippen oder der Wangenschleimhaut. Histopathologisch findet sich die Pigmentierung im Bereich der Basalzellschicht oder angrenzend an die Keratinozyten.

*Therapie und Prognose*
Naevi werden chirurgisch entfernt. Die Prognose ist gut. Rezidive sind ungewöhnlich.

## 2.3.3 Malignes Melanom

Definition: Das maligne Melanom ist eine Neoplasie der Melanozyten oder deren Vorläufer. Es ist charakterisiert durch Proliferation atypischer Melanozyten an der Grenze zwischen Epithel und Bindegewebe.

*Epidemiologie*
Melanome der Mundschleimhaut sind selten und machen 0,5 % aller oralen malignen Neoplasien aus. Sie treten häufiger bei Erwachsenen über 55 Jahren auf. Männer scheinen häufiger betroffen zu sein.

*Ätiologie*
Ätiologische Faktoren sind unbekannt.

*Lokalisation*
80 % oraler Melanome treten am Gaumen, dem Oberkieferfortsatz und der Gingiva auf.

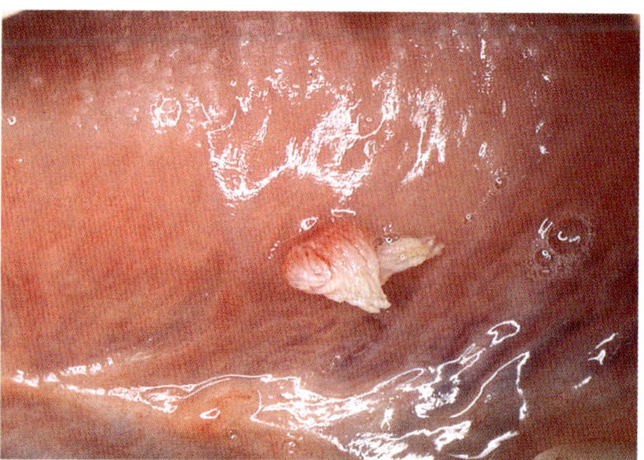

**Abb.2-59** Verruca vulgaris des linken Zungenrandes. Die weiße Färbung deutet auf Verhornung hin.

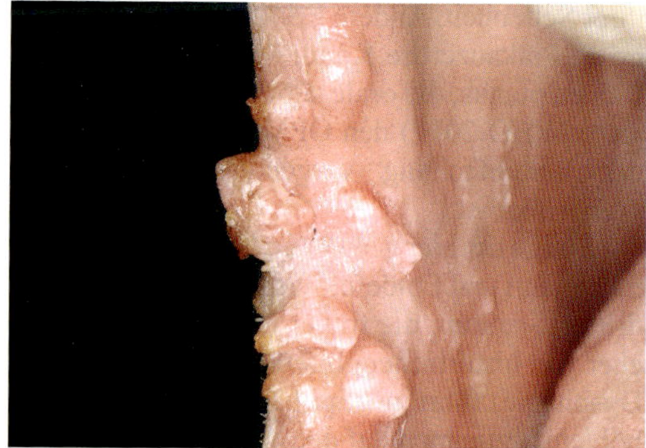

**Abb. 2-60** Massiver Befall des rechten Mundwinkels und anderer Bereiche der Mundhöhle durch Verrucae bei einem HIV-positiven Patienten.

*Ätiologie*
Der Nachweis von humanen Papillomviren (HPV) gelingt nur in der Hälfte der Fälle oraler Plattenepithelpapillome. Diese können als Entsprechung der Verruca vulgaris der Haut angesehen werden. Eine Vielzahl von HPV-Subtypen sind detektiert worden: HPV-Subtypen 2, 4, 6, 7, 10, 40. Bei Kindern werden Warzen an den Fingern und der Hand häufig auf Bereiche der vorderen Mundhöhle übertragen.

*Lokalisation*
Alle Mundhöhlenbereiche können betroffen sein. Orale Plattenepithelpapillome allerdings finden sich häufiger am harten und weichen Gaumen, der Lippenmukosa, Zunge und Gingiva.

*Klinik*
Orale Plattenepithelpapillome sind weich, häufig gestielt und zeigen einen blumenkohlartigen Aufbau mit einer papillären verrukösen Oberfläche. Diese kann weiß sein oder von normaler Mundschleimhautfarbe. Die meisten oralen Plattenepithelpapillome werden nicht größer als 6 mm (Abb. 2-59, 2-60).

*Histopathologie*
Plattenepithelpapillome, die mit HPV assoziiert sind, bestehen aus fingerartigen Fortsätzen, deren Spitzen keratinisiert sind. Die Epithelschichtung ist regelmäßig. Mitosen treten häufig auf. Epithelatypien sind ungewöhnlich. HPV-infizierte Zellen erscheinen als Koilozyten, meist in der oberen Stachelzellschicht. HPV kann immunzytochemisch oder durch In-situ-Hybridisierung nachgewiesen werden. Papillome ohne aktive HPV-Replikation sind variabler. Koilozyten finden sich in diesen Fällen nicht (Abb. 2-61)

*Therapie und Prognose*
Bei Kindern kommt es häufig zur Spontanregression. Einfache Exzision ist ausreichend. Rezidive sind selten.

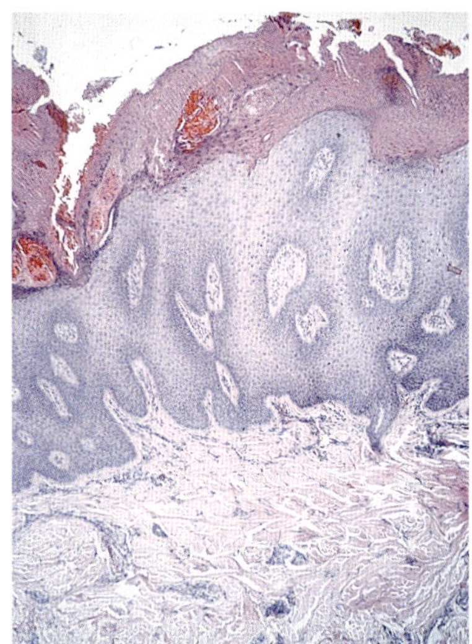

**Abb. 2-61** Histopathologisches Bild einer Verruca vulgaris. Die Oberfläche des Epithels zeigt ausgeprägte Hyperkeratose. Reteleisten sind zum Teil plump auslaufend und kommunizieren miteinander.

## 2.5.2 Condyloma acuminatum

Definition: Orale Condylome entsprechen den anogenitalen Formen.

*Epidemiologie*
Condyloma acuminatum (Pl.: Condylomata acuminata; C. a.) treten meist zwischen der zweiten und fünften Lebensdekade auf. HIV-Patienten sind häufiger betroffen.

*Lokalisation*
Meist sind die Lippen, die Zunge und der Gaumen betroffen.

*Klinik*
Condylome sind schmerzlose, runde, exophytische Knoten mit einer Größe bis zu 15 mm. Sie sitzen meist breitbasig auf, die Farbgebung entspricht der der normalen Mundschleimhaut (Abb. 2-62).

*Histopathologie*
C. a. sind im Aufbau vergleichbar mit dem Plattenepithelpapillom. Keratin wird meist nicht gebildet. Koilozyten sind häufiger als beim Plattenepithelpapillom. Reteprozesse sind plump und kurz.

*Ätiologie*
Meist finden sich HPV-Subtypen 6, 11, 16 und 18. Die Übertragung geschieht durch Autoinokulation oder orogenitale Kontakte.

*Therapie und Prognose*
Die einfache Exzision oder Abtragung mit $CO_2$-Laser ist für die Behandlung ausreichend. Bei HIV-Patienten kommt es oft zu wiederholten Rezidiven.

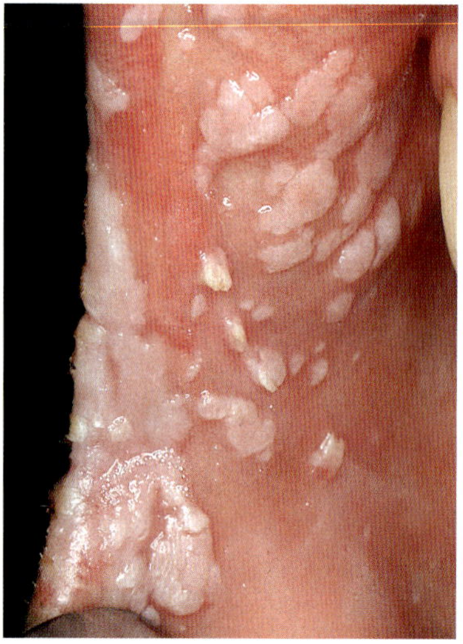

**Abb. 2-62** Condilomata acuminata bei einem HIV-infizierten Patienten. Die gesamte Wange und Lippe ist durch flache, weißliche, schmerzlose Veränderungen betroffen.

### 2.5.3 Fokale epitheliale Hyperplasie (Morbus Heck)

Definition: Multiple orale Papillome durch HPV 13 und 32 hervorgerufen.

*Epidemiologie*
Die fokale epitheliale Hyperplasie (FEH) findet sich meist bei Kindern. In einigen Ländern ist die FEH endemisch, so wird sie häufiger bei den Inuits und südamerikanischen Eingeborenen beobachtet.

*Lokalisation*
Alle Mundhöhlenbereiche sind betroffen, insbesondere aber Lippen, Wangen und Zungenmukosa.

*Klinik*
Die FEH tritt multipel auf und besteht aus kleinen, weichen, flachen Knötchen. Diese sind rosafarben und weisen eine Größe von 2 bis 10 mm auf (Abb. 2-63). Die spontane Regression ist bekannt.

*Histopathologie*
Die FEH besteht aus einer exophytischen Akanthose, ohne fingerförmige Fortsätze aufzuweisen. Koilozyten sind häufig. Darüber hinaus finden sich sogenannte mitosoide Körperchen. Dies sind Zellkerne mit verklumptem Heterochromatin, ähnlich einer Mitose. Verlängerte Reteprozesse liegen nicht vor (Abb. 2-64).

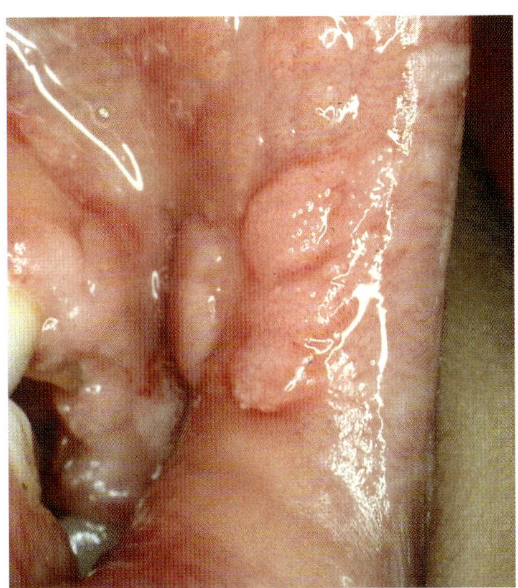

**Abb. 2-63** Fokale epitheliale Hyperplasie bei einem jungen türkischen Mädchen. An der Lippe zeigen sich multiple, flache, weiche Knötchen, die die gleiche Farbe wie die Mundschleimhaut haben.

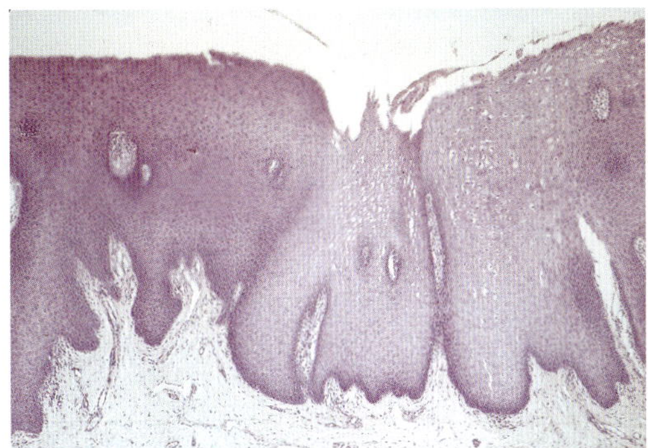

**Abb. 2-64** Das Epithel erscheint hyperplastisch mit breiten, plumpen Retefortsätzen. An der Oberfläche besteht meist Parakeratose. Charakteristisch sind vakuolisierte, koilozytenähnliche Zellen mit pyknotischen Kernen, die in höheren Epithellagen lokalisiert sind.

*Therapie und Prognose*

Die spontane Regression bei Kindern ist bekannt. Chirurgische Abtragung ist unnötig. Maligne Transformation ist unbekannt.

# Literatur

El-Naggar AK, Chan JKC, Grandis JR, Takata T, Slootweg PJ. WHO Classification of Head and Neck Tumours. IARC Press, Lyon, 2017.

Morgenroth K, Bremerich A, Lange DE. Pathologie der Mundhöhle. Stuttgart: Thieme, 1996.

Napier SS, Speight PM. Natural history of potentially malignant oral lesions and conditions: an overview of literature. J Oral Pathol Med 2008;37:1–10.

Pindborg JJ, Reichart PA, Smith CJ, van der Waal I. Histological Typing of Cancer and Precancer of the Oral Mucosa. World Health Organization, International Histological Classification of Tumours. 2. Ausgabe. Berlin, Heidelberg, New York, Barcelona, Budapest, Hong Kong, London, Milan, Paris, Santa Cruz, Singapore, Tokyo: Springer Verlag, 1997.

Reichart PA, Philipsen HP. Oralpathologie. Farbatlanten der Zahnmedizin 14. Herausgeber Rateitschak KH, Wolf HF. Stuttgart: Thieme, 1999.

Syrjänen S. Human papillomavirus infections and oral tumors. Med Microbiol Immunol 2003;192:123–128.

# 3 Erkrankungen der Haut mit oralen Manifestationen

*Andrea Maria Schmidt-Westhausen*



## 3.1 Oraler Lichen planus (OLP)

Definition: Der OLP ist eine häufige, chronisch entzündliche Erkrankung der Mundschleimhaut, der vorwiegend Patienten im mittleren Lebensalter betrifft. Die WHO klassifiziert den OLP als orale, potenziell maligne Läsion.

Der Begriff „Lichen“ stammt aus der Botanik und bezeichnet Pflanzen, die als Flechten bekannt sind. Das Wort „planus“ kommt aus dem Lateinischen (planum) und bedeutet Oberfläche. Lichen ist eine Erkrankung der Haut und der Schleimhaut. Auch Genitalschleimhäute können betroffen sein. 5 bis 45 % der Patienten mit OLP haben Hauterscheinungen. Diese erscheinen als violette, polygonale, meist flache, juckende Papeln und Plaques. Hautläsionen sind vorwiegend an den Beugeseiten der Arme und Beine lokalisiert.

*Epidemiologie*
Die Prävalenz des OLP in verschiedenen Populationen variiert zwischen 0,1 und 4 %. Eine schwedische Studie fand eine Prävalenz von 1,6 % für Männer und 2,2 % für Frauen. Kinder sind nur sehr selten betroffen.

*Klinik*
Der OLP kann in allen Bereichen der Mundhöhle auftreten, findet sich aber vorwiegend an der Wangenschleimhaut, am Zungenrand und der Gingiva. Im Bereich des Gaumens und des Mundbodens ist der OLP selten. Wichtig ist, dass der OLP multipel auftritt und fast immer symmetrisch zu finden ist. Sechs Subtypen, die als weiße oder rote Varianten auftreten, sind bekannt. Weiße Varianten des OLP umfassen die retikulären, papulären und plaqueartigen Formen (sog. hyperkeratinisierte Formen). Diese sind asymptomatisch, also schmerzlos. Rote Formen umfassen den erosiven (ulzerativen), erythematösen (atrophischen) und bullösen OLP (sog. erosive Formen). Diese Formen entsprechen dem symptomatischen Lichen mit Mundbrennen und Schmerzen. Die verschiedenen Varianten bestehen oft nebeneinander. Die retikuläre Form wird als die häufigste angesehen. Es

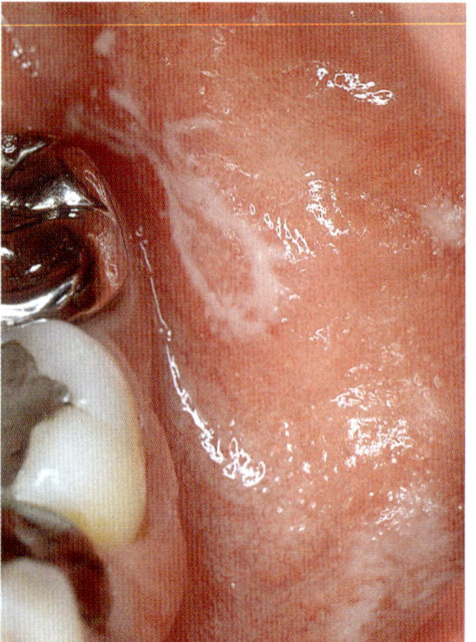

**Abb. 3-1** Retikulärer Lichen planus im Bereich der linken Wange. Zu beachten sind die unterschiedlichen Werkstoffe (Stahlkrone, Amalgamfüllung) in unmittelbarer Nähe der Veränderungen. Eine lichenoide Reaktion ist nicht auszuschließen.

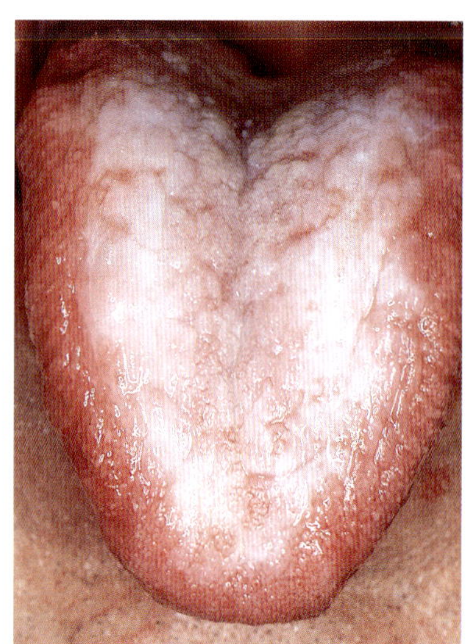

**Abb. 3-2** Plaqueförmiger Lichen der Zunge.

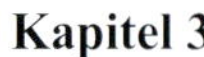



bestehen weiße Linien, sogenannte „Wickham-Striae“, netzförmig (retikulär) auf der Mundschleimhaut (Abb. 3-1). Die Wangenschleimhaut und der laterale Zungenrand sind meist betroffen. Die papuläre Variante ist durch kleine, 5 mm große Papeln charakterisiert. Der papuläre Typ wird vorwiegend zu Beginn der Entwicklung des OLP beobachtet. Die plaqueartige Form des OLP ist gekennzeichnet durch flache, weiße Veränderungen, die nicht abwischbar sind. Meist sind Zungenrücken und Wangenschleimhaut betroffen (Abb. 3-2).

Die ulzerative/erosive Form ist die zweithäufigste des OLP. Ulzerationen sind meist durch eine Pseudomembran bedeckt; diese sind oft mit retikulären Veränderungen assoziiert (Abb. 3-3). Die erythematöse (atrophische) Form ist gekennzeichnet durch eine rote Mukosa, die durch die Epithelatrophie verursacht wird. Diese Form ist häufig an der Gingiva anzutreffen (Abb. 3-4).

Der bullöse Typ des OLP ist selten. Blasen bestehen nur kurze Zeit, platzen und hinterlassen eine Ulzeration.

*Ätiologie*

Autoimmunität

Die Ätiologie des OLP ist unbekannt, wobei allerdings autoimmune Ursachen angenommen werden. Der OLP ist mit anderen Autoimmunerkrankungen wie der Alopecia areata, Myasthenia gravis, der ulzerativen Colitis und Vitiligo in Verbindung gebracht worden. Die Annahme, dass es sich um eine immunologisch induzierte, entzündliche Erkrankung handelt, wird durch das Vorliegen eines bandartigen, subepithelialen Infiltrats mit

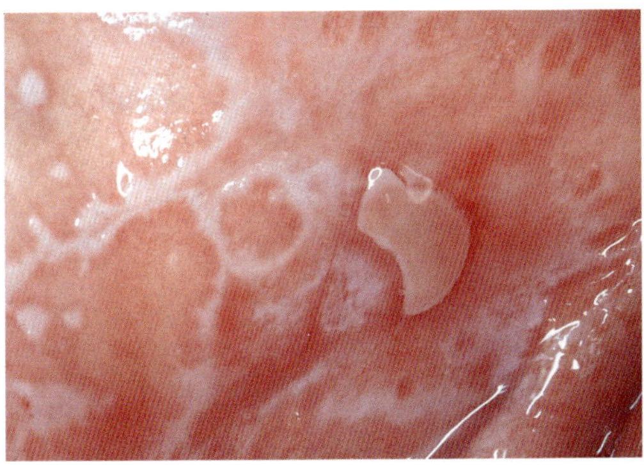

**Abb. 3-3** Kombination eines retikulären Lichen mit Ulzeration.

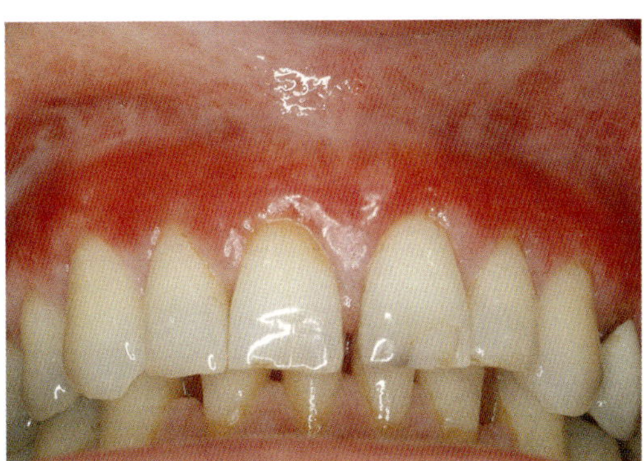

**Abb. 3-4** Erythematöser Lichen der Gingiva.



Entzündungszellen, vorwiegend T-Lymphozyten, unterstützt. Insbesondere $CD8^+$-Zellen sollen die Apoptose der Epithelzellen induzieren.

Infektion
In den 1990er Jahren wurde erstmalig die Assoziation des OLP mit einer Hepatitis-C-Virusinfektion beschrieben. Die Beziehung des OLP zu Infektionen wird nach wie vor kontrovers diskutiert, wobei es geographische Unterschiede zu geben scheint.

Psychologische Faktoren
Psychologische Faktoren wurden immer wieder als Auslöser für OLP-Schübe angeführt. Neuere Studien zeigen auch, dass Patienten mit der erosiven Form des OLP unter Depressionen, Angstzuständen und Stress leiden. Welche Rolle Stress bei der Auslösung, Ätiologie und Initiation des OLP spielt, ist unklar.

*Histopathologie*
Histopathologisch finden sich häufig ein sägezahnartiges Profil der Reteleisten, eine Degeneration der Basalzellschicht sowie ein bandartig ausgebreitetes lymphohistiozytäres Infiltrat subepithelial. Im Bereich der Striae liegt Parakeratose oder Hyperorthokeratose vor. Die Basalzellschicht ist häufig nicht deutlich zu erkennen. Es finden sich aber meist kolloide Körperchen (sogenannte Civatte-Bodies) in der epithelio-mesenchymalen Grenzschicht. Fibrinogenablagerungen im Bereich der Basalmembranzone sind charakteristisch. Das entzündliche Infiltrat besteht vorwiegend aus T-Lymphozyten. Erythematöse Formen des OLP zeigen atrophiertes Epithel. Häufig liegen nicht alle histologischen Merkmale des OLP vor, sodass der pathologische Befund die Aussage „vereinbar mit..." enthält (Abb. 3-5).

*Differenzialdiagnosen*
Als Differenzialdiagnosen kommen lichenoide Reaktionen, die Graft-versus-Host-Reaktion, der Lupus erythematodes als diskoide oder systemische Form, orale Leukoplakien oder Erythroleukoplakien sowie die orale Candidiasis infrage (s. entsprechende Kapitel).

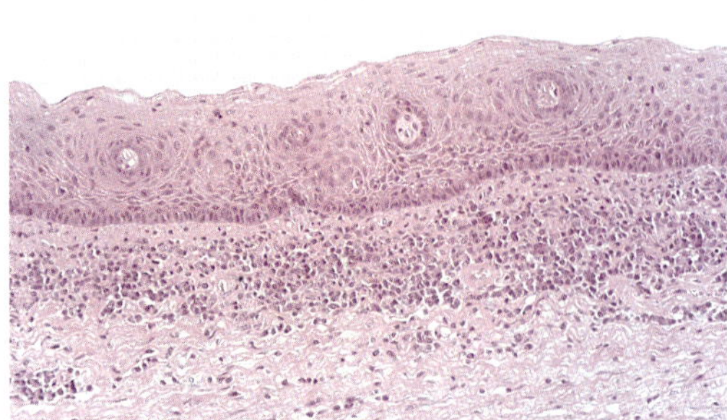

**Abb. 3-5** Histopathologisches Bild des Lichen planus, wobei hier das typische Sägezahnmuster des Epithels nicht vorliegt. Charakteristisches subepitheliales Band von T-Lymphozyten.

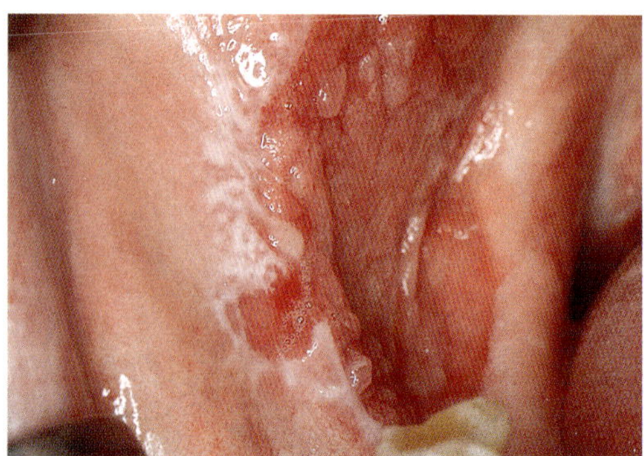

**Abb. 3-6** Retikulärer Lichen in Kombination mit einer Erythroplakie. Maligne Transformation ist höchstwahrscheinlich.

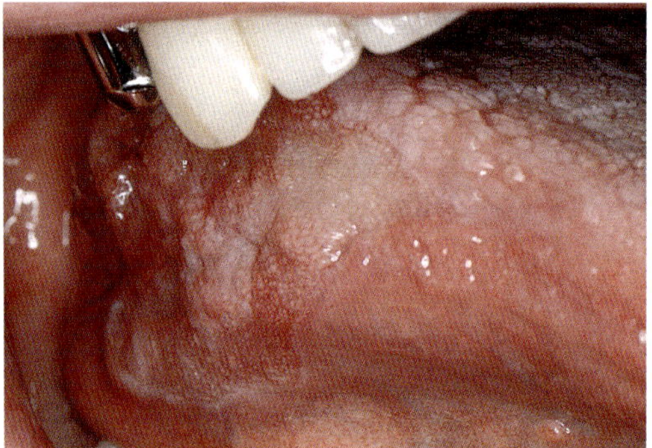

**Abb. 3-7** Die 35-jährige Patientin zeigt am lateralen Zungenrand Zeichen eines plaqueförmigen Lichen.

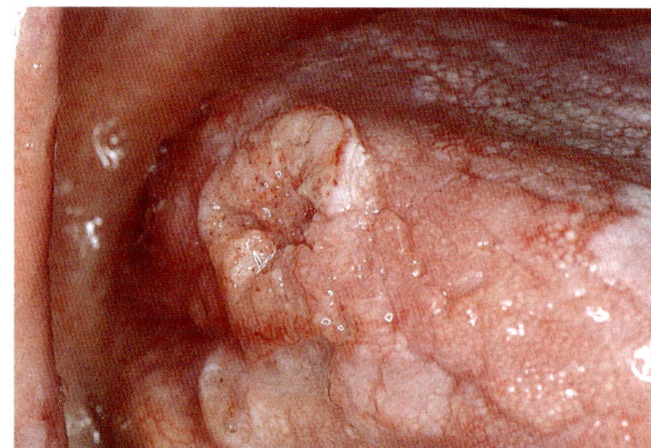

**Abb. 3-8** Gleiche Patientin wie aus Abb. 3-7. Im dorsalen Zungenrandbereich findet sich eine kraterförmige, teils ulzerierte Veränderung, die einem Plattenepithelkarzinom auf dem Boden eines Lichen planus entspricht. Am rechten Bildrand ist plaqueförmiger Lichen zu beobachten.

*Maligne Transformation*

Die WHO (2017) klassifiziert den oralen Lichen planus als orale, potenziell maligne Läsion. Die Transformationsrate wird mit 0,4 bis 5,6 % angegeben. Von einigen wird sogar davon ausgegangen, dass der echte OLP nicht transformiert, sondern dass es sich in diesen Fällen eher um lichenoide Reaktionen handelt (Abb. 3-6 bis 3-8).

*Therapie und Prognose*

Asymptomatische Formen des Lichen sind in der Regel nicht zu behandeln. Da der OLP eine chronische, meist lebenslang bestehende Erkrankung ist, ist es wenig sinnvoll, den asymptomatischen Formenkreis des OLP mit Glukokortikoiden oder anderen Immunsuppressiva zu behandeln. Es wird sogar darüber berichtet, dass die kontinuierliche Immunsuppression eine der möglichen Ursachen für die Transformation des OLP sein könnte. Bei symptomatischen Formen, bei denen die Epitheldecke in typischer Weise zusammengebrochen ist, kommt es darauf an, diese wieder zu schließen. Zunächst ist immer die lokale Therapie einer systemischen Immunsuppression vorzuziehen. Mithilfe von Spülungen und Haftsalben, die Glukokortikoide enthalten, kommt es meist sehr schnell zur Beruhigung des klinischen Bildes mit nachfolgender Epithelialisierung. Wichtig ist, dass der OLP über Jahre immer wieder akut werden kann, womit erneute Therapie notwendig wird. Aufgrund der möglichen Transformation sollten Patienten mit den erosiven, ulzerativen und erythematösen Formen regelmäßig zum Follow-up einbestellt werden (drei bis vier Monate Intervall). Liegen asymptomatische Varianten des OLP vor, so ist die halbjährliche Kontrolle in der Regel ausreichend, es sei denn, der Patient bemerkt Schmerzen, die durch Ulzeration oder Erosion hervorgerufen worden sind.

Wie bereits ausgeführt, kann es zur malignen Transformation des OLP kommen. Meist sind die seitlichen Zungenränder oder die Wangenschleimhaut betroffen.



## 3.2 Lichenoide Reaktionen

Definition: Als lichenoide Reaktionen gelten Veränderungen der Mundschleimhaut, die den klassischen oralen Lichen planus, die eigentliche lichenoide Reaktion und die Graft-versus-Host-Reaktion (nach Knochenmark- oder Stammzelltransplantation) umfassen. Die eigentliche lichenoide Reaktion wird entweder durch lokale Faktoren (alte, korrodierte Amalgamfüllungen, in seltenen Fällen auch durch Komposit) oder durch medikamentenbedingte Reaktionen ausgelöst.

*Epidemiologie*
Epidemiologische Daten sind nicht bekannt. Mit der Eingrenzung der Indikationen für Amalgamfüllungen werden lichenoide Reaktionen im Kontaktbereich mit diesen in Zukunft wahrscheinlich seltener auftreten. Dagegen werden medikamentenbedingte Reaktionen der Mundschleimhaut möglicherweise zunehmen.

*Klinik*
Das Grundcharakteristikum aller lichenoiden Reaktionen ist, dass sie klinisch voneinander nicht zu unterscheiden sind. Sie zeigen das klassische retikuläre Muster bis hin zu erosiven und ulzerativen Formen (Abb. 3-9 bis 3-11).

*Histopathologie*
Wie das klinische Bild ist auch das histologische Grundmuster der lichenoiden Reaktionen identisch mit dem des OLP. Dieses macht, ausgenommen die Graft-versus-Host-Reaktion (aufgrund der Anamnese), die Diagnose und Unterscheidung des klassischen OLP von den lichenoiden Reaktionen besonders problematisch (Abb. 3-12).

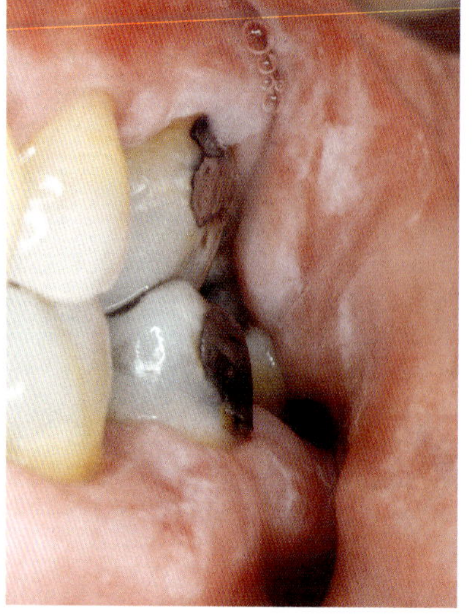



**Abb. 3-9** Lichenoide Reaktion im Bereich der Wange gegenüber alten, korrodierten Amalgamfüllungen.

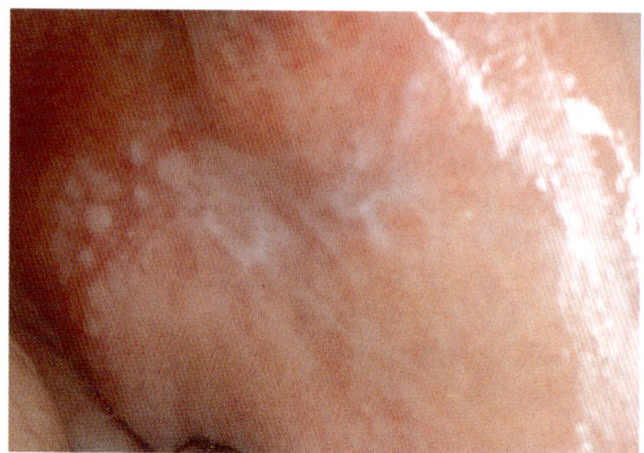

**Abb. 3-10** Lichenoide Reaktion im Bereich der linken Wange nach Gabe von Aciclovir. Eine Vielzahl von Medikamenten kann zu ähnlichen Reaktionen führen.

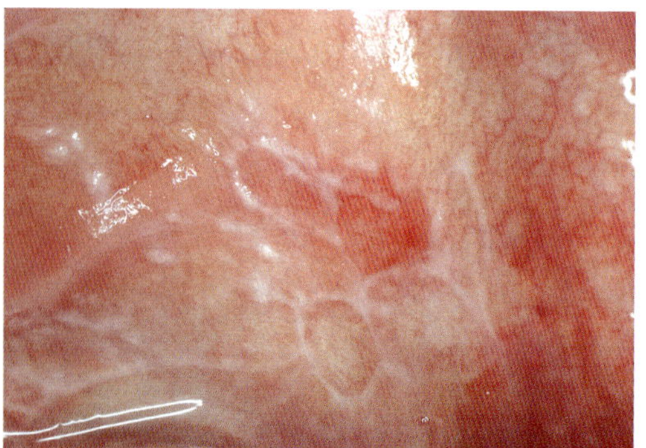

**Abb. 3-11** Lichenoide Reaktion bei Graft-versus-Host-Disease nach Knochenmarkstransplantation.

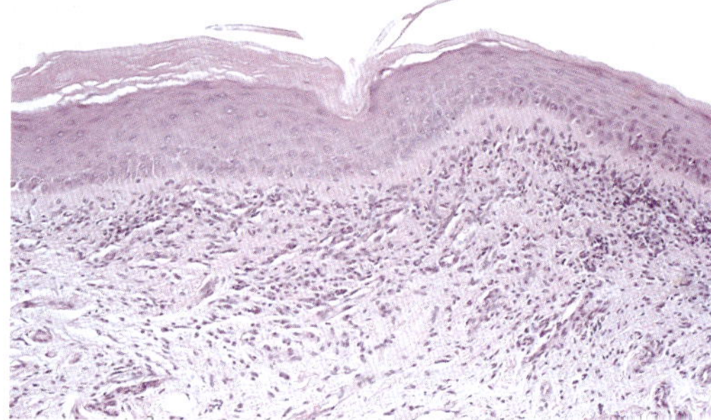

**Abb. 3-12** Histopathologisches Bild der lichenoiden Reaktion mit charakteristischem subepithelialem Band von T-Lymphozyten, wie auch bei klassischem Lichen planus der Mundschleimhaut.

*Therapie und Prognose*

Die Therapie der lokal bedingten lichenoiden Reaktion besteht in der Entfernung der Füllung mit Ersatz durch eine Kompositfüllung. Die Reaktion in der Schleimhaut bildet sich manchmal erst nach Monaten zurück. Wird die lichenoide Reaktion durch ein Medikament verursacht, so ist dieses, wenn möglich, abzusetzen.

Die Prognose der lichenoiden Reaktion ist bis heute unklar. Neuere Arbeiten weisen allerdings darauf hin, dass möglicherweise die maligne Transformation eher aus einer lichenoiden Reaktion als aus dem klassischen OLP hervorgeht.

## 3.3 Pemphigus

Definition: Die Gruppe der Pemphiguserkrankungen umfasst lebensbedrohliche blasenbildende Erkrankungen von Schleimhaut und Haut, die durch einen intraepidermalen Adhäsionsverlust charakterisiert sind. Es kommt zum Verlust der interzellulären Haftung epidermaler Keratinozyten (Akantholyse). Pemphiguserkrankungen sind Autoimmundermatosen. Es gibt verschiedene Varianten des Pemphigus (P. vulgaris, P. vegetans, P. herpetiformis, P. foliaceus u. a.).

*Epidemiologie*
Der Pemphigus vulgaris ist die häufigste Pemphigusvariante mit einer Inzidenz von 0,1 bis 0,5 pro 100.000 Einwohner. Frauen in der vierten und fünften Lebensdekade sind vorwiegend betroffen.



*Klinik*
Klinisch finden sich schlaffe Blasen bzw. Erosionen an den Schleimhäuten, vor allem der Mundschleimhaut (Abb. 3-13). Diese Veränderungen gehen meist den Hautveränderungen voraus. Orale Blasen platzen häufig und hinterlassen breitflächige Erosionen. An der Haut findet sich das sogenannte Nikolski-Zeichen. Dabei lassen sich intakte Blasen durch Druck seitlich verschieben. Aufgrund progredienter Blasenbildung an Haut und Schleimhäuten und den damit verbundenen Komplikationen wie Mangelernährung, Sekundärinfektion, Proteinverlust und verstärktem Katabolismus betrug die Letalität des Pemphigus vulgaris früher nahezu 100 %.

*Ätiologie*
Ursachen der Autoimmunerkrankung sind nicht bekannt. Es bilden sich Autoantikörper gegen desmosomale Adhäsionsmoleküle, die zu einem Split suprabasilär führen. Beim Pemphigus vulgaris richten sich Autoantikörper primär gegen Desmoglein 3, ein desmosomales Adhäsionsmolekül epidermaler Keratinozyten.

*Histopathologie*
Hauptmerkmal ist die Akantholyse. Es kommt zu intraepithelialen, suprabasalen Adhäsionsverlusten. Isolierte Epithelzellen finden sich häufig in den Blasen. Direkte Immunfluoreszenz zeigt die Bindung von Immunglobulinen und Interzellulärsubstanzen des Epithels. Charakteristisch ist die Immunfluoreszenz gegen Anti-IgG (Abb. 3-14).

*Differenzialdiagnose*
Die unterschiedlichen Formen des Pemphigus müssen berücksichtigt werden. Orale Manifestationen sind vorwiegend kennzeichnend für den Pemphigus vulgaris.

Auch die Pemphigoide müssen vom Pemphigus unterschieden werden. Das Stevens-Johnson-Syndrom hat klinisch gewisse Ähnlichkeiten mit dem Pemphigus. Andere, seltenere Differenzialdiagnosen beinhalten die lineare IgA-Dermatose sowie die Epidermolysis bullosa acquisita.

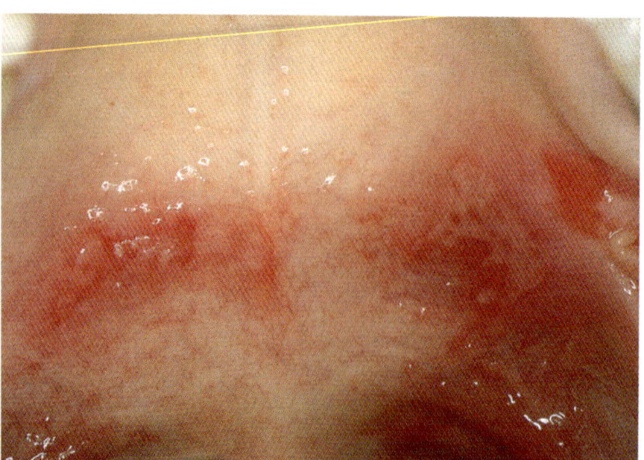

**Abb. 3-13** Initiale Blasenbildung und großflächige Erosionen im Bereich des Überganges vom harten zum weichen Gaumen als Zeichen eines Pemphigus vulgaris.

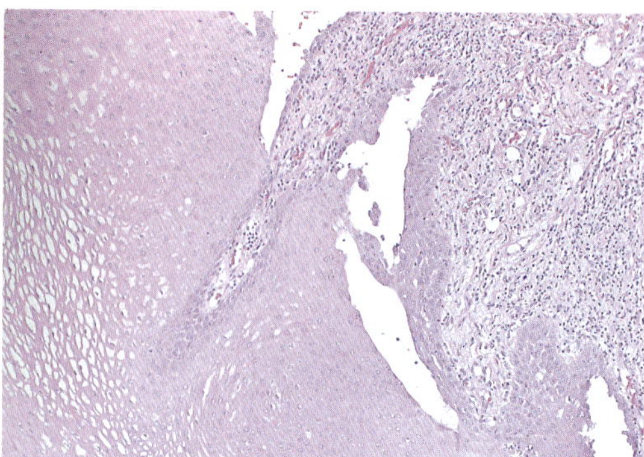

**Abb. 3-14** Histopathologisches Bild des Pemphigus vulgaris mit intraepithelialem, teils suprabasilärem Split des Epithels. Vereinzelte Epithelzellen im Spaltraum (Zanck-T-Zellen).

*Therapie und Prognose*
Früher hatte der Pemphigus vulgaris eine äußerst schlechte Prognose. Heute ist eine immunsuppressive Therapie Grundlage der Behandlung. Systemische Kortikosteroide sowie andere Medikamente (Azathioprin, Ciclosporin A oder Mycophenolat-Mophetil) werden eingesetzt. Immunsuppressive Therapie kann zu schweren unerwünschten Arzneimittelwirkungen (UAW) führen.

## 3.4 Pemphigoide

Definition: Zu unterscheiden sind das bullöse Pemphigoid und das vernarbende Schleimhautpemphigoid. Beide Erkrankungen sind Autoimmundermatosen, wobei die Blasenbildung subepidermal bzw. subepithelial (Schleimhäute) auftritt.

### 3.4.1 Bullöses Pemphigoid

*Epidemiologie*
Das bullöse Pemphigoid ist die häufigste blasenbildende Autoimmunerkrankung des Erwachsenenalters. Die Inzidenz beträgt 0,7 bis 1,8 Neuerkrankungen pro 100.000 Einwohner. Der Erkrankungsgipfel liegt zwischen dem 70. und 80. Lebensjahr.

*Klinik*
Im Gegensatz zum vernarbenden Schleimhautpemphigoid treten orale Manifestationen nur in 10 bis 30 % der Fälle auf. Die Blasen an der Haut sind prall und haben einen klaren, gelegentlich hämorrhagischen Inhalt. Blasen finden sich an Beugen von Armen und Beinen. In der Mundhöhle platzen die Blasen frühzeitig. Differenzialdiagnostisch muss der Lichen planus pemphigoides bzw. insbesondere das vernarbende Schleimhautpemphigoid berücksichtigt werden.

## 3.4.2 Vernarbendes Schleimhautpemphigoid



Definition: Das vernarbende Schleimhautpemphigoid ist eine immunologisch heterogene bullöse Dermatose mit Blasenbildung vorwiegend an Schleimhäuten. Chronischer Verlauf und Vernarbung insbesondere am Auge (Konjunktiven, Gefahr der Erblindung). Klinische Untergruppen bestehen ausschließlich aus Beteiligung des Auges, aus Blasen an der Mundschleimhaut ohne Beteiligung des Auges bzw. Blasen an der Mundschleimhaut und Haut.

*Ätiologie*
Die Ätiologie ist unbekannt. Das Autoantigen BP 180 sowie Laminin 5, verschiedene Integrine und Kollagen VII können eine Rolle spielen.

*Klinik*
Vesikel und Blasenbildung treten an der Mundschleimhaut auf. Die Blasen platzen frühzeitig und hinterlassen großflächige Erosionen, die nur langsam abheilen. Häufig besteht ein schubweiser Verlauf (Abb. 3-15).

*Histopathologie*
Das bullöse Pemphigoid sowie das vernarbende Schleimhautpemphigoid zeigen beide eine subepitheliale Blasenbildung mit Ablösung des gesamten Epithels von dem darunter liegenden Bindegewebe (Abb. 3-16). Immunfluoreszenzmikroskopisch können zirkulierende Autoantikörper gegen Basalmembrananteile (Proteine) nachgewiesen werden (IgG, IgA, C3 und andere).

*Therapie und Prognose*
Patienten mit Pemphigoiden sollten zwingend auch dem Dermatologen und dem Ophthalmologen vorgestellt werden. Der Ausschluss des vernarbenden Schleimhautpemphigoids ist von äußerster Wichtigkeit, um eine Erblindung des Patienten zu verhindern (Abb. 3-17). Orale Manifestationen beider Erkrankungen können häufig durch topische Kortikosteroide über längere Zeit beherrscht werden. Diese Form der Behandlung ist ohne wesentliche unerwünschte Arzneimittelwirkungen (UAW), eine systemische Gabe von Kortikosteroiden kann somit über längere Zeit verhindert werden. Eine Kombinationstherapie mit adjuvanten Immunsuppressiva (Azathioprin, Methotrexat, Chlorambucil o. a.) ist häufig notwendig. Auch

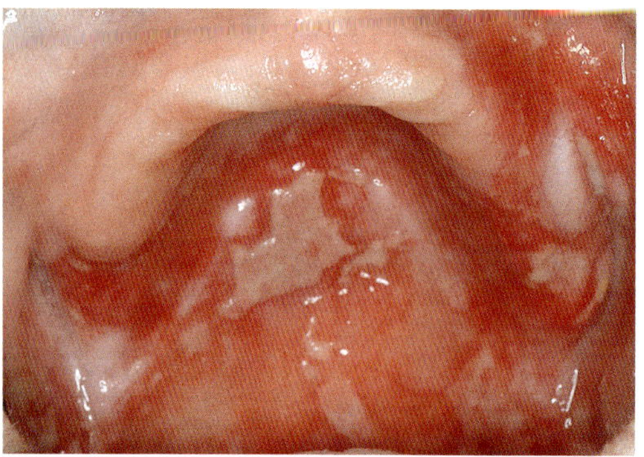

**Abb. 3-15** Vernarbendes Schleimhautpemphigoid mit großflächigen Ulzerationen am Gaumen und zahnlosem Alveolarfortsatz.

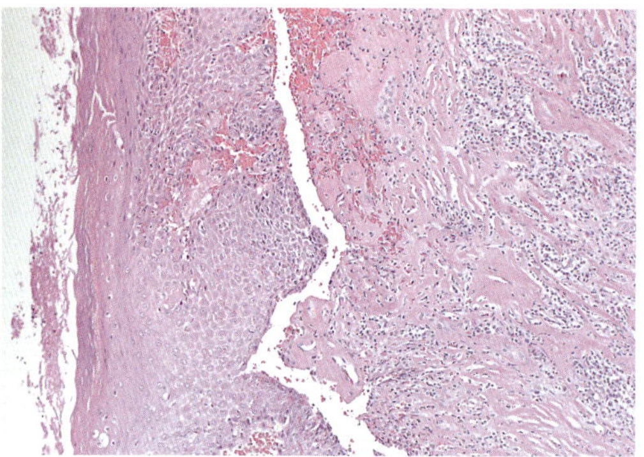

**Abb. 3-16** Histopathologisches Bild eines Pemphigoids mit typischer Spaltbildung zwischen Epithel und Bindegewebe.

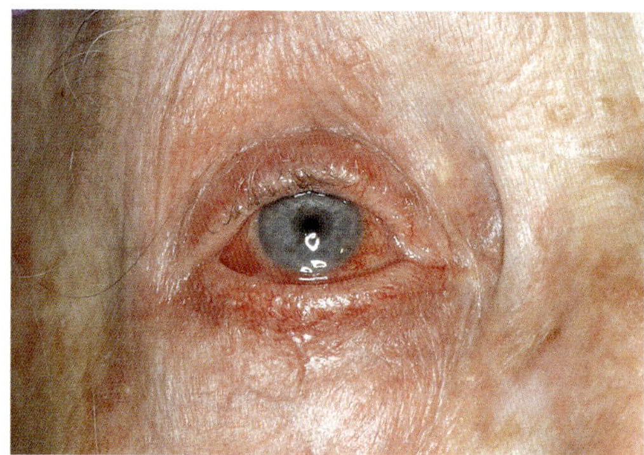

**Abb. 3-17** Die Abbildung zeigt dieselbe Patientin wie in Abb. 3-15. Am Auge finden sich Synechien sowie eine chronische Konjunktivitis.

Cyclophosphamid kommt insbesondere beim vernarbenden Schleimhautpemphigoid zur Anwendung. Darüber hinaus sind systemische Gaben von Glukokortikoiden erfolgversprechend. Für das bullöse Pemphigoid wird ein erhöhtes allgemeines Malignomrisiko diskutiert.

# 3.5 Psoriasis

Definition: Die Psoriasis ist eine chronisch verlaufende Dermatose, die zum Teil (30 %) genetisch determiniert ist. Sie betrifft vorwiegend die Haut.

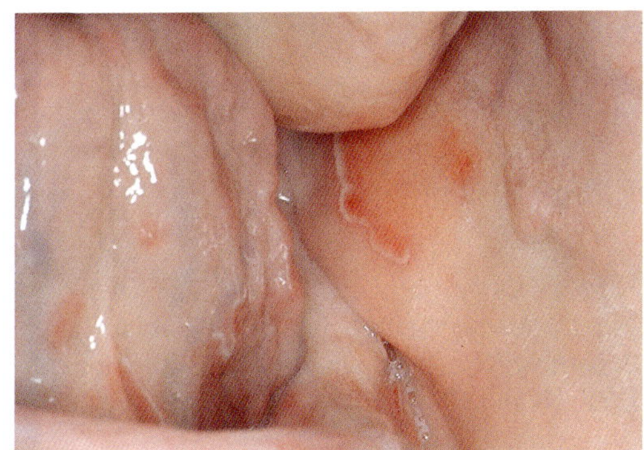

**Abb. 3-18** Im Bereich der linken Wange besteht eine Stomatitis areata migrans. Diese kann gelegentlich im Rahmen einer kutanen Psoriasis in der Mundhöhle auftreten.



*Epidemiologie*
Die Psoriasis ist eine häufige Hauterkrankung mit einer Prävalenz in Europa von 2 bis 3 %.

*Klinik*
Im Wesentlichen sind die Streckseiten der Haut an Knie, Ellenbogen oder dem Gesäß betroffen. Verschiedene Formen der Psoriasis sind zu unterscheiden. Psoriasis-assoziierte Veränderungen der Mundhöhle sind selten und auch umstritten. Es besteht allerdings eine Assoziation zwischen der „Landkartenzunge" (Glossitis areata migrans und Stomatitis areata migrans) sowie kutaner Psoriasis (Abb. 3-18). Typischerweise sind orale Veränderungen mit der schweren pustulären Psoriasis oder der Psoriasis vulgaris assoziiert. Weiße, transluzente Plaques sind charakteristisch. Orale Veränderungen sind meist asymptomatisch und werden häufig nicht erkannt.

*Histopathologie*
Orale Veränderungen zeigen das gleiche Bild wie dermale Läsionen. Es besteht Parakeratose, oberflächliche Spongiose sowie ein inflammatorisches Infiltrat, das Mikroabszesse bilden kann. Histopathologisch besteht Ähnlichkeit mit Veränderungen bei Glossitis bzw. Stomatitis areata migrans, der chronischen Candidiasis und dem Morbus Reiter.

*Therapie und Prognose*
Da orale Manifestationen der Mundhöhle äußerst selten sind, sollten bei Vorliegen weißer Veränderungen Biopsien durchgeführt werden, insbesondere bei Patienten mit Hautpsoriasis. Weitere therapeutische Maßnahmen sind nicht notwendig.

# 3.6 Lupus erythematodes

Definition: Der Lupus erythematodes ist eine Bindegewebserkrankung (Kollagenose) mit zwei Hauptformen, der systemischen und der diskoiden Variante. Beide Formen können orale Läsionen hervorrufen.

*Epidemiologie*
Der Lupus erythematodes ist eine relativ seltene Erkrankung mit einer Prävalenz von weniger als 50 Erkrankten pro 100.000 Einwohnern in Deutschland.

*Internistische Klinik*
Der systemische Lupus erythematodes kündigt sich häufig mit Gelenkschmerzen und Hautrötungen („rashes") an, wobei alle Organsysteme betroffen sein können. Renale und zerebrale Beteiligung stellen ernsthafte Komplikationen dar.



*Ätiologie*
Als Autoaggressionserkrankung produziert der Lupus erythematodes unterschiedliche Autoantikörper, von denen die antinukleären Antikörper die charakteristischsten sind, die regelmäßig nachgewiesen werden können. Der diskoide Lupus erythematodes ist vor allem eine Hauterkrankung mit mukokutanen Läsionen, die sich von denen des systemischen Lupus nicht unterscheiden. Auch hier können Arthralgien (Gelenkschmerzen) bestehen, die Autoantikörperproduktion ist weit weniger markant.

*Klinik*
Die Häufigkeit oraler Läsionen bei der systemischen Form des Lupus erythematodes variiert beträchtlich. Oral können Ulzerationen (8 bis 40 %) auftreten, Erytheme und diskoide Läsionen werden ebenfalls beobachtet. 20 % der Patienten mit diskoidem Lupus erythematodes zeigen orale Manifestationen. Diese sind gekennzeichnet durch 1) einen zentralen roten (atrophischen) Bereich, 2) kleine weiße Flecken im Randbereich und 3) ausstrahlende weiße Streifen (Striae) sowie 4) Teleangiektasien (Abb. 3-19). In 50 % der Fälle oraler Beteiligung besteht eine Besiedelung mit *Candida albicans*.

*Lokalisation*
Orale Manifestationen finden sich oft häufig nur auf einer Seite der Mundhöhle und betreffen häufig den Gaumen.

*Histopathologie*
Orale Läsionen des diskoiden und systemischen Lupus zeigen ein unregelmäßiges Muster epithelialer Atrophie und Akanthose. Das Epithel zeigt oft Hyperkeratinisierung mit Epithelinvaginationen (keratotische Zapfenbildung). An der Basalmembran findet sich die Ablagerung von Antigen-Antikörperkomplexen, die auch in den Blutgefäßen mittels PAS-Färbung nachgewiesen werden können. Es besteht ein dichtes Infiltrat immunkompetenter Zellen. Mittels Immunfluoreszenz ist ein Band von

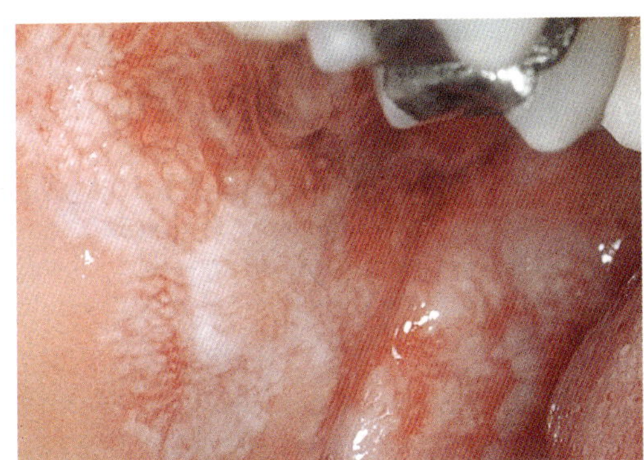

**Abb. 3-19** Diskoider Lupus erythematodes der Mundschleimhaut. Es finden sich rote und weiße Veränderungen. Charakteristisch ist die periphere, streifenförmige Zeichnung.



Immunglobulinen und Komplement (C3) entlang der Basalmembran nachzuweisen.

*Differenzialdiagnose*
Differenzialdiagnostisch sind der orale Lichen planus, die orale Leukoplakie und die orale Candidiasis zu erwägen.

*Therapie und Prognose*
Orale Läsionen des diskoiden und systemischen Lupus erythematodes reagieren bis zu einem gewissen Grad auf lokal applizierte Kortikosteroide. Schwere Formen beider Erkrankungen bedürfen der systemischen Kortikosteroidgabe oder anderer immunsuppressiver Behandlungen. Der systemische Lupus erythematodes wurde früher häufig als lebensbedrohlich betrachtet. Viele Fälle verlaufen allerdings auch im Rahmen einer Selbstlimitierung. Ähnlich wie bei anderen Kollagenosen besteht ein erhöhtes Risiko für Krebserkrankungen, insbesondere Lymphome.

## 3.7 Epidermolysis bullosa

Definition: Die Epidermolysis bullosa (EB) ist charakterisiert durch Blasenbildung der Haut.

*Epidemiologie*
Alle Formen der EB sind selten. Die Prävalenz in Europa beträgt ca. 2,5 pro 100.000 Einwohner.

*Klinik*
Die EB liegt in drei verschiedenen vererbbaren Formen vor: die dystrophische, junktionale und die einfache (simplex) Form. Alle Grundformen können verschiedene Subtypen mit unterschiedlichen Vererbungsgängen zeigen. Die Formen werden auch klassifiziert durch die Höhe der Spalt-

bildung im Gewebe. Die erworbene Form der EB entsteht ebenfalls auf immunologischer Grundlage.

Orale Manifestationen wurden in 100 % der rezessiven und 81 % der dominant-dystrophischen Form beschrieben. Orale Blasenbildung zeigte sich bei 92 % der junktionalen und bei 59 % der Simplexform. Orale Läsionen sind gekennzeichnet durch zum Teil kontinuierliche Blasenbildung als Antwort auf minimales Trauma mit schwerster Narbenbildung. Narbenbildung kann zum Verschwinden des Vestibulums führen, ebenso kann eine Mikrostomie entstehen.

*Histopathologie*

Entsprechend des Typs der EB findet sich die Spaltbildung in unterschiedlichen Gewebshöhen. So kann eine intraepitheliale und subepitheliale Spaltbildung entsprechend der zugrundeliegenden Form der EB beobachtet werden. Bei der dominanten dystrophischen Form können noch intraorale Milien als kleine papuläre Schwellungen beobachtet werden.



*Therapie und Prognose*

Hauptziel ist die Prävention intraoraler Narbenbildung. Dabei geht es insbesondere um die Zahnerhaltung, da bei Verlust der Zähne eine prothetische Versorgung kaum möglich sein wird. Bei der generalisierten rezessiven dystrophischen EB besteht das Risiko maligner Transformation. Diese Form der EB gehört zu den potenziell malignen Konditionen.

## 3.8 Stevens-Johnson-Syndrom

Definition: Das Stevens-Johnson-Syndrom ist eine akute und schwere mukokutane Erkrankung mit häufiger Mundhöhlenbeteiligung, ausgelöst durch unerwünschte Arzneimittelwirkung.

*Epidemiologie*

Das Stevens-Johnson-Syndrom ist eine seltene Erkrankung. Die Jahres-Inzidenz liegt bei < 0,1 pro 100.000 Einwohner.

*Klinik*

Frauen sind häufiger betroffen als Männer (1,5:1) und die Inzidenz steigt mit zunehmendem Alter. Geschwollene, verkrustete, blutige Lippen sind ein Kardinalsymptom. Intraoral bestehen ausgedehnte Ulzerationen und Erytheme. Häufig sind die Augen betroffen, wobei Konjunktividen unterschiedlicher Schweregrade auftreten (Abb. 3-20 bis 3-22).

*Ätiologie*

Die Ätiologie ist nicht geklärt, doch die Mehrzahl der Fälle wird durch Medikamente getriggert. Hierunter spielen insbesondere Sulfonamide, Antikonvulsiva und nicht steroidale Antirheumatika (NSAR) eine besondere Rolle.

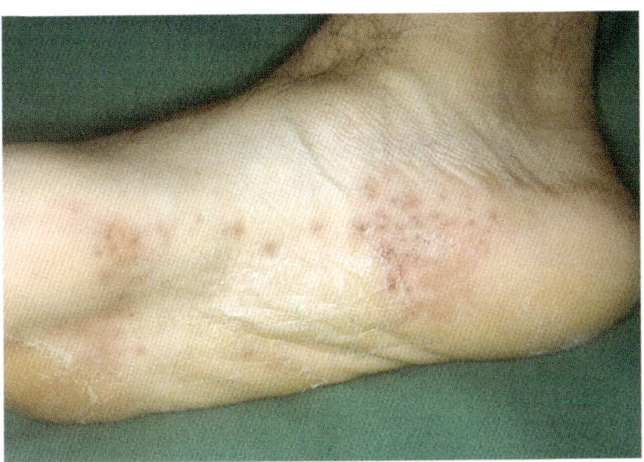

**Abb. 3-20** Erythema exsudativum multiforme mit typischen kokardenförmigen Rötungen, die hier besonders deutlich an der Fußsohle zu erkennen sind.

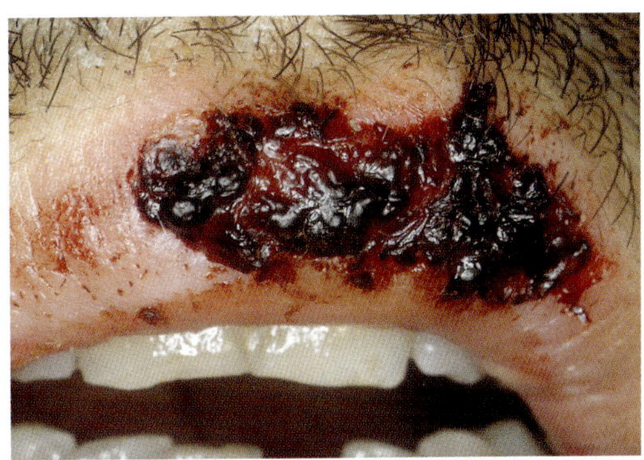

**Abb. 3-21** Im Bereich der Oberlippe desselben Patienten finden sich typische, ausgeprägte Blutkrusten.

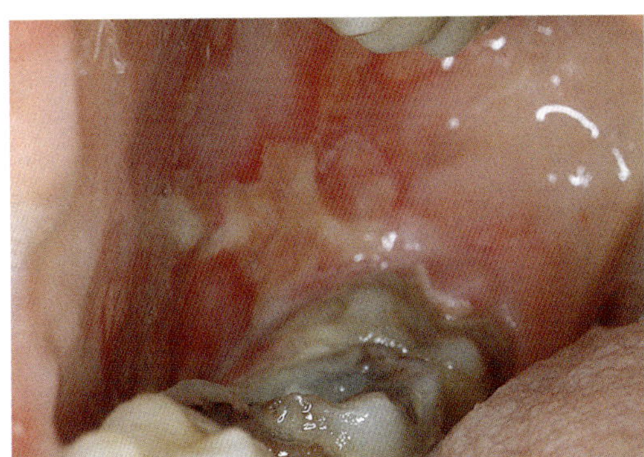

**Abb. 3-22** Intraoral treten großflächige Blasen auf, die schnell platzen und weitflächige Erosionen hinterlassen.

*Histopathologie*

Das histopathologische Bild ist unterschiedlich. Epitheliale Nekrose ist kennzeichnend. Intraepitheliale Blasenbildung kann auftreten. Auch subepitheliale Blasenbildung ist bekannt. Infiltration des subepithelialen Bindegewebes mit immunkompetenten Zellen ist zu beobachten.

*Therapie und Prognose*

Eine spezifische Therapie ist unbekannt. Immunglobuline und Ciclosporin A werden zur Limitierung der Progression eingesetzt. Sekundärinfektionen lassen sich durch Antibiotika-Einsatz verhindern.

## 3.9 Seltene Hauterkrankungen mit oralen Manifestationen

Neben den hier dargestellten häufigeren Erkrankungen der Haut mit Mundhöhlenbeteiligung gibt es noch eine Reihe sehr seltener Krankheiten, wie z. B. Morbus Behçet, Morbus Darier (Keratosis follicularis), lineare IgA-Erkrankung, Dermatitis herpetiformis, Morbus Reiter, Acanthosis nigricans, Pyostomatitis vegetans u. a. Bei Interesse sind entsprechende Fachbücher und Publikationen zu konsultieren.



## Literatur

Bornstein MM, Reichart PA, Borradori L, Beltraminelli H. Der orale Lichen planus. Teil 1: Klinik der Haut- und Schleimhauteffloreszenzen. Quintessenz 2010;61:15–20.

Bornstein MM, Reichart PA, Borradori L, Beltraminelli H. Der orale Lichen planus. Teil 2: Therapie, Nachsorge und maligne Transformation. Quintessenz 2010;61:149–155.

Bork K, Burgdorf WH, Hoede N. Mundschleimhaut- und Lippenkrankheiten Klinik, Diagnostik und Therapie, Atlas und Handbuch. 3. ed. Stuttgart, New York: Schattauer 2009.

Hertl M, Schuler G. Bullöse Autoimmundermatosen, Teil 1: Klassifikation. Hautarzt 2002;53:207–221.

Hertl M, Schuler G. Bullöse Autoimmundermatosen, Teil 2: Pathogenese. Hautarzt 2002;53:277–285.

Hertl M, Schuler G. Bullöse Autoimmundermatosen, Teil 3: Diagnostik und Therapie. Hautarzt 2002;53:352–366.

Reichart PA. Oral mucosal lesions in a representative cross-sectional study of aging Germans. Community Dent Oral Epidemiol 2000;28:390–398.

Reichart PA, Philipsen HP. Oralpathologie. Farbatlanten der Zahnmedizin 14. Herausgeber Rateitschak KH, Wolf HF. Stuttgart: Thieme 1999.

Rufini S, Ciccacci C, Politi C, Giardina E, Novelli G, Borgiani P. Stevens-Johnson syndrome and toxic epidermal necrolysis: an update on pharmacogenetics studies in drug-induced severe skin reaction. Pharmacogenomics. 2015;16:1989–2002.

Schiødt M. Oral manifestations of lupus erythematosus. Int J Oral Surg 1984;13:101147.

# 4 Systemische Erkrankungen

*Andrea Maria Schmidt-Westhausen*

Dieses Kapitel wurde in mehrere Abschnitte geteilt. Der erste Teil ist wichtigen Infektionskrankheiten gewidmet, die in der zahnärztlichen Praxis eine Rolle spielen, und zwar nicht nur, weil Ihre Patienten daran erkrankt sein können, sondern weil Sie als Zahnärzte für sich und für Ihr Personal geeignete Schutzmaßnahmen umsetzen müssen, um sich vor der Übertragung dieser Infektionskrankheiten zu schützen. Im zweiten Teil werden systemische granulomatöse Entzündungen besprochen, die in der zahnärztlichen Praxis vorkommen können. Der dritte Teil beschäftigt sich mit dem Themenkreis der hämatopoetischen Erkrankungen, soweit sie für die zahnärztliche Praxis relevant sein können. Am Ende dieses Kapitels lesen Sie Ausführungen zum Diabetes mellitus.



## 4.1 Infektionskrankheiten

Nachdem im 20. Jahrhundert bahnbrechende Fortschritte in der Erkennung, Behandlung und Prophylaxe von Tumorerkrankungen erreicht wurden, erlebt das 21. Jahrhundert eine Renaissance der Infektionskrankheiten. Jedes Jahr sterben weltweit Millionen von Menschen an AIDS, Tuberkulose und Malaria. Für die zahnärztliche Praxis wichtige Entitäten sollen im Folgenden besprochen werden.

### 4.1.1 Hepatitis

Definition: Die Hepatitiden sind diffuse nichteitrige Leberentzündungen, die durch verschiedene Viren verursacht werden. Zwischen den einzelnen Hepatitisformen besteht keine Kreuzimmunität.

Die Hepatitis-Viren werden durch die Großbuchstaben A, B, C, D und E gekennzeichnet. Die für die zahnärztliche Praxis wichtigste Hepatitisform ist die Hepatitis B.

**Hepatitis B**

*Epidemiologie*

Das Hepatitis-B-Virus (HBV) kann in Blut oder auch im Speichel enthalten sein und schon in kleinsten Mengen während der zahnärztlichen

Behandlung über die Augenbindehäute oder durch unbeabsichtigte Nadelstichverletzungen auf den Zahnarzt bzw. sein Assistenzpersonal übertragen werden. Es wird geschätzt, dass in Deutschland 0,3 % der Bevölkerung HBV-Träger sind. Statistisch wäre also etwa jeder 300. Patient in Ihrer Praxis HBV-positiv, sodass Sie bei 20 Patienten pro Arbeitstag alle 3 Wochen einen Virusträger (oftmals ohne es zu wissen) behandeln.

Das Risiko liegt weitaus höher bei Männern, die Sex mit Männern (MSM) haben, i. v. Drogengebrauchern, Hämodialyse-Patienten, immunsupprimierten Patienten, Tätowierten, medizinischem Personal, Menschen mit hirnorganischer Intelligenzminderung in Heimen (cave: Bissgefahr) sowie bei Patienten aus Hochrisikogebieten wie Afrika und Asien, wo die „Durchseuchung" der Bevölkerung mit HBV zwischen 5 und 40 % geschätzt wird.

*Ätiologie/Erreger*

Das HBV ist ein DNA-Virus und besteht aus einem Kern (core) und einer Hülle (surface). Die nachweisbaren Antigene heißen entsprechend HBcAg und HBsAg. Ein weiteres wichtiges Antigen des HBV ist das sog. Envelope-Antigen (HBeAg). Solange das HBsAg bzw. die HBV-DNA nachgewiesen werden kann, ist der Patient kontagiös. Übertragungswege sind parenteral, sexuell und perinatal. Die Inkubationszeit beträgt 2 bis 6 Monate.



*Klinik*

Problematisch ist, dass 2/3 der Fälle asymptomatisch verlaufen. Die klassischen Symptome der akuten Hepatitis wie subfebrile Temperaturen, Abgeschlagenheit, Appetitlosigkeit, Übelkeit, Juckreiz und Ikterus (zuerst in den Skleren, dann an der Haut) treten viel seltener auf. Weniger als 1 % der Patienten versterben in der Phase der fulminanten Hepatitis an Leberversagen. Bei den meisten Patienten heilt die Hepatitis innerhalb weniger Wochen aus, jedoch bleiben 70 bis 90 % von ihnen weiterhin Träger des HBV.

Das „Risk assessment" für die unterschiedlichen serologischen Konstellationen kann wie folgt zusammengefasst werden: Anti-HBcAk positiv und HBsAg positiv und HBeAg positiv: hohes Risiko einer parenchymatösen Leberschädigung; Anti-HBcAk positiv und HBsAg negativ und HBeAg negativ: sehr niedriges Risiko einer Leberschädigung.

*Schutzmaßnahmen in der Zahnarztpraxis*

Behandeln Sie Ihre Patienten immer als potenziell kontagiös, d. h. tragen Sie chirurgische Handschuhe (ist auch angenehmer für den Patienten!), einen Mund-Nasenschutz und eine (Schutz-)Brille. Lassen Sie Vorsicht walten beim Umgang mit Nadeln und spitzen Instrumenten, nutzen Sie Einwegmaterialien und sterilisieren Sie die Mehrwegmaterialien entsprechend. Und sorgen Sie vor allem dafür, dass Sie und Ihr Praxispersonal die aktive Immunisierung gegen Hepatitis B absolviert haben und immer auf einem suffizienten Titer halten (regelmäßige Kontrolle).

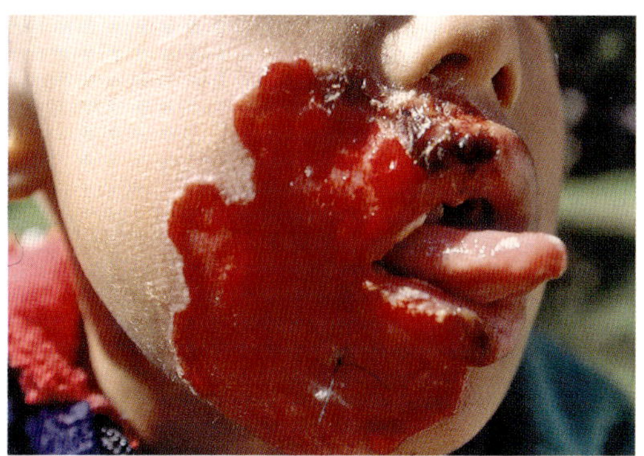

**Abb. 4-1** HIV-Infektion: Candidose als Ko-Infektion.

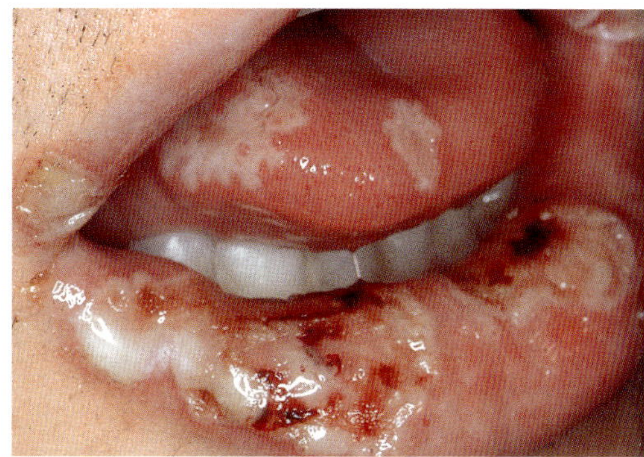

**Abb. 4-2** HIV-Infektion: ulzerierende Entzündung der Lippen- und der Zungenschleimhaut durch Ko-Infektion mit Herpes-simplex-Viren (HSV).

## 4.1.2 HIV-Infektion und AIDS

**Kapitel 4**

Definition: Die Infektion mit dem HIV (human immunodeficiency virus) bedingt die Schädigung der körpereigenen Abwehrfunktionen mit nachfolgenden Komplikationen, die unter dem Begriff AIDS (acquired immunodeficiency syndrome) zusammengefasst werden.

*Epidemiologie*

Seit dem Auftreten von AIDS-Fällen in den USA der 1980er Jahre und der weltweiten Ausbreitung dieser Krankheit schätzt man, dass heute etwa 40 Millionen Menschen mit dem HIV infiziert sind und dass ca. 3 Millionen Menschen jährlich an AIDS sterben. In der westlichen Welt erkranken überwiegend Männer, die Sex mit Männern haben (MSM), jedoch nahm die heterosexuelle Infizierung in den vergangenen Jahren stetig zu. Daneben spielen die parenterale (i. v.-Drogen) und die vertikale (Mutter–Kind) Übertragung eine Rolle.

*Ätiologie/Erreger*

Das HIV ist ein Retrovirus (RNA-Virus mit onkogenem Potenzial) und tritt als HIV-1 und HIV-2 in Erscheinung. Während das HIV-2 in Westafrika vorkommt, ist in Europa das HIV-1 der vorherrschende Typ. Es infiziert Zellen, die das CD4-Oberflächenantigen tragen, wie z. B. T-Helferzellen (Subtyp der T-Lymphozyten), Makrophagen, Monozyten und Langerhans-Zellen der Epidermis. Um beispielsweise eine CD4-positive T-Zelle zu infizieren, muss auf dieser Zelle zusätzlich der Chemokin-Rezeptor CCR5 oder CXCR4 vorhanden sein. Nachdem das HIV auf der Zelloberfläche der T-Zelle an das CD4-Antigen und den Chemokin-Rezeptor gebunden hat, wird das Virus in das Zellinnere geschleust und beginnt dort seine Replikation. Dies führt neben der Vermehrung des Virus zum Verlust der Funktionen der T-Helferzelle, die für die zellvermittelte Immunreaktionen verantwortlich ist. Folge ist eine unzureichende Abwehrreaktion von pathogenen Mikroorganismen mit dem Resultat von bakteriellen, viralen und Pilzinfektionen (Abb. 4-1 und 4-2).

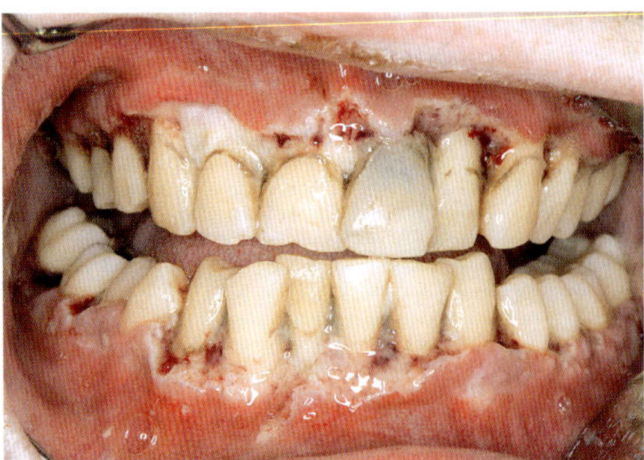

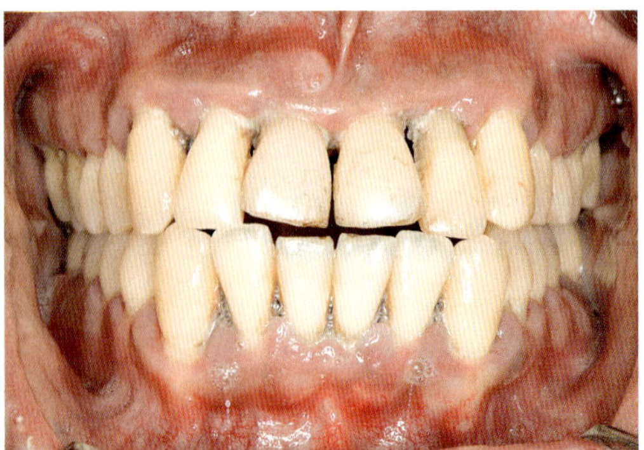

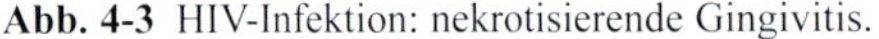

**Abb. 4-3** HIV-Infektion: nekrotisierende Gingivitis.

**Abb. 4-4** HIV-Infektion: nekrotisierende Parodontitis.



*Klinik*
Die Inkubationszeit beträgt 1 bis 3 Monate. Nach dieser Zeit lassen sich im Serum HIV-Antikörper und das HIV-Antigen p24 nachweisen. Die klinischen Zeichen des AIDS treten meist erst 10 Jahre nach der HIV-Infektion auf. Mehr als 75 % der Patienten mit AIDS haben orofaziale Symptome, wobei die Zunge am meisten betroffen wird. Es treten auf: Infektionen durch Candida, Zytomegalievirus, Epstein-Barr-Virus (Haarleukoplakie), bakterielle Infektionen durch *Klebsiella pneumoniae, Enterobacter cloacae* und *Escherichia coli*. Zudem entwickeln sich Tumoren, charakteristisch ist dabei das Kaposi-Sarkom am Gaumen und die Entwicklung von Lymphomen (meist High-grade-B-Zell-Lymphome, oftmals vergesellschaftet mit einer EBV-Infektion). Weitere Zeichen sind HIV-assoziierte parodontale Erkrankungen wie die nekrotisierende Gingivitis und die nekrotisierende ulzerierende Parodontitis (Abb. 4-3 und 4-4).

*Schutzmaßnahmen in der Zahnarztpraxis*
Siehe Hepatitis, wobei das Ansteckungsrisiko einer HIV-Infektion während der zahnärztlichen Behandlung wesentlich geringer ist als bei Hepatitis-D-Viren.

## 4.1.3 Tuberkulose

Definition: Die Tuberkulose (Tb) ist eine weltweit verbreitete bakterielle Infektionskrankheit, die chronisch verläuft und vor allem in den Lungen lokalisiert ist, aber auch im gesamten Organismus auftreten kann.

*Epidemiologie*
Die Tb zählt in Europa noch immer zu den häufigsten Infektionskrankheiten. Häufig erkrankten Menschen aus ungünstigen sozialen Verhältnissen. In den letzten Jahren erkranken vermehrt Patienten mit AIDS an Tb. Die Übertragung von Mensch zu Mensch erfolgt aerogen über eine Tröpfcheninfektion.

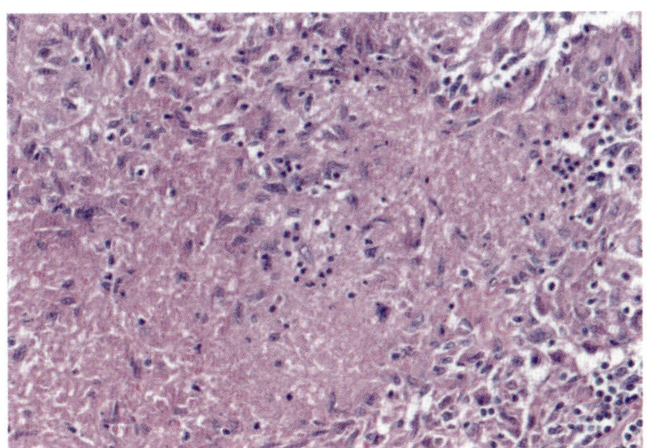

**Abb. 4-5** Tuberkulose: granulomatöse Entzündung mit zentraler verkäsender Nekrose.

*Ätiologie/Erreger*

Der Erreger ist in Europa nahezu ausschließlich das *Mycobacterium tuberculosis*. Daneben existiert *M. bovis, M. africanum* und *M. microti*. Diese Tuberkelbakterien sind aerobe, unbewegliche Stäbchenbakterien, die sich mittels der Ziehl-Neelsen-Färbung am histologischen bzw. zytologischen Präparat nachweisen lassen. Aufgrund des hohen Wachsanteils in der Zellmembran sind Tuberkelbakterien, im Gegensatz zu anderen Bakterien, in der Lage, den Fuchsin-Farbstoff trotz Säurebehandlung festzuhalten. Deshalb werden diese Bakterien häufig als „säurefeste Stäbchen" bezeichnet.



*Klinik*

Nach einer Inkubationszeit von 4 bis 12 Wochen bildet sich ein pulmonaler Primärkomplex, d. h. ein Primärherd in der Lunge und eine Lymphadenitis in dem homolateralen Hiluslymphknoten. Dieser Primärkomplex kann mit einer Restitutio ad integrum abheilen. In dem dann vernarbten bzw. verkalkten Primärherd können die Tuberkelbakterien jahrzehntelang überleben und später zum Ausgangspunkt einer sogenannten postprimären Tuberkulose werden. Ohne initiale Abheilung entsteht eine progrediente Tuberkulose mit Fortschreiten des lokalen tuberkulösen Prozesses oder, bei verminderter Resistenzlage (z. B. AIDS), eine systemische Ausbreitung in Form einer Miliartuberkulose.

Klinisch verläuft die Primärtuberkulose meist stumm. Fakultative Symptome sind subfebrile Temperaturen, Husten, Nachtschweiß und Appetitverlust sowie ein Erythema nodosum. In der Mundschleimhaut können Ulzerationen auftreten, in denen sich histologisch neben multinukleären Langerhans-Riesenzellen in der Ziehl-Neelsen-Färbung die Tuberkelbakterien nachweisen lassen.

*Histopathologie*

Das Granulom vom Tuberkulose-Typ zeigt typischerweise eine zentral lokalisierte verkäsende Nekrose (hier finden sich die Tuberkelbakterien) umgeben von Epitheloidzellen in Palisadenstellung, die peripher von ungeordneten Epitheloidzellen und geordneten mehrkernigen Riesenzellen (Langhans-Typ) und einem Lymphozytensaum umschlossen werden (Abb. 4-5). Die

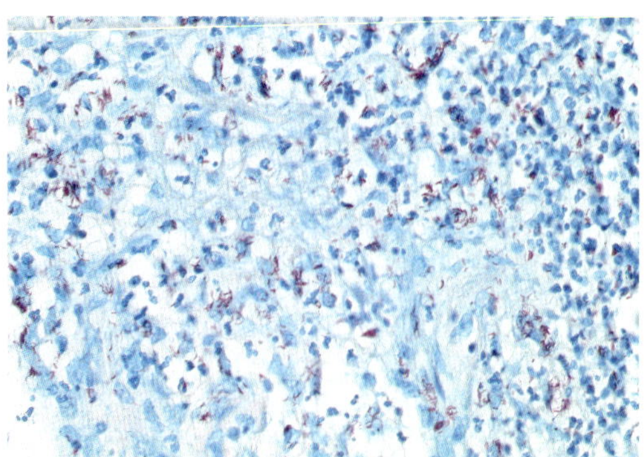

**Abb. 4-6** Tuberkulose: Nachweis der stäbchenförmigen Tuberkelbakterien in der Ziehl-Neelsen-Reaktion.



Tuberkelbakterien lassen sich mithilfe der Ziehl-Neelsen-Reaktion als rot gefärbte Stäbchen nachweisen (Abb. 4-6).

*Schutzmaßnahmen in der Zahnarztpraxis*
Allgemeine Schutzmaßnahmen wie im Abschnitt Hepatitis beschrieben. Bei erhöhtem individuellem Risiko kann eine aktive Immunisierung in Betracht gezogen werden (vorher Thorax-Röntgen, um einen tuberkulösen Primärkomplex auszuschließen).

### 4.1.4 Syphilis

Definition: Die Syphilis (synonym: Lues) ist eine nichtnamentlich meldepflichtige, meist durch Geschlechtsverkehr übertragene Infektionserkrankung mit zyklischem Verlauf.

*Epidemiologie*
In Europa, speziell in Osteuropa, wird seit Mitte der 1990er Jahre eine stetig steigende Prävalenz der Syphilis beobachtet. Die Zahl der Neuinfektionen betrug im Jahre 2016 in Deutschland n=6834.

*Ätiologie*
Der Erreger ist das *Treponema pallidum*, eine spiralförmige Spirochäte. Die Inkubationszeit beträgt 8 bis 21 Tage.

*Klinik*
Zur Erkennung der angeborenen Form (konnatale Syphilis) ist für den Zahnarzt die Hutchinson-Trias wegweisend, die neben der Innenohrschwerhörigkeit und der Keratitis parenchymatosa (Hornhautentzündung des Auges) die Tonnenzähne beinhaltet. Dies sind halbmondförmige Ausbuchtungen an den Schneidezähnen und eine sog. Tonnenform der beiden

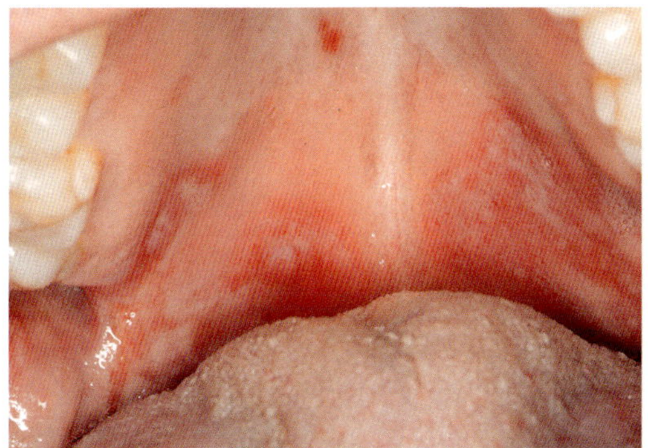

**Abb. 4-7** Syphilis: Stadium II mit weiß-rötlichen Erosionen am Übergang vom harten Gaumen zu den Gaumenbögen.

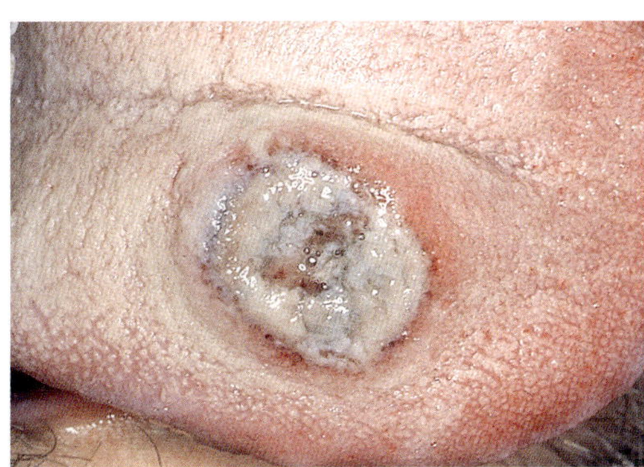

**Abb. 4-8** Syphilis: Stadium III mit tiefem Ulcus auf der Zunge.



oberen mittleren Schneidezähne des bleibenden Gebisses bei zumeist verkümmertem Milchgebiss.

Die erworbene Form (postnatale Syphilis) verläuft in 3 Stadien. Zeichen der primären Syphilis entwickeln sich 3 bis 4 Wochen nach Infektion und treten als oraler Schanker in Erscheinung. Betroffen werden meist die Lippe oder die Zungenspitze. Hier zeigt sich zunächst ein schmerzloser, derber Gewebsknoten, der nach wenigen Tagen eine Ulzeration aufweist; zudem findet man eine Schwellung eines benachbarten Lymphknotens. Differenzialdiagnostisch könnte klinisch auch der Eindruck eines Karzinoms entstehen (durch eine Biopsie auszuschließen). Nach 2 Monaten heilt der Schanker ohne Narbe ab. Die sekundäre Syphilis entwickelt sich 1 bis 4 Monate post infectionem mit Fieber, Kopf- und Halsschmerzen und generalisierter Lymphknotenschwellung. Intraoral steht eine Schleimhautrötung mit symmetrisch verteilten Flecken insbesondere an den Gaumentonsillen, an der lateralen Zungenseite und an der Lippe im Vordergrund (Abb. 4-7). Diese können wiederum ulzerieren und dabei eine hoch infektiöse, spirochätenhaltige Flüssigkeit absondern. Im Stadium der tertiären Syphilis, die sich 5 Jahre post infectionem oder später entwickelt, erkennt man die typischen Gummen am Gaumen, der Zunge und den Gaumentonsillen. Die Gummen beginnen als Schwellungen, zeigen dann eine zentrale Nekrose und hinterlassen schließlich ein schmerzloses tiefes Ulcus (Abb. 4-8). Die Abheilung des Ulcus geht mit einer teils deformierenden Narbenbildung einher.

*Histopathologie*

Histologisch zeigt sich in allen Stadien lediglich ein unspezifisches, meist plasmazellreiches Entzündungsbild. Eine Peri- oder Endarteriitis im Entzündungsgebiet kann hinweisend sein.

Die Diagnosestellung der Syphilis erfolgt serologisch. Zur Therapie werden Antibiotika eingesetzt.

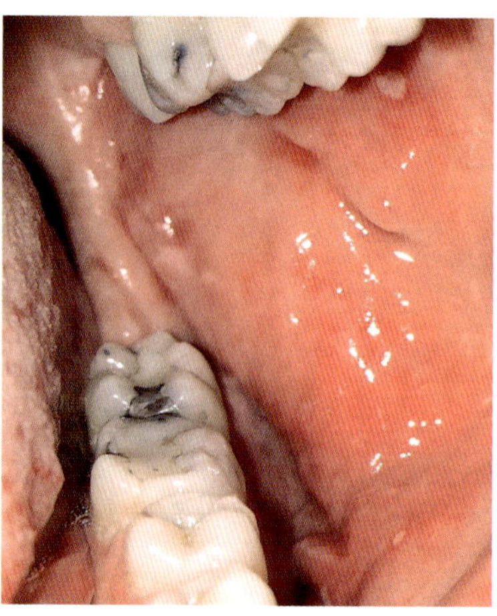

**Abb. 4-9** Morbus Crohn: weiche noduläre Hyperplasien und Ulzeration der Wangenschleimhaut.

Kapitel 4

## 4.2 Systemische granulomatöse Entzündungen

### 4.2.1 Morbus Crohn

Burill Bernhard Crohn (1884–1983), Arzt, New York
Synonyme: Enteritis regionalis Crohn, Ileitis terminalis

Definition: Der Mb. Crohn zählt zu den chronisch entzündlichen Darmerkrankungen. Es handelt sich hierbei um eine chronische granulomatöse Entzündung des gesamten Magen-Darm-Trakts, die von der Mundhöhle bis zum Anus auftreten kann.

*Epidemiologie*
Die Erkrankung beginnt oftmals im jungen Erwachsenenalter. Die Inzidenz (jährliche Anzahl von Neuerkrankungen) liegt bei 7 bis 8 auf 100.000 Einwohner, die Prävalenz (der Bestand an Erkrankten) bei etwa 150 auf 100.000.

*Ätiologie*
Die Ätiologie der Erkrankung ist unbekannt.

*Klinik*
Symptome sind Bauchschmerzen und Diarrhoe. Die charakteristische, diskontinuierliche granulomatöse Entzündung manifestiert sich in den meisten Fällen im terminalen Ileum mit einem segmentalen Befall des absteigenden Colon. In der Mundschleimhaut und an den Lippen tritt sie durch multiple, irreguläre, weiche noduläre Hyperplasien der geröteten Schleimhaut in Erscheinung (Abb. 4-9). Zudem werden Schwellungen des Gesichts beobachtet.

*Diagnose*
Die Diagnose wird durch das klinische Bild im Zusammenhang mit dem histologischen Befund gestellt. Da die isolierte orale Manifestation des Mb. Crohn eine Rarität darstellt, sollte der Patient auch einem Gastroenterologen vorgestellt werden.

*Histopathologie*
Histologisch steht ein dichtes Entzündungsinfiltrat bestehend aus Lymphozyten, Plasmazellen, neutrophilen Granulozyten und Mastzellen im Vordergrund. Die Entzündung breitet sich transmural aus und zeigt Ulcera, die sich in der Tiefe der Schleimhaut in Form von Fissuren fortsetzen. Typischerweise findet man epitheloidzellige, nicht verkäsende Granulome. Sind diese nicht nachweisbar, ist die Manifestation eines Mb. Crohn dennoch nicht ausgeschlossen!

## 4.2.2 Sarkoidose

Griech.: sarkoidis: fleischähnliche (Erkrankung)

Definition: Die Sarkoidose (Synonym: Mb. Boeck) ist eine systemische, chronische granulomatöse Erkrankung. Die Ätiologie ist bisher unbekannt.



*Epidemiologie*
Die Erkrankung beginnt etwa um das 40. Lebensjahr. In Deutschland beträgt die Inzidenz 10 bis 12 pro 100.000 Einwohner.

*Klinik*
Nahezu jedes Organ kann betroffen sein, wobei jedoch die Lungen, Lymphknoten, Haut, Augen und Speicheldrüsen die häufigsten Lokalisationen darstellen. Als Symptome werden angegeben: Fieber, Gewichtsverlust, Abgeschlagenheit, trockener Husten und Gelenkbeschwerden. Das Erythema nodosum ist ein zusätzliches Zeichen. An der oralen Mukosa zeigen sich schmerzlose Schwellungen an der Gingiva, Lippe, Gaumen und der Wangenschleimhaut. Das Heerfordt-Syndrom (Christian Frederick Heerfordt, dän. Augenarzt, 1871–1953) besteht aus einer sarkoidosebedingten Parotisschwellung, Fieber, Uveitis und Fazialisparese. Das Löfgren-Syndrom (Sven Halvar Löfgren, schwed. Arzt, 1910–1978) bezeichnet die akut verlaufende Sarkoidose mit Erythema nodosum, bilateraler Lymphknotenschwellung und Gelenkbeschwerden.

*Histopathologie*
Das Granulom vom Sarkoidose-Typ wird gekennzeichnet durch herdförmige Ansammlungen von Epitheloidzellen mit geordneten mehrkernigen Riesenzellen (Langhans-Typ) umgeben von einem peripheren Lymphozytensaum.

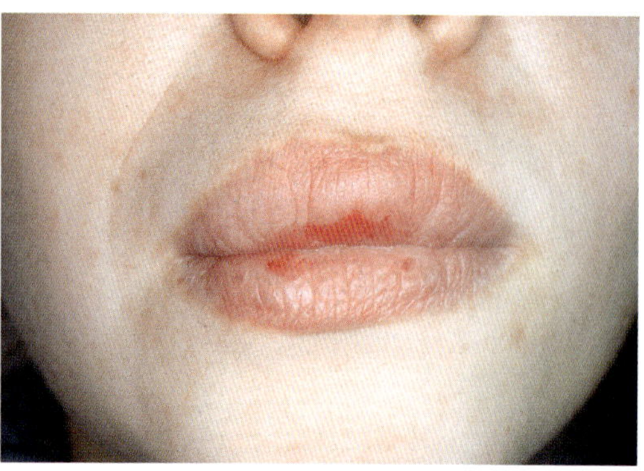

**Abb. 4-10** Melkersson-Rosenthal-Syndrom: Schwellung der Oberlippe.

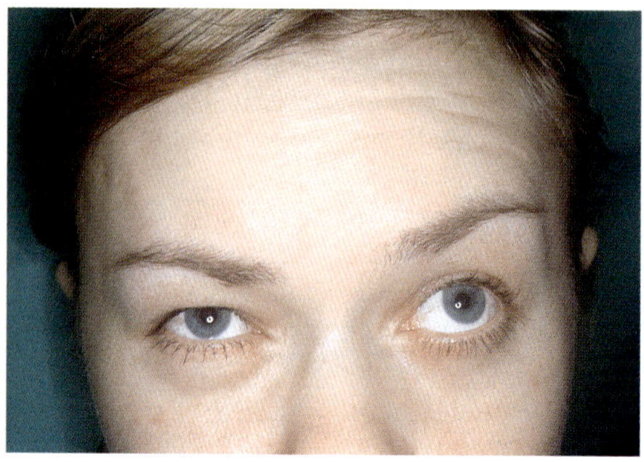

**Abb. 4-11** Melkersson-Rosenthal-Syndrom: Fazialisparese rechts (Patient wie Abb. 4-10).



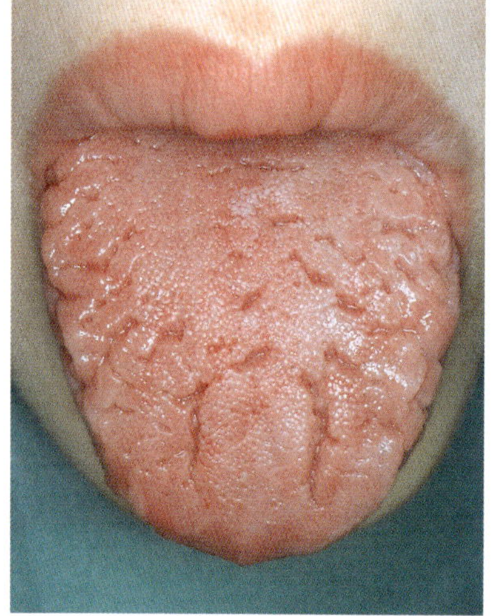

**Abb. 4-12** Melkersson-Rosenthal-Syndrom: Fissuren auf dem Zungenrücken (Patient wie Abb. 4-10).

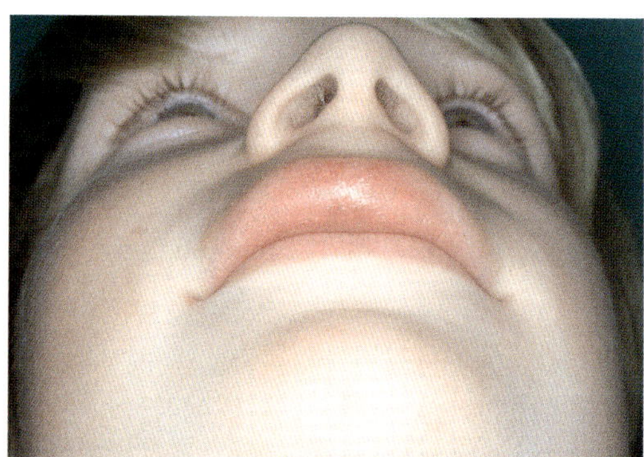

**Abb. 4-13** Cheilitis granulomatosa: Schwellung der Oberlippe als einziges Symptom.

## 4.2.3 Orofaziale Granulomatose

Definition: Unter dem Begriff orofaziale Granulomatose werden Schwellungen der Gingiva und der Lippen zusammengefasst, die aufgrund einer granulomatösen Entzündung entstanden sind, sich aber keiner spezifischen Entität zuordnen lassen.

Treten die Schwellungen der Lippen kombiniert mit einer unilateralen, rezidivierenden Fazialisparese und mit Fissuren auf der Dorsalseite der Zunge auf, spricht man von einem Melkersson-Rosenthal-Syndrom (Abb. 4-10 bis 4-12). Sind von der Schwellung nur die Lippen betroffen, wird dies als Cheilitis granulomatosa (Abb. 4-13) bezeichnet.

*Klinik*
Außer der beschriebenen Schwellung treten Ulzerationen, Papeln, Parästhesien oder Geschmacksstörungen auf.

*Histopathologie*
Histologisch sieht man Granulome bestehend aus Epitheloidzellen durchmischt von Lymphozyten mit oder ohne mehrkernige Riesenzellen in der Umgebung. Bei längerer Krankheitsdauer ist eine Fibrosierung des Focus möglich.

*Therapie*
Die Therapie richtet sich nach dem auslösenden Agens. Möglicherweise liegt ein Nahrungsmittelallergen zugrunde oder Allergene von Kosmetika bzw. Zahnpasten o. ä.

### 4.2.4 Wegener-Granulomatose

Friedrich Wegener (1907–1990), deutscher Pathologe
Synonym: granulomatöse Polyangiitis

Definition: Die Wegener-Granulomatose ist eine oft tödlich verlaufende granulomatöse Entzündung des Oropharynx und der unteren Atemwege mit systemischer Vaskulitis.



*Epidemiologie*
Die Erkrankung tritt nur sehr selten auf. Die Prävalenz in Deutschland liegt bei 5 pro 100.000 Einwohnern.

*Ätiologie*
Die Ätiologie ist bis heute nicht geklärt. Es handelt sich um eine abnormale Immunreaktion. Zur Pathogenese weiß man, dass zirkulierende Antikörper (antineutrophil cytoplasmatic antibodies, ANCA) an die Proteinase 3 binden, wenn dieses Enzym auf die Oberfläche von neutrophilen Granulozyten gelangt. Die ANCA aktivieren so die neutrophilen Granulozyten und triggern eine akute Entzündung. Die Patienten sind im Mittel 40 Jahre alt.

*Klinik*
Die Erkrankung beginnt in der Nasenschleimhaut, es treten Nasenausfluss und später Nasenseptumdeformationen auf. Wird die Erkrankung nicht behandelt, entwickelt sich rasch eine Glomerulonephritis mit meist schlechter Prognose. In der oralen Mukosa erkennt man die Wegener-Granulomatose als eine irreguläre, dunkelrote Gingivahyperplasie mit granulärer Oberfläche („Erdbeer-Gingivitis"). Eine hier entnommene Biopsie führt zur Diagnose und somit zu einer lebensrettenden Therapie.

*Histopathologie*
Im histologischen Präparat findet sich ein dichtes Entzündungsinfiltrat bestehend aus Lymphozyten, neutrophilen und eosinophilen Granulozyten sowie mehrkernigen Riesenzellen. Dazwischen immer wieder epitheloidzellige Granulome und zahlreiche Blutgefäße mit nekrotisierender Vaskulitis.

*Therapie*
Um die unkontrollierte Immunreaktion zu stoppen, werden Immunsuppressiva (Prednisolon und Cyclophosphamid oder Prednisolon plus Rituximab) gegeben.

# 4.3 Hämatopoetische Erkrankungen

## 4.3.1 Grundlagen

Alle Zellen des hämatopoetischen Systems entwickeln sich aus einer gemeinsamen pluripotenten Stammzelle. Aus dieser pluripotenten Stammzelle entsteht nach ihrer Teilung entweder eine myeloische Stammzelle oder eine lymphatische Stammzelle. Aus der myeloischen Stammzelle entwickeln sich über mehrere Zwischenstufen im Knochenmark die Erythrozyten, Thrombozyten und Leukozyten. Aus der lymphatischen Stammzelle differenzieren sich im Knochenmark bzw. im Thymus die Lymphozyten und die natürlichen Killerzellen (NK-Zellen).



Aus der **myeloischen Reihe** entstehen folgende Zellen (jeweils mit einer Funktion):

| | |
|---|---|
| Erythrozyten | Sauerstofftransport |
| Thrombozyten | Blutgerinnung |
| Leukozyten | siehe unten |

Die *Leukozyten* werden weiter unterteilt:

| | |
|---|---|
| Monozyten | Vorläufer der Makrophagen im Blut |
| Makrophagen | Phagozytose im Gewebe |
| Dendritische Zellen | Antigen-Präsentation |
| Mastzellen | setzen Substanzen zur Erhöhung der Blutgefäßpermeabilität frei |
| Granulozyten | siehe unten |

Die *Granulozyten* werden weiter unterteilt:

| | |
|---|---|
| Neutrophile Granulozyten | Phagozytose |
| Eosinophile Granulozyten | allergische Reaktionen |
| Basophile Granulozyten | Entzündungsmediator (Histamin) |

Aus der **lymphatischen Reihe** entwickeln sich folgende Zellen:

| | |
|---|---|
| Natürliche Killerzellen | Angriff auf virusinfizierte Zellen bzw. Tumorzellen |
| Lymphozyten | siehe unten |

Die *Lymphozyten* werden weiter unterteilt:

| | |
|---|---|
| B-Lymphozyten | siehe unten |
| T-Lymphozyten | siehe unten |

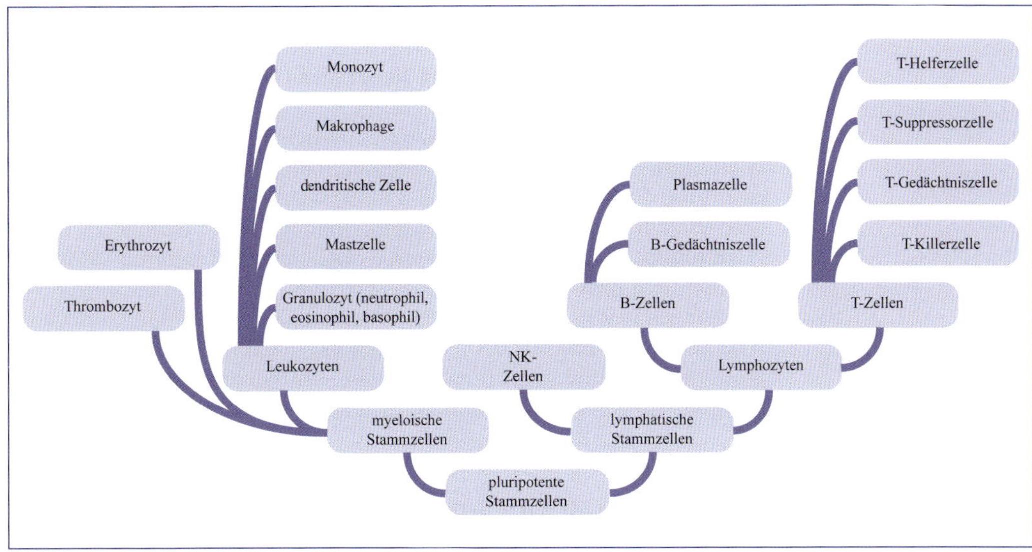


**Abb. 4-14** Hämatopoetischer Stammbaum (Skizze; Copyright: Dr. H. Ebhardt).



Aus den *B-Lymphozyten* (auch kurz B-Zellen genannt) entwickeln sich:

| | |
|---|---|
| Plasmazellen | produzieren spezifische Antikörper |
| B-Gedächtniszellen | langlebige B-Zellen mit Gedächtnis für spezielle Antigene |

Aus den *T-Lymphozyten* (T-Zellen) entwickeln sich:

| | |
|---|---|
| T-Helferzellen | aktivieren Plasmazellen und NK-Zellen |
| T-Suppressorzellen | hemmen den Prozess der Immunantwort |
| T-Gedächtniszellen | analog zu B-Gedächtniszellen |
| T-Killerzellen | zytotoxische Funktionen |

Wie in dieser Übersicht zu sehen, differenzieren sich aus der multipotenten Stammzelle über mehrere Entwicklungsschritte Zellen mit ganz unterschiedlicher Funktion. Diese Entwicklung ist ähnlich einem Stammbaum mit zwei verschiedenen (myeloisch/lymphatisch) Hauptästen (Abb. 4-14). Während die ausgereiften Zellen der myeloischen Reihe morphologisch zu unterscheiden sind, gelingt dies bei den Zellen der lymphatischen Reihe nicht. Sie können nur anhand der Antigene auf ihrer Oberfläche unter Zuhilfenahme der Immunhistologie unterschieden werden. Dazu nutzt man spezielle (jedoch nicht immer spezifische) Antikörper, die gegen ein bestimmtes Antigen auf der Zelloberfläche gerichtet sind. Die meisten Antikörper werden mit CD (Cluster of Differentiation bzw. Cluster Designation) und einer Nummer bezeichnet. So kann man mit dem CD20-Antikörper B-Zellen sichtbar machen, mit dem CD3-Antikörper färben sich T-Zellen an. In der Regel wird ein neuer Antikörper in die Literatur als spezifisch für eine bestimmte Zellgruppe eingeführt. In der täglichen Routine zeigt sich dann jedoch, dass aufgrund von Kreuzreaktivitäten auch Epitope, die auf anderen Zellarten lokalisiert sind, von dem (als spezifisch vorgestellten) Antikörper erkannt werden. So bringt nur die Anwendung von mehreren Antikörpern, die gegen ähnliche Antigene gerichtet sind, die Sicherheit, die man für die Diagnostik von hämatopoetischen Neoplasien (völlig zu Recht) fordert.

Definitionen der hämatologischen Neoplasien:
**Leukämie** („weißes Blut"): Erstbeschreibung durch Rudolf Virchow, deutscher Pathologe, 1821–1902. Leukämie ist das Auftreten kernhaltiger Vorstufen der Hämatopoese und Lymphopoese im peripheren Blut.
**Lymphom**: Lymphozytäre Neoplasie, die sich als Tumormasse manifestiert. Lymphatische Gewebe, von denen diese Neoplasien ausgehen, findet man in z. B. Lymphknoten, Gaumentonsillen, der Milz, im Knochenmark, im Magen-Darm-Trakt und an vielen anderen Lokalisationen. (Früher wurden auch entzündliche, also gutartige Lymphknotenvergrößerungen als Lymphom bezeichnet. Das ist obsolet.)



## 4.3.2 Einteilung hämatologischer Neoplasien

Die Einteilung der hämatologischen Neoplasien folgt z. Z. diesem Schema:
**Myeloische Neoplasien** werden in 3 Gruppen unterteilt:

- *Akute myeloische Leukämien (AML)*: AML sind klonale Expansionen *myeloischer Blasten* im Knochenmark, Blut oder anderem Gewebe. Es werden derzeit ca. 20 verschiedene Krankheitsentitäten unterschieden.
- *Myelodysplastische Syndrome (MDS)*: MDS ist eine Gruppe von Erkrankungen klonaler hämatopoetischer Stammzellen, die charakterisiert wird durch *dysplastische und ineffektive Hämatopoese* in einer oder mehreren myeloischen Differenzierungsreihen. Es werden derzeit 6 verschiedene Krankheitsentitäten unterschieden.
- *Chronische myeloproliferative Erkrankungen*: Das sind Erkrankungen klonaler hämatopoetischer Stammzellen, die charakterisiert werden durch die *Proliferation einer oder mehrerer myeloischer Differenzierungsreihen*. Es werden derzeit 7 verschiedene Krankheitsentitäten unterschieden.

Bei der Einteilung der myeloischen Neoplasien hat das Adjektiv *„akut"* nicht die Bedeutung einer zeitlich kurzfristig einsetzenden oder schnell verlaufenden Erkrankung, sondern deutet darauf hin, dass es sich hierbei um eine Erkrankung *relativ undifferenzierter hämatopoetischer Zellen* handelt, dass also Zellen am unteren Ende des oben dargestellten „Stammbaumes" zu Tumorzellen transformieren. Dies wird auch durch den Begriff „Blast" ausgedrückt.

Entsprechend bedeutet das Adjektiv *„chronisch"* in diesem Zusammenhang, dass bereits *ausdifferenzierte*, also am oberen Ende des hämatopoetischen „Stammbaumes" stehende Zellen die *Tumorzellen* bilden. Hier ist das Problem nicht die fehlerhafte Ausreifung, vielmehr liegen die voll ausgereiften Zellen in zu großer Anzahl vor und verdrängen die anderen hämatologischen Zellgruppen. Schließlich wird von klonalen Proliferationen gesprochen, was bedeutet, dass sich die Tumorzellen aus einer speziellen Zellgruppe rekrutieren. Die Tumorzellpopulation kann sich aus jeder der oben im „Stammbaum" aufgezählten Zellen entwickeln.

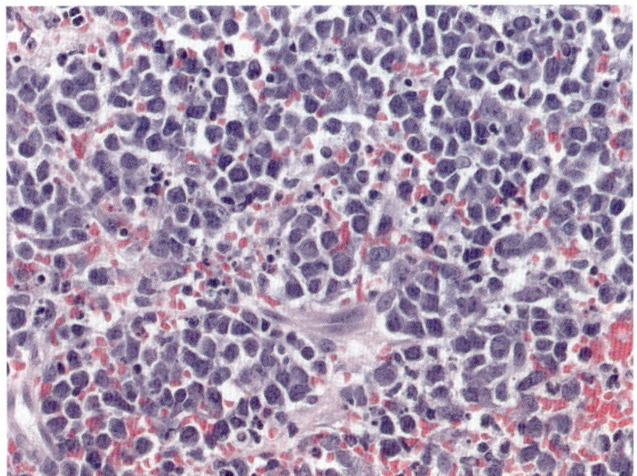

**Abb. 4-15** Burkitt-Lymphom: aggressives Non-Hodgkin-Lymphom bestehend aus monomorphen Tumorzellen mit mittelgroßen Kernen.

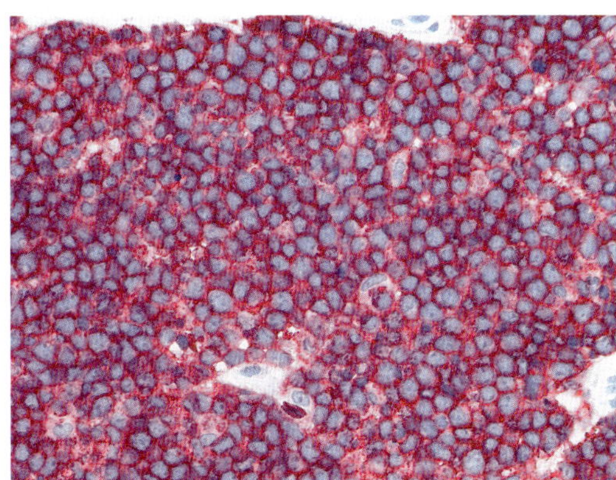

**Abb. 4-16** Burkitt-Lymphom: Die Zellen exprimieren das B-Zell-spezifische CD20-Molekül.

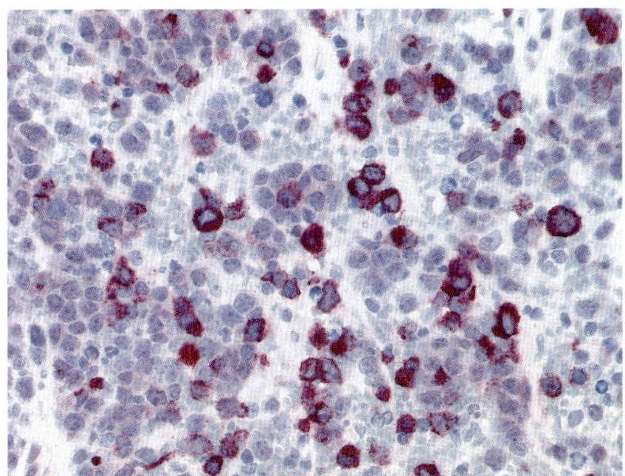

**Abb. 4-17** Burkitt-Lymphom: immunhistologischer Nachweis der Infektion der Tumorzellen mit dem Epstein-Barr-Virus (EBV).

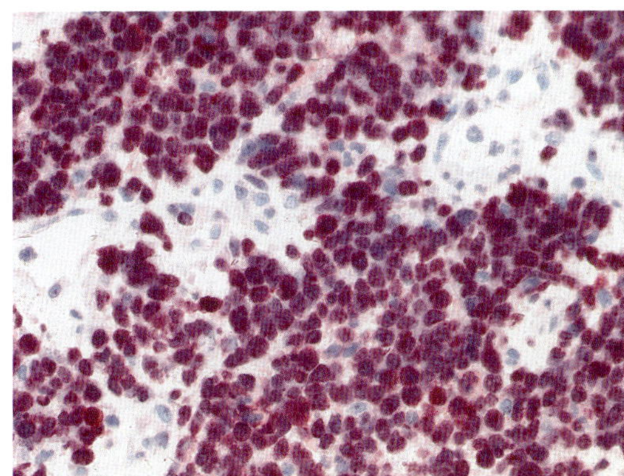

**Abb. 4-18** Burkitt-Lymphom: Nahezu alle Tumorzellen befinden sich im Zellzyklus (Darstellung des Proliferationsmarkers MIB-1).

**Lymphatische Neoplasien** werden in 2 Gruppen unterteilt:

- *Hodgkin Lymphome (HL)*: HL werden definiert als Lymphome, die sich überwiegend in zervikalen Lymphknoten von jungen Erwachsenen entwickeln und morphologisch durch Hodgkin- bzw. Reed-Sternberg-Zellen mit einem umgebenden Entzündungsinfiltrat gekennzeichnet sind. Etwa 30 % aller Lymphome sind HL. Die HL werden in 2 Hauptgruppen unterteilt (Noduläres Lymphozyten-prädominantes HL und klassisches HL), wobei Letzteres in weitere 4 Untergruppen differenziert werden kann.
- *Non-Hodgkin-Lymphome (NHL)*: NHL werden unterteilt in 2 Gruppen, nämlich die reifen B-Zell-Neoplasien (z. B. das Burkitt-Lymphom: Abb. 4-15 bis 4-18) und die reifen T-Zell- und NK-Zell-Neoplasien (wobei es natürlich auch unreife Formen gibt). In beiden Gruppen werden derzeit jeweils etwa 20 Lymphom-Entitäten unterschieden.

Die endgültige Diagnose und Klassifikation einer hämatologischen Neoplasie wird durch die Begutachtung von Gewebe bzw. Blutausstrichen durch einen Pathologen erstellt. Dabei sind neben den Standardfärbungen und immunhistologischen bzw. immunzytologischen Reaktionen auch immer öfter molekularpathologische Untersuchungen erforderlich.

Besteht klinisch der Verdacht auf eine hämatologische Neoplasie, ist die Gewinnung eines (ausreichend großen!) Biopsats obligat. Winzige Gewebeproben bringen oftmals einen nur unzureichenden (oder gar keinen) Befund, da bei zu kleinen Biopsaten das Gewebe nicht ausreicht, um die Vielzahl der erforderlichen Untersuchungen mit der nötigen diagnostischen Sicherheit durchführen zu können. Die Folge wäre dann, dass Sie Ihren Patienten nochmals zur Gewinnung eines Biopsats einbestellen müssten.

Anzumerken ist weiterhin, dass der Versand von Gewebeproben von der zahnärztlichen Praxis in die Praxis eines Pathologen immer in einem ausreichend großen, mit Formalin (Formaldehyd) gefüllten fest verschließbaren Gefäß erfolgen muss. Damit wird gewährleistet, dass das Gewebe durch die Einwirkung des Formalin sofort nach Entnahme aus dem Patienten fixiert und somit (auch über das Wochenende) nicht autolytischen Prozessen anheimfällt. Der Versand von Gewebeproben in physiologischer Kochsalzlösung oder gar in einem trockenen Gefäß wird die Autolyse hingegen nicht stoppen können und führt darüber hinaus zu einem angespannten Verhältnis zu Ihrem Pathologen.



Klinische Zeichen, die auf eine hämatologische Neoplasie hinweisend sind:

- Schwellungen der Gingiva (Abb. 4-19)
- Schleimhautulzerationen
- Rötungen der Schleimhaut (Abb. 4-20)
- Raumforderungen einschließlich Knochendestruktion (Abb. 4-21)
- Anämie
- Blutungsneigung
- Infektionsanfälligkeit
- Vergrößerung von Lymphknoten

## 4.4 Diabetes mellitus (DM)

Definition: DM ist eine komplexe multisystemische Erkrankung bedingt durch eine relative oder absolute Insuffizienz der Insulinsekretion und/oder die Resistenz der Zielorgane, die erforderlichen metabolischen Prozesse umzusetzen.

*Epidemiologie*

DM ist ein Krankheitskomplex von hoher gesundheitspolitischer Tragweite. Die Prävalenz für DM Typ II beträgt in Deutschland 720 pro 100.000 Einwohner, d. h. deutschlandweit sind 5,76 Millionen Menschen erkrankt.

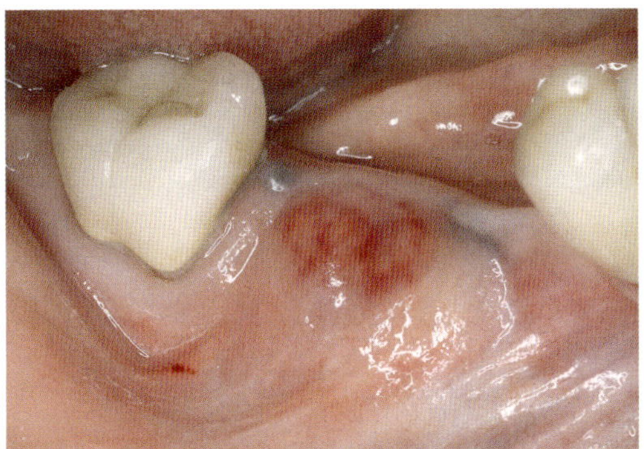

**Abb. 4-19** Non-Hodgkin-Lymphom: Schwellung der Gingiva.

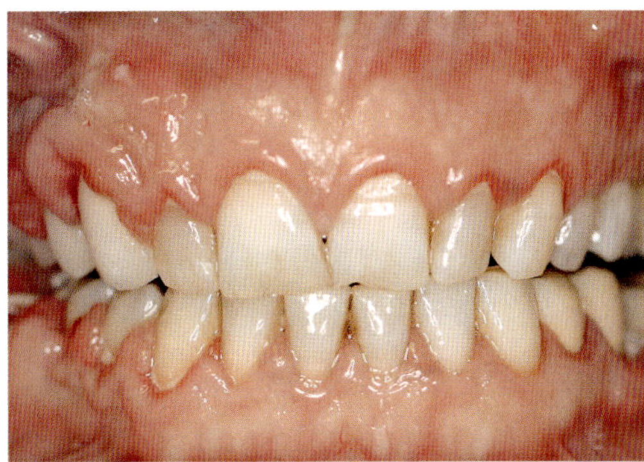

**Abb. 4-20** Akute myeloische Leukämie: Gingivahyperplasien im rechten Ober- und Unterkiefer vestibulär und Blutung.

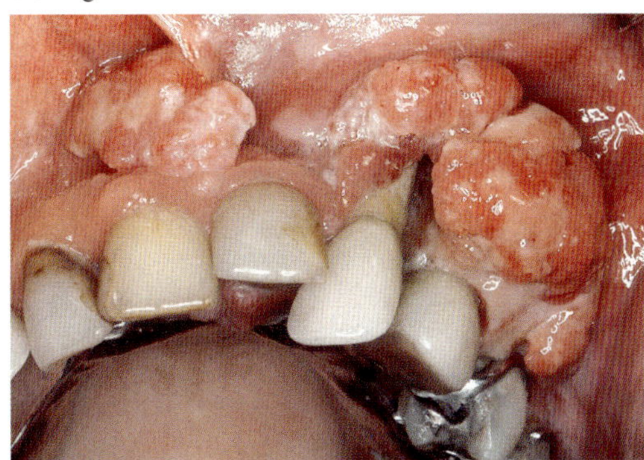

**Abb. 4-21** Plasmozytom: Raumforderung mit Destruktion des Kieferknochens.

*Klassifikation*

Typ-1-DM ist eine zellvermittelte autoimmune Zerstörung der Beta-Zellen der Langerhans-Inseln des Pankreas, die zu einer absoluten Insuffizienz der Insulinproduktion führt. Diese Form des DM entwickelt sich meist vor dem 30. Lebensjahr und trägt zu 5 bis 15 % aller Diabetes-Fälle bei.

Typ-2-DM ist eine Erkrankung, bei der die Produktion des Insulin noch erhalten, jedoch dessen Verwertung an den Zielorganen gestört ist (Resistenz des Insulin-Rezeptors).

Orale Manifestationen des DM:

- Hyposalivation (Mundtrockenheit)
- Geschmacksstörungen (Dysgeusie)
- Sialadenose
- Zahnkaries
- Parodontitis
- Pilzinfektionen (Candidose, Mukormykose, Aspergillose)
- Oraler Lichen planus
- Veränderungen der Zunge (Lingua geographica und Lingua plicata)

# Literatur

Swerdlow SH, Campo E, Harris NL, Jaffe ES, Pileri SA, Stein H, Thiele J, Vardiman JW. WHO Classification of Tumours of Haematopoietic and Lymphoid Tissues. 4th Edition, IARC Press, Lyon, 2008.

Manfredi M et al. Update on diabetes mellitus and related oral diseases. Oral Diseases 2004;10:187–200.

Porter SR, Leao JC. Review article: oral ulcers and its relevance to systemic disorders. Aliment Pharmacol Ther 2005;21:295–306.

Sharma G, Pai KM, Suhas S et al. Oral manifestations in HIV/AIDS infected patients from India. Oral Diseases 2006;12:537–542.

Suresh L, Radfar L. Oral sarcoidosis: a review of literature. Oral Diseases 2005;11:138–145.

# 5 Erkrankungen der Speicheldrüsen

*Harald Ebhardt*

Die normale Sekretion der Speicheldrüsen ist wichtig für die normale Funktion und Gesundheit des Mundes. Fehlende Speichelsekretion führt zu trockener Mundschleimhaut und fördert orale Infektionen. Zu den kleinen Speicheldrüsen werden die Drüsen in den Lippen, Wangen und der Gaumenschleimhaut gezählt. Zu den großen Speicheldrüsen, die jeweils paarig angelegt wurden, gehören die Glandula parotis, die Glandula submandibularis und die Glandula sublingualis.

## 5.1 Nichtentzündliche Erkrankungen der Speicheldrüsen



### 5.1.1 Sialolithiasis

Definition: Manifestationen von Konkrement in den Speicheldrüsen oder ihren Gängen werden Sialolithiasis genannt.

*Epidemiologie*
Die Gl. submandibularis ist mit weitem Abstand die am häufigsten betroffene Speicheldrüse. Die Erkrankung tritt meistens einseitig auf und ist überwiegend bei männlichen Erwachsenen zu finden. Die Speichelsteine formen sich aus Kalziumsalzen, die sich schichtweise an einen sog. Nidus aus organischem Material anlagern (Abb. 5-1). Das Drüsenepithel zeigt aufgrund der Reibung der rauen Oberfläche der Speichelsteine eine Plattenepithel-Metaplasie. Nach rezidiviertem Speichelstau entwickelt sich aufgrund bakterieller Besiedlung der Speichelsteine eine chronische Sialadenitis mit periduktaler Fibrose und Atrophie des Parenchyms. Speichelsteine sind keine Ursache der Hyposalivation (Abb. 5-2).

*Klinik*
Das klassische Symptom sind Schmerzen beim Riechen von Speisen bzw. beim Essen.

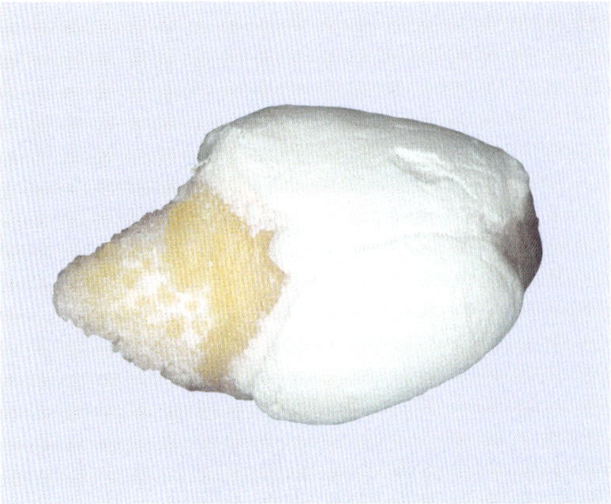

**Abb. 5-1** Sialolithiasis: Speichelstein mit mehrschichtigen Ablagerungen.

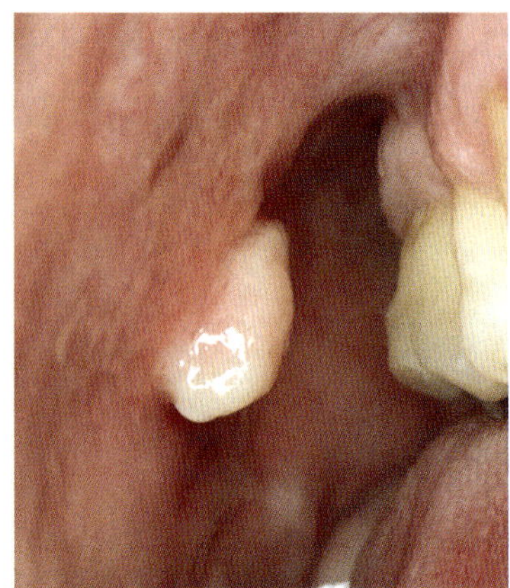

**Abb. 5-2** Sialolithiasis: Speichelstein im Ausführungsgang der Gl. parotis.

*Bildgebende Verfahren*

Nur ein Drittel der Steine können mit einer Röntgen-Übersichtsaufnahme gut dargestellt werden. Eine Sialographie bringt Erkenntnisse über das Ausmaß der Sialadenitis (falls bereits evident).

*Histopathologie*

Meistens keine Gewebsentnahme nötig, wenn Speichelsteine durch unten angegebene Therapie beseitigt werden können.



*Therapie*

Speichelsteine werden durch Manipulationen oder Inzision des Ganges entfernt.

## 5.1.2 Mukozelen

### 5.1.2.1 Extravasationsmukozele

Definition: Die Extravasationsmukozele entsteht durch eine traumatische Zerstörung eines Speicheldrüsenausführungsganges mit Austritt von Speichel bzw. Schleim in das periduktale Weichgewebe. Eine echte Zyste liegt nicht vor, da in der Extravasationsmukozele eine Epithelauskleidung nicht nachweisbar ist (deshalb spricht man von einer Pseudozyste).

*Epidemiologie*

Es ist die häufigste Art der Mukozelen. Sie entsteht in den meisten Fällen an der Unterlippe. Die bukkale Mukosa und der Mundboden sind selten betroffen.

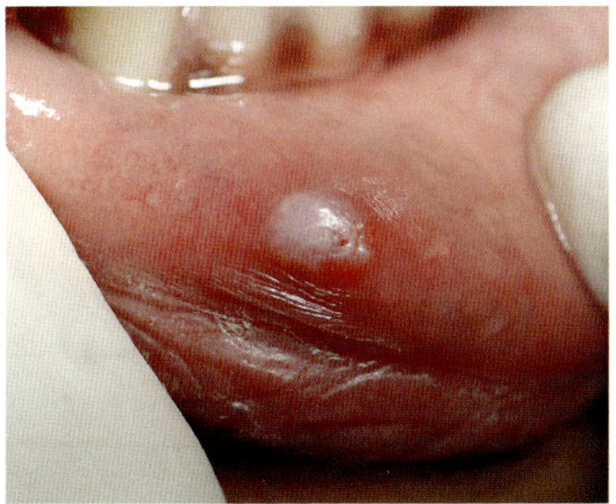

**Abb. 5-3** Mukozele an typischer Lokalisation an der Unterlippe mit leicht bläulicher Schwellung.

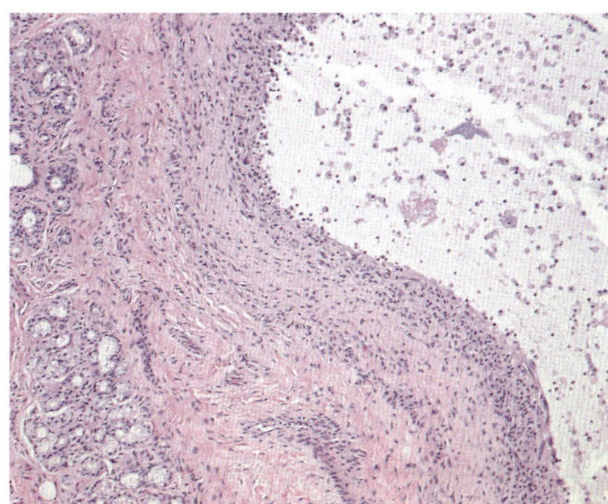

**Abb. 5-4** Extravasationsmukozele: schleimgefüllte Pseudozyste (weil keine Epithelauskleidung) mit geringer Entzündungsreaktion im umgebenden Bindegewebe. Links im Bild erkennt man eine überwiegend seröse Speicheldrüse.

*Klinik*

Es treten oberflächliche, in der Regel maximal 1 cm durchmessende pralle, leicht bläuliche Schwellungen auf, die druckschmerzhaft sind (Abb. 5-3). Ähnliche Schwellungen an der Oberlippe sind dagegen immer verdächtig auf einen Speicheldrüsentumor. Die Extravasationsmukozele kann klinisch nicht von einer Retentionsmukozele unterschieden werden.



*Histopathologie*

Innerhalb der Pseudozyste und im umgebenden Weichgewebe sind Schleim bzw. Speichelflüssigkeit nachweisbar, die von Makrophagen phagozytiert werden (Abb. 5-4). Dazwischen sieht man eine überwiegend chronische Entzündungsreaktion. Benachbarte Drüsenausführungsgänge können dilatiert sein.

*Therapie*

Exzision der Mukozele mit der zugehörigen kleinen Speicheldrüse. Falls die komplette Exzision nicht gelingt, muss mit einem Rezidiv gerechnet werden.

#### 5.1.2.2 Retentionsmukozele

Definition: Retentionsmukozelen sind echte Zysten und entstehen aufgrund von Speichelstau.

*Epidemiologie*

Diese Zyste ist wesentlich seltener zu finden als die Extravasationsmukozele. Der gestaute Speichel führt zu einer Dilatation des Drüsenausführungsganges, jedoch nicht zu einer Extravasation. Aus diesem Grunde entsteht auch keine Entzündungsreaktion.

*Klinik*
Wie Extravasationszyste.

*Histopathologie*
Stark gestaute (dilatierte) Drüsenausführungsgänge, wobei der Gang mit dem Stauungshindernis am stärksten dilatiert ist. Die Gänge werden von regelhaftem Gangepithel ausgekleidet.

*Therapie*
Die Entfernung des Stauungshindernisses (wie bei Sialolithiasis) sollte ausreichend sein.

## 5.2 Entzündliche Erkrankungen der Speicheldrüsen

Definition: Entzündung der Speicheldrüsen (Sialadenitis). Je nach Form der Sialadenitis liegt eine unterschiedliche Ätiologie zugrunde.



### 5.2.1 Mumps

Definition: Ansteckende Sialadenitis aufgrund einer Virusinfektion mit Paramyxovirus parotis. Synonym für diese Erkrankung werden die Begriffe „Parotitis epidemica“ und „Ziegenpeter“ benutzt.

*Epidemiologie*
Es handelt sich um eine weltweit endemisch auftretende Krankheit, die in der Mehrzahl der Fälle Kinder betrifft. Die Inkubationszeit beträgt etwa 3 Wochen. Ansteckungsgefahr besteht 3 bis 5 Tage vor Ausbruch der Symptome und bis zu 9 Tagen nach Beginn der Krankheit. Der Übertragungsweg ist die Tröpfcheninfektion. Nach Abheilung der Erkrankung besteht in der Regel Immunität.

*Klinik*
Typisch ist die schmerzhafte Schwellung der Gl. parotis, die oft bilateral auftritt. Dazu kommen Fieber und Kopfschmerzen. Es sollen aber auch symptomlose Verläufe vorkommen. Neben der Gl. parotis ist diese Erkrankung auch in anderen Speicheldrüsen, einschließlich im Pankreas beschrieben worden.

*Differenzialdiagnosen*
Das klinische Bild, insbesondere bei einem Kind, führen zu der Diagnose. Dennoch sollte, falls die Schwellung nur einseitig auftritt, auch an dentale Infektionen oder an eine bakterielle Sialadenitis gedacht werden.

*Komplikationen*
In seltenen Fällen können Taubheit, Meningitis oder die sogenannte Mumpsorchitis folgen. Bei den betroffenen Jungen kann Unfruchtbarkeit entstehen.

*Prophylaxe*
Seit Ende der 1980er Jahre gibt es eine aktive Immunisierung, die zumeist als Kombination gegen Masern-Röteln-Mumps gegeben wird.

## 5.2.2 Eitrige Sialadenitis

Definition: Bakterielle Sialadenitis aufgrund einer Infektion meist mit *Staphylococcus aureus* oder Streptokokken der Gruppe A.

*Epidemiologie*
Betroffen sind vor allem Patienten mit postoperativer, dehydrationsbedingter Hyposalivation. Es erkranken auch Patienten mit Sjögren-Syndrom und Patienten unter Therapie mit trizyklischen Antidepressiva.

*Klinik*
Schmerzhafte Schwellung der Gl. parotis uni- oder bilateral mit Rötung, Spannungsgefühl und Fieber sowie vergrößerten regionären Lymphknoten. Spontan oder nach Manipulation entleert sich Eiter. Cave: Abszessentwicklung, wenn nicht rechtzeitig die Behandlung einsetzt.



*Therapie*
Vor der ersten Antibiotikagabe unbedingt Eiter für die mikrobiologische Resistenzbestimmung asservieren.

## 5.2.3 Tuberkulöse Sialadenitis

Definition: Sialadenitis aufgrund einer Infektion mit *Mycobacterium tuberculosis*.

*Epidemiologie*
Diese Form der Sialadenitis entwickelt sich in der Gl. parotis bei AIDS-Patienten, in seltenen Fällen können auch immunkompetete Erwachsene erkranken.

*Klinik*
Eine Schwellung der Gl. parotis, die jedoch im Vergleich zu den o. b. Sialadenitiden nicht mit den Zeichen einer akuten Entzündung einhergeht. Klinisch besteht deshalb oft der Verdacht auf eine Neoplasie, der zu einer chirurgischen Gewebsentnahme für die histologische Untersuchung führt.

*Histopathologie*
Granulomatöse Entzündung mit Nachweis von säurefesten Stäbchen in der Ziehl-Neelsen-Färbung bzw. von *M. tuberculosis* mittels PCR.

*Therapie*
Isolation und Tbc-Therapie.

### 5.2.4 Chronische Sialadenitis

*Epidemiologie*
Diese Erkrankung entsteht als Komplikation einer chronischen Obstruktion in einer Speicheldrüse und tritt unilateral auf. Die betroffene Speicheldrüse erscheint in der palpatorischen Untersuchung induriert, sodass der Verdacht auf eine Neoplasie entstehen kann (früher: „Küttner-Tumor"). In diesen Fällen ist immer die histologische Untersuchung indiziert.

*Klinik*
Meist asymptomatische Induration einer Speicheldrüse.

*Histopathologie*
Chronische Entzündung, Plattenepithel-Metaplasie der Drüsengänge, extensive interstitielle Fibrose.

*Therapie*
Exzision der betroffenen Speicheldrüse.



## 5.3 Hyposalivation

Patienten mit Hyposalivation leiden unter Geschmacksstörungen und haben Schwierigkeiten, insbesondere trockene Nahrung zu essen. Die Qualität der Sprache ist herabgesetzt. Die Mundtrockenheit selbst scheint subjektiv bei den meisten Patienten nicht im Vordergrund der Beschwerden zu stehen.

Die differenzialdiagnostischen Überlegungen bei Hyposalivation beinhalten neben organischen und funktionellen Störungen auch Nebenwirkungen einiger Medikamente. Zu diesen Medikamentengruppen gehören Diuretika, Atropin, Antihistaminika, Antidepressiva, Neuroleptika und Antihypertensiva. Funktionelle Störungen, die eine Hyposalivation hervorrufen, sind beispielsweise Dehydration, Blutungen und psychogene Störungen wie Angst oder Depressionen. Mit organischen Störungen sind vor allem der Mumps, die HIV- und die Hepatitis-Infektion, die Sarkoidose, die Amyloidose und das Sjögren-Syndrom gemeint.

## 5.3.1 Sjögren-Sydrom

Henrik Sjögren (1899 – 1986), Augenarzt, Schweden

Definition: Autoimmunerkrankung, die sich aus der Symptomtrias Hyposalivation, Keratoconjunctivitis sicca und rheumatoider Arthritis zusammensetzt. Autoimmunerkrankungen treten systemisch auf, sodass alle exokrinen Drüsen betroffen werden.

*Epidemiologie*
Es erkranken vor allem Frauen im mittleren und höheren Lebensalter, die aufgrund der o. b. allgemeinen Symptome der Hyposalivation ärztlichen Rat suchen. Zudem besteht bei diesen Patienten eine Prädisposition für Infektionen, insbesondere treten Candida-Infektionen gehäuft auf. Eventuell folgt eine eitrige Sialadenitis, meistens in der Gl. parotis.

*Klinik*
Die Mundschleimhaut und die Zungenoberfläche sind trocken, gerötet und atroph. Im fortgeschrittenen Krankheitsstadium kommt eine Schwellung der Speicheldrüsen, am deutlichsten der Gl. parotis, hinzu. Diese Schwellung ist Folge einer zunehmenden Infiltration durch Lymphozyten in die Speicheldrüsen, die mittels Biopsie einer Speicheldrüse (Unterlippe) diagnostiziert wird.

*Histopathologie*
Im Frühstadium zeigt sich das lymphatische Infiltrat periduktal akzentuiert. Das Ausmaß der lymphatischen Infiltration (überwiegend CD4-positive T-Lymphozyten) wird mit dem Grading nach Mason und Chisholm quantifiziert. Im späteren Krankheitsstadium zeigt sich, bedingt durch die fortschreitende lymphatische Infiltration, eine Atrophie des Speicheldrüsenparenchyms, sodass schließlich nur noch kleine Reste von Azini bzw. Gangstrukturen erkennbar sind.



*Komplikation*
Sollten Fieber und Nachtschweiß (sog. B-Symptomatik) auftreten, muss an die Möglichkeit eines Lymphoms, insbesondere eines MALT-Lymphoms, gedacht werden, das sich aufgrund eines fortgeschrittenen Sjögren-Syndroms entwickeln kann.

*Therapie*
Die symptomatische Therapie der Hyposalivation steht im Vordergrund. Aufgrund der Symptom-Trias sind konsiliarische Untersuchungen bei einem Augenarzt und Rheumatologen zu empfehlen. Eine immunsuppressive Behandlung ist wegen der Gefahr der Lymphomentwicklung kontraindiziert.

## 5.4 Tumoren

Tumoren der Speicheldrüsen sind nach dem oralen Plattenepithelkarzinom der zweithäufigste orale Tumor. Nahezu 80 % aller Speicheldrüsentumoren entwickeln sich in der Gl. parotis, davon nehmen nur etwa 15 % einen malignen Krankheitsverlauf. In der Gl. submandibularis treten etwa 10 % aller Tumoren auf, von denen sich jedoch 30 % maligne verhalten. In den kleinen intraoralen Drüsen entstehen knapp 10 % aller Tumoren, wobei hier 45 % maligne Tumoren sind. Die restlichen etwa 0,3 % aller Speicheldrüsentumoren sind in der Gl. sublingualis zu finden, die zu über 80 % maligne sind. Zusammenfassend ist also die Wahrscheinlichkeit, dass ein Tumor der Speicheldrüse maligne ist, umgekehrt proportional zur Größe der betroffenen Speicheldrüse. Im Allgemeinen erkranken an Tumoren der Speicheldrüsen Frauen etwas häufiger als Männer.

Im Folgenden werden lediglich ausgewählte benigne und maligne Tumoren besprochen; die vollständigen Auflistungen der Tumorentitäten (WHO 2017) können den Tab. 5-1 und 5-2 entnommen werden.

**Tab. 5-1** Histologische Klassifikation der benignen Tumoren der Speicheldrüsen, WHO 2017.

| Pleomorphes Adenom | Zystadenom |
|---|---|
| Myoepitheliom | Sialadenoma papilliferum |
| Basalzelladenom | Duktales Papillom |
| Warthin-Tumor | Sebaziöses Adenom |
| Onkozytom | Kanalikuläres Adenom und andere duktale Adenome |
| Lymphadenom | |



**Tab. 5-2** Histologische Klassifikation der malignen Tumoren der Speicheldrüsen, WHO 2017.

| Mukoepidermoides Karzinom | Sekretorisches Karzinom |
|---|---|
| Adenoid-zystisches Karzinom | Sebaziöses Adenokarzinom |
| Azinuszellkarzinom | Karzinosarkom |
| Polymorphes Adenokarzinom | Gering differenzierte Karzinome (undifferenziertes, großzelliges und kleinzelliges neuroendokrines Karzinom) |
| Klarzellkarzinom | |
| Basalzelladenokarzinom | |
| Intraduktales Karzinom | Lymphoepitheliales Karzinom |
| Adenokarzinom, NOS | Plattenepithelkarzinom |
| Speichelgangkarzinom | Onkozytisches Karzinom |
| Myoepitheliales Karzinom | Sialoblastom (unsicheres malignes Potenzial) |
| Epithelial-myoepitheliales Karzinom | |
| Karzinom aus pleomorphem Adenom | |

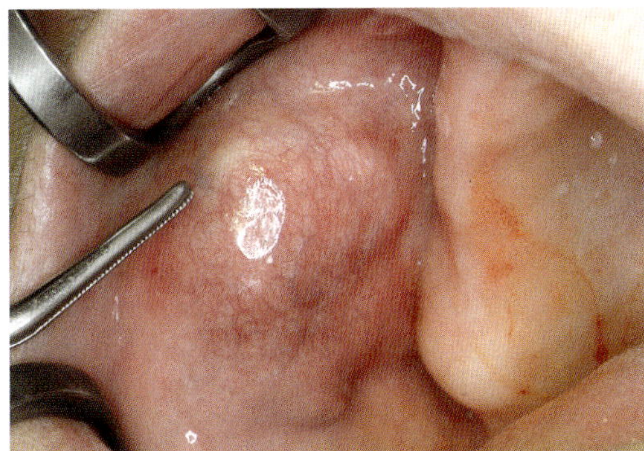

**Abb. 5-5** Pleomorphes Adenom: Schwellung der Wangenschleimhaut.

## 5.4.1 Benigne Tumoren

### 5.4.1.1 Pleomorphes Adenom

Definition: Gemischter Tumor bestehend aus epithelialen und myoepithelialen Elementen. Der Terminus „pleomorph" im Namen des Tumors bezieht sich auf diese unterschiedlichen Tumorzellkomponenten, bedeutet jedoch nicht, dass die Tumorzellen selbst pleomorph sind.



*Epidemiologie*
Das pleomorphe Adenom (PA) ist der häufigste Speicheldrüsentumor und entsteht mit besonderer Häufigkeit in der Gl. parotis. Die jährliche Inzidenz beträgt 2 bis 3,5 Fälle pro 100.000 Einwohner. Das PA tritt in allen Altersgruppen auf, jedoch am häufigsten in der dritten bis sechsten Lebensdekade, wobei Frauen zweimal häufiger erkranken als Männer. Nach unvollständiger Exzision ist mit Rezidiven zu rechnen. Ein besonderes Merkmal des pleomorphen Adenoms ist, dass dieser Tumor in seltenen Fällen metastasieren kann, vornehmlich in die Knochen, in die Kopf- und Hals-Region und in die Lungen. Einzelne Todesfälle wurden beschrieben. Allerdings kann aufgrund der Tumormorphologie das Metastasierungspotenzial nicht abgeschätzt werden, da die Metastasen morphologisch identisch einem nicht metastasierenden pleomorphen Adenom sind. Die Ursache für dieses biologische Verhalten ist bisher noch nicht aufgeklärt.

*Klinik*
Der Tumor entsteht als langsam wachsender, schmerzloser, solitärer Gewebsknoten, gelegentlich kann er auch multifokal auftreten; der durchschnittliche Tumordurchmesser beträgt 2,5 cm (Abb. 5-5). Rezidive sind in 3 bis 5 % der Fälle zu erwarten. In seltenen Fällen kommt es zu einer malignen Transformation des PA (Carcinoma ex pleomorphic adenoma).

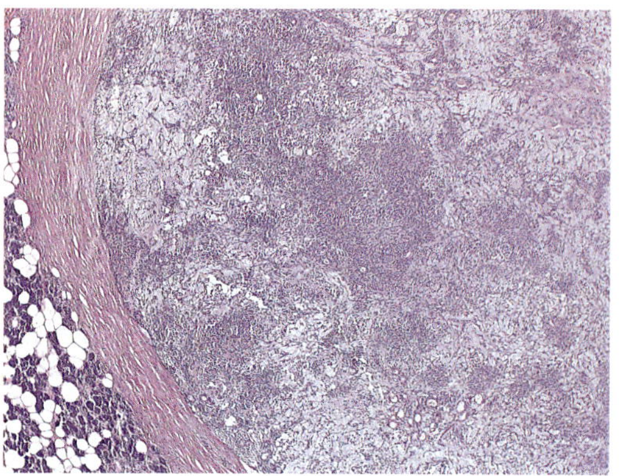

**Abb. 5-6** Pleomorphes Adenom mit bindegewebiger Kapsel. Rechts das pleomorphe Tumorgewebe, links zeigt sich die Gl. parotis.

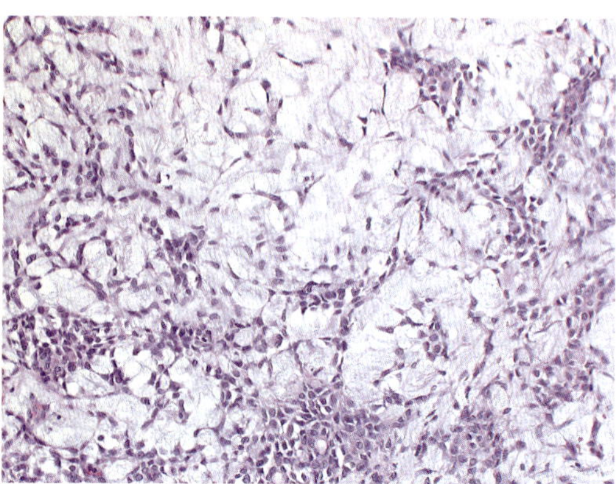

**Abb. 5-7** Pleomorphes Adenom mit den myoepithelialen Spindelzellen in einer myxoiden Matrix.

*Histopathologie*

Zumeist ist das PA von einer bindegewebigen Kapsel umgeben (Abb. 5-6), diese kann jedoch auch ganz oder teilweise fehlen. Innerhalb des Tumors zeigt sich eine teils myxoide, teils fibröse Matrix mit myoepithelialen Spindelzellen (Abb. 5-7), Gangstrukturen, Plattenepithelmetaplasie und Knorpel, der auch verkalkt sein kann.

*Therapie*

Die vollständige Exzision ist kurativ.



### 5.4.1.2 Warthin-Tumor

Alfred Scott Warthin (1866 – 1931), Pathologe, USA
Synonym: Zystadenolymphom

Definition: Benigner Speicheldrüsentumor, bestehend aus glandulär-zystischen Anteilen umgeben von lymphatischem Gewebe.

*Epidemiologie*

Zweithäufigster benigner Tumor der Speicheldrüsen. Er entsteht solitär oder multipel in der Gl. parotis bei Erwachsenen, wobei überwiegend Männer im Alter von etwa 60 Jahren betroffen sind. Es besteht eine Assoziation mit dem Rauchen von Zigaretten. Eine maligne Transformation ist sehr selten.

*Klinik*

Der Tumor wächst als schmerzlose Schwellung und misst im Durchschnitt 2 bis 4 cm (Abb. 5-8). Rezidive treten bei unvollständiger Exstirpation in etwa 5 % der Fälle auf.

*Histopathologie*

Der Warthin-Tumor hat eine sehr charakteristische Morphologie, bestehend aus zystischen und teils papillären Strukturen, ausgekleidet mit

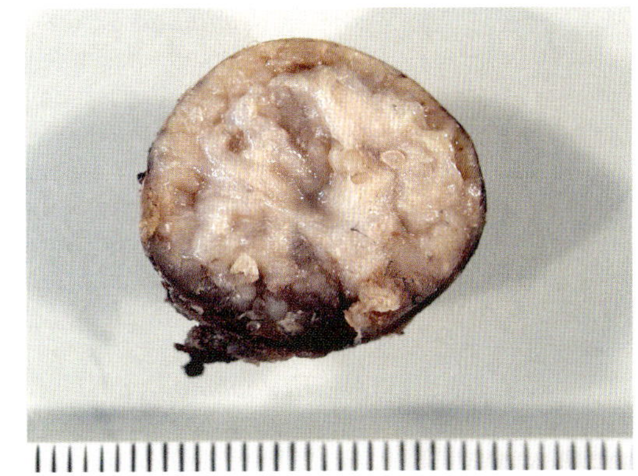

**Abb. 5-8** Warthin-Tumor: Makroskopisch zeigt sich ein gut umschriebener Tumor mit grau-bräunlicher Schnittfläche und kleinen Zysten.

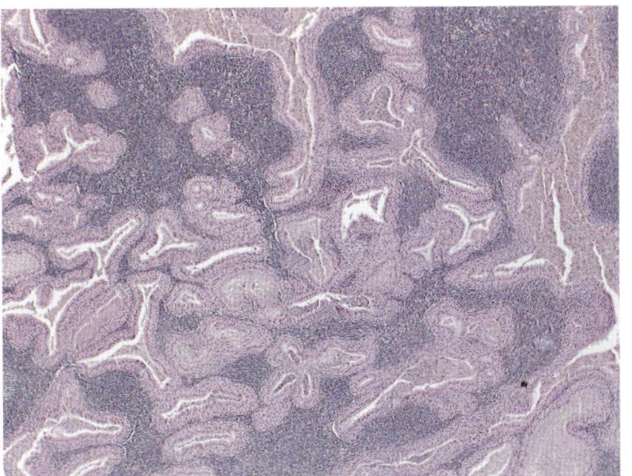

**Abb. 5-9** Warthin-Tumor: typische Histologie mit den überwiegend zystischen Anteilen umgeben von lymphatischem Gewebe.

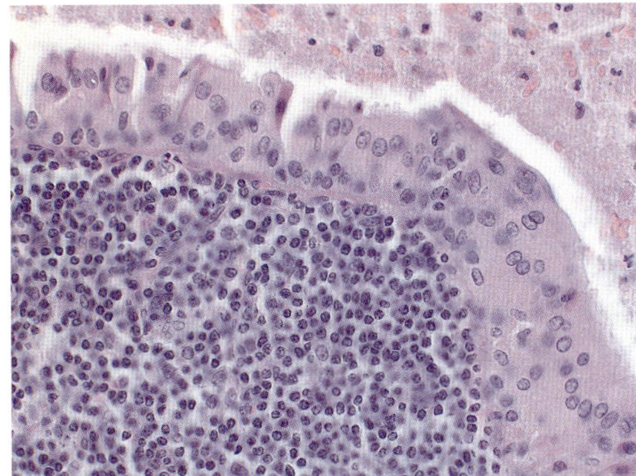

**Abb. 5-10** Warthin-Tumor: Zweilagige eosinophile Epithelauskleidung der Zyste umgeben von kleinen, morphologisch unauffälligen Lymphozyten.

zweilagigen eosinophilen Zylinderzellen, umgeben von lymphatischem Gewebe, das auch Keimzentren enthalten kann (Abb. 5-9 und 5-10).

*Therapie*
Die Exstirpation oder Parotidektomie ist kurativ.

### 5.4.1.3 Myoepitheliom

Definition: Benigner Speicheldrüsentumor, bestehend aus myoepithelial differenzierten Zellen.

Myoepithelien befinden sich zwischen der Basalmembran und der Epithelzelllage von exokrinen Drüsen. Sie ähneln morphologisch glatten Muskelzellen und können sich wahrscheinlich auch kontrahieren. Entzündungsprozesse führen zu einer reaktiven Proliferation von myoepithelialen Zellen.

*Epidemiologie*
Die meisten dieser Tumoren entstehen in der Gl. parotis und betreffen Erwachsene aller Lebensabschnitte.

*Klinik*
Es handelt sich um einen langsam und schmerzlos wachsenden Tumor. Die durchschnittliche Tumorgröße wird mit 3 cm angegeben. In seltenen Fällen sind Rezidive bzw. eine maligne Transformation in ein myoepitheliales Karzinom möglich.

*Histopathologie*
Der Tumor ist gut umschrieben und besteht aus myoepithelial differenzierten Zellen, die als Spindelzellen, epitheloiden Zellen, plasmozytoiden Zellen und/oder Klarzellen auftreten können bzw. einer Kombination aus den genannten Zellarten.

*Therapie*
Die vollständige Exstirpation ist kurativ.

#### 5.4.1.4 Basalzelladenom

Definition: Benigner Speicheldrüsentumor, bestehend aus basaloiden Zellen ohne Nachweis eines myxochondroiden Stromas, wie es beim pleomorphen Adenom vorkommt.



*Epidemiologie*
Der Tumor entwickelt sich in der Gl. parotis und betrifft meistens Erwachsene im siebten Lebensjahrzehnt, wobei Frauen öfter erkranken als Männer.

*Klinik*
Schmerzlos wachsender, solitärer Tumor. Die meisten Basalzelladenome messen weniger als 3 cm im Durchmesser. In sehr seltenen Fällen sind Rezidive bzw. eine maligne Transformation in ein Basalzell-Adenokarzinom möglich.

*Histopathologie*
Der Tumor besteht aus gleichförmigen basaloiden Zellen, die Tumorzellnester bzw. -trabekel bilden. Diese werden voneinander durch Bindegewebssepten getrennt.

*Therapie*
Die vollständige Exzision ist kurativ.

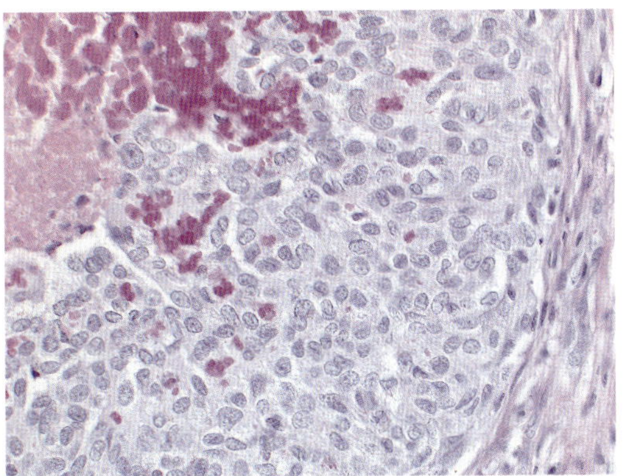

**Abb. 5-11** Mukoepidermoides Karzinom: In der PAS-Reaktion nach Diastase-Verdau erkennt man im Bild oben links den violett gefärbten Schleim.

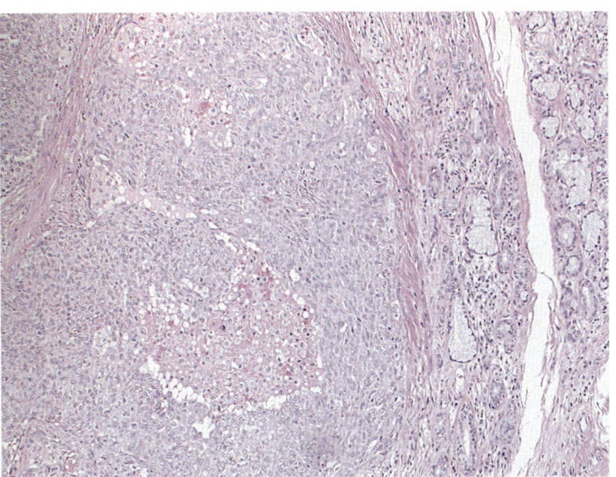

**Abb. 5-12** Mukoepidermoides Karzinom: infiltratives Tumorwachstum in die gemischte Speicheldrüse (rechts im Bild).

## 5.4.2 Maligne Tumoren

### 5.4.2.1 Mukoepidermoides Karzinom

Definition: Maligner Tumor, bestehend aus muzinösen (schleimbildenden) Zellen und epidermoiden (Plattenepithel-ähnlichen) Zellen sowie Intermediärzellen



*Epidemiologie*
In 60 % der Fälle sind die Patienten jünger als 40 Jahre, Frauen und Männer sind im Verhältnis von etwa 3:2 betroffen. Der Tumor entwickelt sich mit absteigender Häufigkeit in der Gl. parotis, den kleinen Speicheldrüsen der Gaumenschleimhaut, der Gl. submandibularis und in anderen intraoralen kleinen Speicheldrüsen.

*Klinik*
Das Karzinom wächst langsam als schmerzlose Schwellung mit blauer oder roter Erscheinung, die als Mukozele fehlgedeutet werden kann. Metastasen entstehen in den zervikalen Lymphknoten, in Lungen, Leber, Knochen und Gehirn. Selten entsteht das Karzinom primär im Kieferknochen.

*Histopathologie*
Der Tumor besteht aus 3 Tumorzellkomponenten: große, helle, schleimbildende Zellen, die Sialomuzin (sauren Schleim) produzieren (Abb. 5-11), und die epidermoiden Zellkomplexe, die an Plattenepithel erinnern (Abb. 5-12). Die Intermediärzellen stellen sich als kleine Zellen mit dunklem Zellkern und blassem eosinophilem Zytoplasma dar und sind oft als Zelllage unterhalb der schleimbildenden Tumorzellen zu finden. Die Verteilung dieser Tumorzellkomponenten ist unterschiedlich. Neben soliden Tumorarealen ist die Bildung von Zysten typisch.

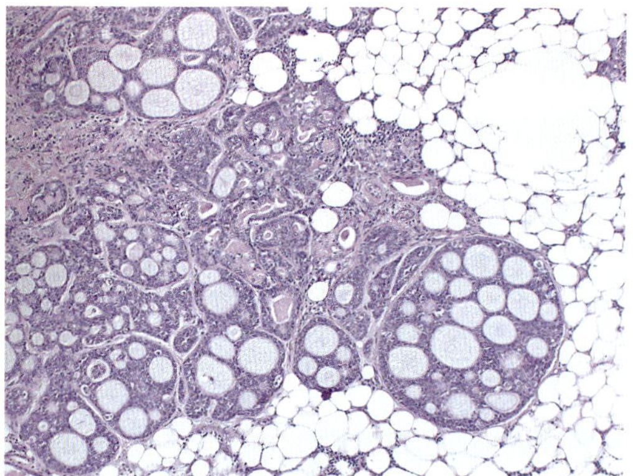

**Abb. 5-13** Adenoid-zystisches Karzinom: typisches „Schweizer-Käse-Muster“ und infiltratives Tumorwachstum in das umgebende Fettgewebe.

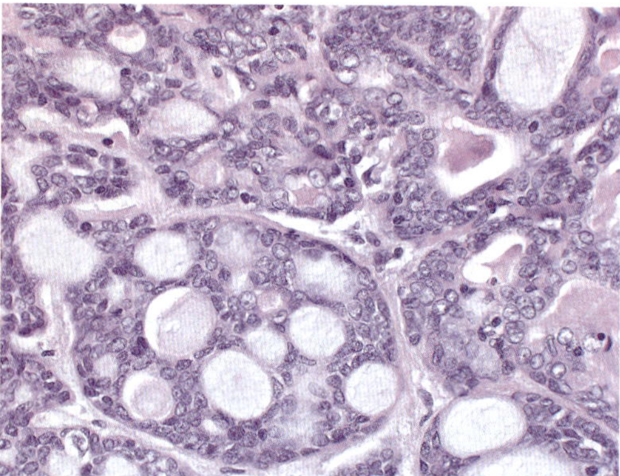

**Abb. 5-14** Adenoid-zystisches Karzinom: gleichförmige Tumorzellen. Die Tumorzellnester werden umgeben von hyalinisierten Gewebesträngen.

*Therapie*
Nach vollständiger Exstirpation des Tumors ist die Prognose gut.

### 5.4.2.2 Adenoid-zystisches Karzinom

Definition: Maligner Speicheldrüsentumor, bestehend aus epithelialen und myoepithelialen Zellen mit unterschiedlichem Wachstumsmuster.



*Epidemiologie*
Dieses Karzinom entwickelt sich in der Gl. parotis und der Gl. submandibularis sowie häufig auch in den kleinen palatinalen Speicheldrüsen. Männer und Frauen sind gleichermaßen betroffen, insbesondere erkranken sie ab dem 40. Lebensjahr.

*Klinik*
Es handelt sich um einen langsam wachsenden Tumor, der oft eine perineurale bzw. intraneurale Ausbreitung erkennen lässt. Metastasen in Lungen, Knochen, Leber und Gehirn entwickeln sich meist im fortgeschrittenen Krankheitsstadium, Lymphknotenmetastasen werden seltener beobachtet.

*Histopathologie*
Das Karzinom kann sehr unterschiedliche Wachstumsformationen aufweisen, diese reichen von tubulär und kribriform („Schweizer-Käse-Muster“, Abb. 5-13) bis zu soliden Tumormanifestationen. Die Tumorzellen sind gleichförmig, besitzen einen hyperchromatischen (dunklen) Zellkern und werden von hyalinisierten Gewebssträngen umgeben (Abb. 5-14).

*Therapie*
Die weite Exzision wird oft von einer Radiotherapie begleitet. Dennoch ist die Prognose ungünstig, insbesondere bei den solide wachsenden Adenoid-zystischen Karzinomen.

#### 5.4.2.3 Azinuszellkarzinom

Definition: Maligner Speicheldrüsentumor mit zumindest angedeutetem Wachstumsmuster wie bei serösen Azinuszellen.

*Epidemiologie*
Dieses Karzinom entsteht überwiegend in der Gl. parotis von Erwachsenen im mittleren Lebensalter. Weibliche Patienten erkranken häufiger als Männer. Im Kindesalter stellt das Azinuszellkarzinom (nach dem mukoepidermoiden Karzinom) den zweithäufigsten malignen Speicheldrüsentumor dar.

*Klinik*
Das Karzinom wächst langsam als überwiegend schmerzloser, gut verschieblicher Gewebsknoten. Metastasen treten in den zervikalen Lymphknoten und in den Lungen auf.

*Histopathologie*
Das Azinuszellkarzinom tritt in unterschiedlichen Wachstumsmustern (solide, mikrozystisch, papillär-zystisch oder follikulär) auf. Die Tumorzellen sind uniform mit einem dunklen Zellkern und basophilem granulärem Zytoplasma.

*Therapie*
Die vollständige Exstirpation sollte angestrebt werden. Treten Metastasen oder Rezidive auf, ist die Prognose ungünstig.

#### 5.4.2.4 Speichelgangkarzinom



Definition: Aggressiver maligner Speicheldrüsentumor, der morphologisch an ein duktales Mammakarzinom erinnert.

*Epidemiologie*
Das Karzinom entwickelt sich in der Gl. parotis von zumeist männlichen Patienten jenseits des 60. Lebensjahres. Es wurden Fälle beschrieben, in denen dieses Karzinom aus einem pleomorphen Adenom entstanden war.

*Klinik*
Es handelt sich um ein schnell wachsendes Adenokarzinom mit aggressivem Krankheitsverlauf in Form von früher Metastasierung in die Lungen, Knochen, Leber, Gehirn und Haut.

*Histopathologie*
Die intraduktale Tumorausbreitung erinnert morphologisch an ein duktales Mammakarzinom. Der Tumor besteht aus pleomorphen epitheloiden Tumorzellen mit kribriformem Wachstumsmuster unter Ausbildung sog. romanischer Brücken und intraduktalen Nekrosen. Lymphovaskuläre und perineurale Karzinosen sind häufig.

*Therapie*
Trotz therapeutischer Eingriffe ist die Prognose schlecht.

# Literatur

El-Naggar AK, Chan JKC, Grandis JR, Takata T, Slootweg PJ. WHO Classification of Head and Neck Tumours. IARC Press, Lyon, 2017.

Neville BW, Damm DD, Allen CM, Chi AC. Oral and Maxillofacial Pathology, 4th Edition. Elsevier 2016.

# 6 Zysten im Kiefergesichtsbereich

*Peter A. Reichart*

Im Kiefergesichtsbereich finden sich unterschiedliche epitheliale Zysten odontogenen und nicht odontogenen Ursprungs. In der neuen, Anfang des Jahres 2017 erschienenen 4. Auflage der Klassifikation der Tumoren des Kopf-Hals-Bereiches der WHO (El-Naggar et al. 2017) wurden die Zysten neu geordnet. Letztmalig wurden diese in der 2. Auflage der Klassifikation der WHO im Jahre 1992 behandelt. Im Vergleich zu früheren Klassifikationen sind mit der revidierten Klassifikation gewisse Vereinfachungen vorgenommen worden. So wurde z. B. die Gingivazyste des Säuglings mit der Gingivazyste des Erwachsenen zusammengefasst. Von besonderer Bedeutung ist die Reklassifizierung des keratozystischen odontogenen Tumors zur odontogenen Keratozyste. Gleiches gilt für den kalzifizierenden odontogenen Tumor, der jetzt wieder als kalzifizierende odontogene Zyste geführt wird. Gründe für diese einschneidenden Änderungen der Klassifikation wurden nicht diskutiert. Es erfolgte lediglich der Hinweis, dass die wissenschaftliche Evidenz für die Beibehaltung dieser Entitäten in der Gruppe der Neoplasien nicht ausreichend sei.

## 6.1 Odontogene und nicht odontogene entwicklungsbedingte Zysten



### 6.1.2 Follikuläre Zyste (FZ)

Definition: Eine Zyste, die im Bereich der Schmelz-Zement-Grenze eines nicht durchgebrochenen Zahnes ansetzt und deren Krone umschließt. Sie entsteht im Knochen über einem im Durchbruch befindlichen Zahn. Die in früheren Klassifikationen der odontogenen Zysten als Extra-Entität geführte Eruptionszyste (Abb. 6-1) wird jetzt als Variation der follikulären Zyste betrachtet.

*Epidemiologie*
Follikuläre Zysten sind nach den radikulären Zysten am zweithäufigsten (20 % aller odontogenen Zysten). Sie werden meist in Verbindung mit Weisheitszähnen des Ober- und Unterkiefers und des Oberkiefereckzahns beobachtet. Auch der zweite Prämolar des Unterkiefers ist des Öfteren

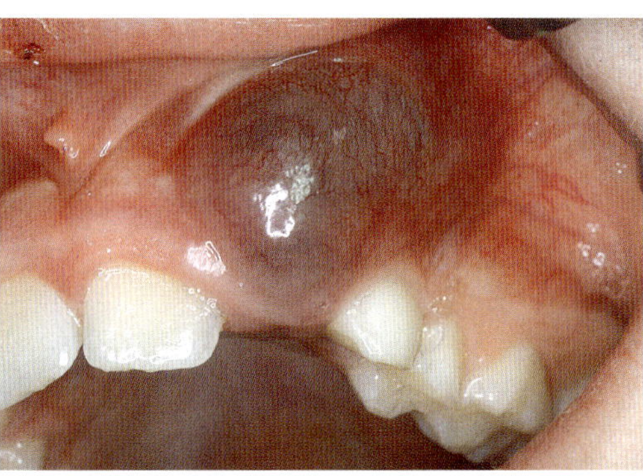

**Abb. 6-1** Eruptionszyste. Im Bereich des nicht durchgebrochenen Zahnes 22 besteht eine bläulich-rote Schwellung als Zeichen einer Durchbruchsstörung des betroffenen Zahnes.

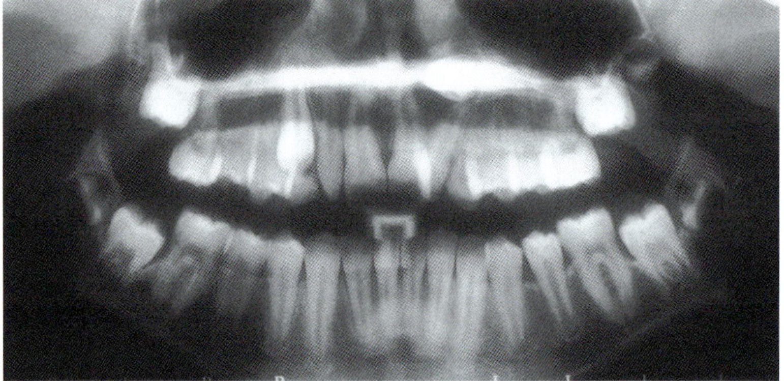

**Abb. 6-2** Panoramaschichtaufnahme. Der linke Eckzahn des Oberkiefers ist horizontal verlagert und zeigt eine Transluzenz, die sich zwischen die Wurzeln der Zähne 21 und 22 erstreckt. Dies entspricht der Diagnose einer follikulären Zyste.



betroffen. Die FZ wird am häufigsten zwischen der zweiten und vierten Lebensdekade diagnostiziert, betrifft aber alle Altersgruppen. Die FZ ist bei Männern häufiger als bei Frauen.

*Klinik*

Die follikuläre Zyste vergrößert sich schmerzlos und ist asymptomatisch. Sehr große FZ führen zu Asymmetrien der Kiefer und Vorwölbungen am Alveolarfortsatz. Meist werden sie diagnostiziert aufgrund fehlenden Zahndurchbruchs, besonders der Oberkiefereckzähne. Infiziert sich der Zysteninhalt, kommt es zu Pusbildung und Schmerzen. Die Eruptionszyste bildet sich über einem durchbrechenden Zahn. Eltern sind meist besorgt über die „Blase" am Kiefer des Kindes.

*Bildgebende Verfahren*

Radiologisch erscheint die FZ als eine umschriebene Radioluzenz, die mit der Krone eines impaktierten, retinierten Zahnes assoziiert ist. Meist umgibt die Radioluzenz die Zahnkrone. Gelegentlich kann es vorkommen, dass die Radioluzenz nur auf einer Seite des betroffenen Zahnes liegt (Abb. 6-2 bis 6-4).

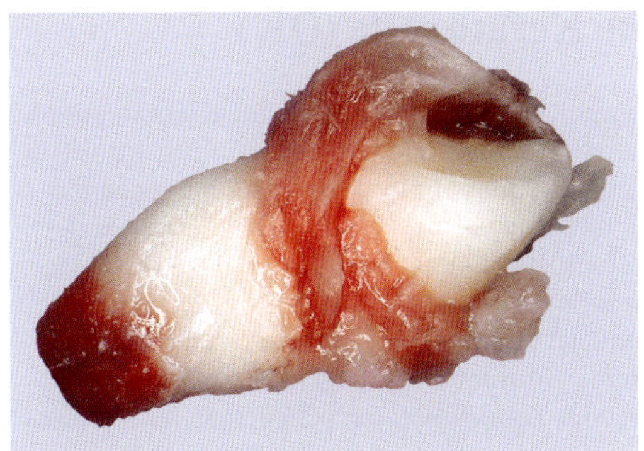

**Abb. 6-3** Der Eckzahn aus Abb. 6-2 nach chirurgischer Entfernung. Der Zystenbalg (teilweise eröffnet) setzt an der Schmelzzementgrenze an.

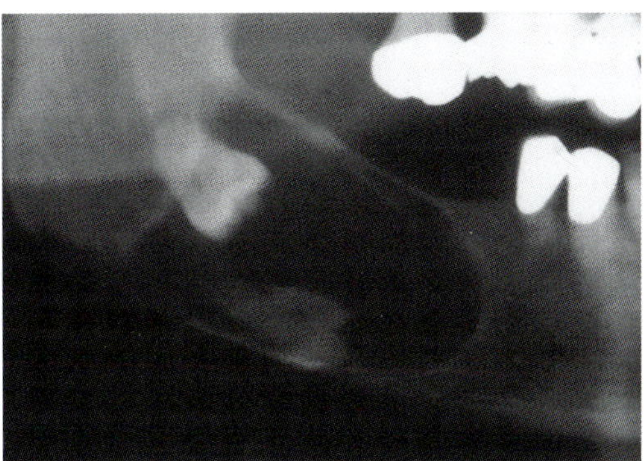

**Abb. 6-4** Ausschnitt aus einer Panoramaschichtaufnahme mit einer ausgedehnten follikulären Zyste, ausgehend vom verlagerten rechten Weisheitszahn des Unterkiefers.

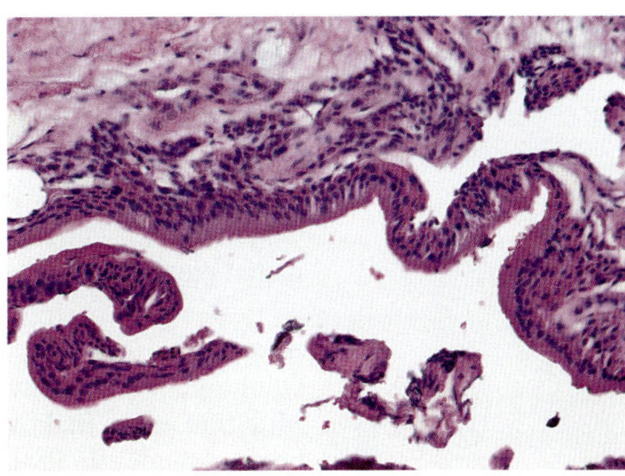

**Abb. 6-5** Follikuläre Zyste. Das Epithel der follikulären Zyste besteht aus wenigen Zelllagen odontogenen Epithels.



*Histopathologie*

Der Zystenbalg besteht aus einer dünnen Bindegewebsmembran mit einer Epithelschicht von 2 bis 4 Lagen (Abb. 6-5). Dieses morphologische Bild entspricht dem des reduzierten Schmelzepithels. Liegen entzündliche Reize vor, so verdickt sich das Epithel und nimmt die Morphologie von Plattenepithel an. Das Zystenepithel kann keratinisieren. Mukusproduzierende oder zilientragende Zellen können im Epithel auftreten. Im benachbarten Bindegewebe liegen häufig kleine Inseln inaktiven odontogenen Epithels. Histopathologisch ähnelt die Eruptionszyste der follikulären Zyste. Hier finden sich aber eher chronisch entzündliche Infiltrate im Zystenbalg. Das Epithel erscheint verdickt.

*Therapie und Prognose*

Eine Zystektomie ist notwendig, wobei beteiligte Zähne unter Umständen belassen werden können, insbesondere Oberkiefereckzähne, die kieferorthopädisch einzuordnen sind. Bei älteren Patienten ist die chirurgische Entfernung eines zystenassoziierten Zahnes eher indiziert. Um Kieferfrakturen zu vermeiden, ist gelegentlich ein zweizeitiges Vorgehen sinnvoll (Zystostomie vor Zystektomie). Rezidive sind äußerst selten. Die Eruptionszyste wird durch einfache Eröffnung (Deckelung) behandelt.

### 6.1.3 Odontogene Keratozyste (OK)

Definition: Die odontogene Keratozyste wurde in der Klassifikation der WHO (2005) als keratozystischer odontogener Tumor klassifiziert. Nun (2017) wurde eine Reklassifizierung zur odontogenen Keratozyste vorgenommen aufgrund bisher nicht ausreichender harter wissenschaftlicher Kriterien, die eine Klassifikation als Neoplasie rechtfertigen. Odontogene Keratozysten treten solitär und multipel auf. In der letzteren Form ist sie ein Teil des naevoiden Basalzellkarzinom-Syndroms. Beide Termini (odontogene Keratozyste und keratozystischer odontogener Tumor) können nebeneinander benutzt werden.
Die OK ist eine odontogene Zyste mit einem dünnschichtigen, parakeratinisierten Epithel mit palisadenartigen hyperchromatischen Basalzellen.

*Epidemiologie*
10 bis 20 % aller odontogenen Zysten sind OKs. Sie ist die dritthäufigste Zystenart im Kieferbereich. Am häufigsten ist das dritte und vierte Lebensjahrzehnt betroffen. Zwischen dem 50. und 70. Lebensjahr besteht ein weiterer Häufigkeitsgipfel. Bei Männern finden sich OKs etwas häufiger. 5 % der OKs betreffen Patienten mit dem naevoiden Basalzellkarzinom-Syndrom, wobei die Patienten deutlich jünger sind, wenn die ersten OKs auftreten.

*Ätiologie*
Odontogene Keratozysten entstehen aus Resten der Lamina dentalis. Mutation oder Inaktivierung des PTCH1-Gens führt über den Hedgehog-pathway zur Proliferation des OK-Epithels. Das PTCH1-Gen wird als Tumorsuppressor-Gen angesehen. Die Mutation ist vor allem beim Gorlin-Goltz-Syndrom (identisch mit dem naevoiden Basalzellkarzinom-Syndrom) nachgewiesen worden, aber gelegentlich auch bei sporadisch auftretenden OKs.



*Lokalisationen*
Der Unterkiefer ist häufiger betroffen als der Oberkiefer. 65 bis 83 % der Fälle treten im Unterkiefer auf, vorwiegend im Bereich des Kieferwinkels.

*Klinik*
Odontogene Keratozysten sind bei zufälligen Erstbefunden häufig schon groß. Sie wachsen schmerzlos und führen zu Zahnverlagerungen. Sie sind charakterisiert durch lokale Ausbreitung, vor allem in posterior-anteriorer Richtung, durch eine hohe Rezidivtendenz und durch Bildung von Tochterzysten. Die OK kann kortikalen Knochen und angrenzendes Weichgewebe infiltrieren.

*Bildgebende Verfahren*
Röntgenologisch zeigen kleinere OK runde oder ovale, unilokuläre Radioluzenzen. Große OK erscheinen oft mit bogigem Randverlauf (Abb. 6-6). Sie sind gut begrenzt und weisen oft sklerotische Randsäume auf. Im Oberkiefer können OK zur Verdrängung der Orbita führen. Besonders bei OKs

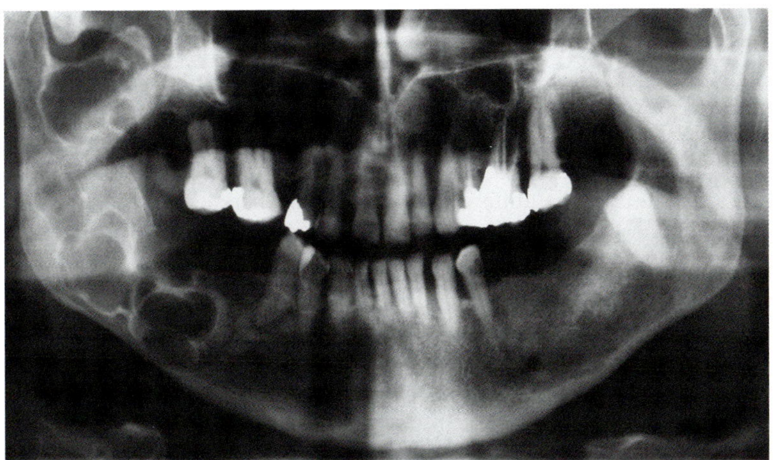

**Abb. 6-6** Odontogene Keratozyste. Die Panoramaschichtaufnahme zeigt die ausgedehnte multilokuläre Veränderung im Bereich des rechten Unterkiefers und aufsteigenden Astes.

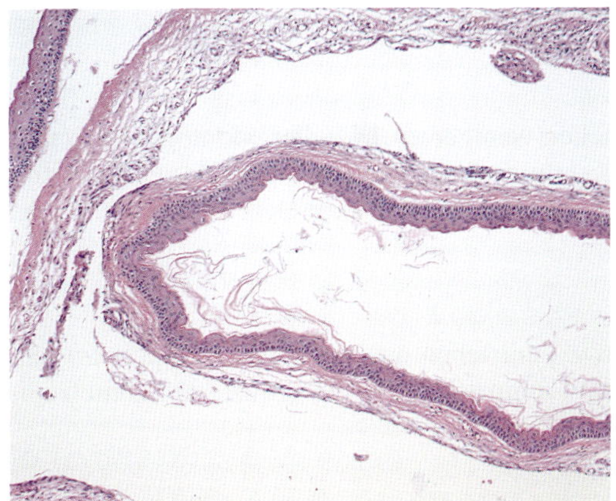

**Abb. 6-7** Odontogene Keratozyste. Das Epithel besteht aus sechs bis sieben Lagen von Epithelzellen. Die Oberfläche zeigt Parakeratose. Im Lumen finden sich abgestoßene Epithelreste. Die Basalzellschicht besteht aus kubischen bis zylindrischen Zellen, die palisadenartig angeordnet sind.

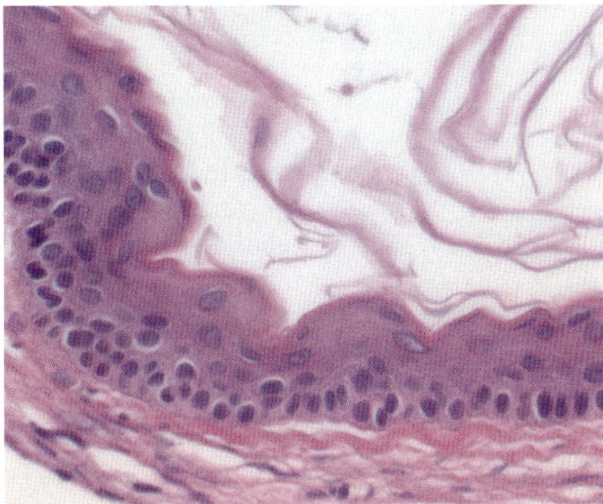

**Abb. 6-8** Odontogene Keratozyste. Die höhere Vergrößerung zeigt die vorwiegend kubischen Epithelzellen mit großen basophilen Kernen. Die Oberfläche weist Parakeratose auf.

im Oberkiefer ist die Anfertigung von CTs oder DVTs ratsam, um die exakte Ausdehnung zu dokumentieren.

*Histopathologie*
Odontogene Keratozysten sind durch einen Zystenbalg von fünf bis acht parakeratotisch verhornten Epithelzelllagen charakterisiert. Retezapfen werden nicht ausgebildet. Die Basalzellschicht wird von kubischen bis zylindrischen Zellen gebildet, die palisadenartig aufgereiht sind und große basophile Kerne besitzen (Abb. 6-7 und 6-8). Tochterzysten sind regelmäßig zu beobachten. Mitosen im Epithel können auftreten. Sehr selten kann sich ein primäres, intraossäres Plattenepithelkarzinom aus dem Zystenepithel entwickeln.

*Therapie und Prognose*
Aufgrund der Aggressivität der OKs sollte eine sorgfältige Zystektomie mit nachfolgender Ausfräsung erfolgen. Die Verwendung von Carnoy-Lösung zur In-vivo-Fixierung des Zystenbalges wird empfohlen. Wichtig ist auch die Exzision der Alveolarkamm-Mukosa zur Entfernung von möglichen Tochterzysten, die sich in dieser gern befinden. Besonders sorgfältig muss die chirurgische Entfernung von OKs im Oberkiefer erfolgen, da ein schnelles Vorwachsen bis zur Schädelbasis und ins Gehirn mit fatalem Ausgang vorkommen kann. Langzeit-follow-ups sind conditio qua non.

### 6.1.4 Laterale Parodontalzyste (LPZ) und Botryoide odontogene Zyste (BOZ)

Definition: Die LPZ ist eine entwicklungsbedingte Zyste, ausgekleidet durch ein nicht verhorntes Epithel. Sie findet sich vor allem seitlich von oder zwischen vitalen durchgebrochenen Zähnen. Die BOZ wird als multizystische Variante der LPZ angesehen.

*Epidemiologie*
Die LPZ und die BOZ machen weniger als 1 % aller odontogenen Zysten aus. In der sechsten und siebten Lebensdekade wird sie des Öfteren diagnostiziert, kann aber in jedem Lebensalter auftreten. Männer scheinen eher betroffen zu sein.

*Ätiologie*
Beide Varianten (LPZ, BOZ) entstehen aus odontogenen Epithelresten. Dabei kommen infrage: die Lamina dentalis, das reduzierte Schmelzepithel oder die Malassez-Epithelreste.

*Lokalisationen*

Die meisten LPZs/BOZs entstehen im Unterkiefer; weniger als 20 % finden sich im Oberkiefer. Die Prämolarenregion ist vorwiegend betroffen.

*Klinik*
Die meisten LPZs/BOZs werden zufällig auf Röntgenbildern entdeckt, da sie sich asymptomatisch verhalten. Röntgenlogisch erscheinen LPZs als unilokuläre Radioluzenzen mit einer Größe von einem Zentimeter. BOZs sind durch multilokuläre Radioluzenzen charakterisiert.

*Histopathologie*
Laterale Parodontalzysten sind histopathologisch ähnlich aufgebaut wie die Gingivazyste des Erwachsenen. Der Zystenbalg besteht aus ein bis zwei nicht verhornten Epithellagen. Fokale plaqueartige Epithelverdickungen sind typisch. Der Zystenbalg zeigt keine Entzündungszeichen (Abb. 6-9 und 6-10). Das histologische Bild der BOZ ist dem der LPZ ähnlich, außer dass multiple Zystenräume bestehen.

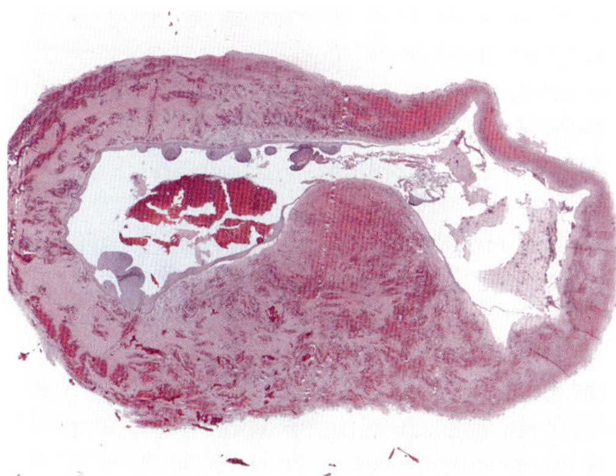

**Abb. 6-9** Laterale Parodontalzyste. Das Lumen der Zyste ist mit einem dünnen Epithel ausgekleidet, das fokal große rundliche „Plaques", bestehend aus fusiformen Epithelzellen, aufweist.

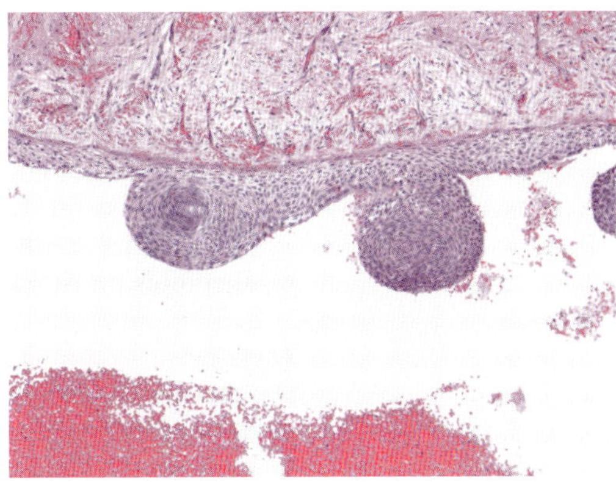

**Abb. 6-10** Höhere Vergrößerung der „Plaques" aus Abb. 6-9.

*Therapie*
Die LPZ wird enukleiert (Zystektomie), ohne dass Zähne entfernt werden. Rezidive sind selten. Im Gegensatz dazu kommt es bei der BOZ in 20 % zu Rezidiven.

## 6.1.5 Gingivazyste (GZ)

Definition: Gingivazysten werden als odontogene Zysten der Alveolarmukosa aufgefasst. Sie finden sich bei Erwachsenen (GZE) und Säuglingen bis zum Alter von drei Monaten. Die Gingivazyste des Säuglings (GZS) wurde früher als eigene Entität klassifiziert, wird aber jetzt (WHO 2017) mit der Gingivazyste des Erwachsenen abgehandelt und klassifiziert. Synonyme der GZS: Epstein-Perlen oder Bohn-Knötchen.



*Epidemiologie*
Beide Varianten sind selten, die GZE besonders, da sie aufgrund ihrer Symptomarmut leicht übersehen wird. Die GZS tritt multipel auf und ist bereits zum Geburtszeitpunkt präsent. Nach dem dritten Lebensmonat ist sie kaum mehr zu beobachten. GZSs sind harmlos und werden meist von der Mutter des Kleinkindes entdeckt.

*Klinik*
Die GZE findet sich vor allem im Eckzahn-Prämolaren-Bereich des Unterkiefers. Klinisch entsteht eine bläulich-rote, schmerzlose Schwellung an der Gingiva. Die GZS imponiert als kleine, 2 bis 4 mm große, weißliche oder gelbe Knötchen am zahnlosen Alveolarfortsatz des Säuglings.

*Histopathologie*

Die epitheliale Zystenauskleidung der GZ variiert von sehr dünnem Epithel von ein bis zwei Schichten bis zu dickem, stratifiziertem Plattenepithel ohne Bildung von Epithelzapfen. Epithelzellen sind flach und kubisch. Auch epitheliale Plaques wie bei der lateralen Parodontalzyste können auftreten.

Die GZS ist ebenfalls mit dünnem Plattenepithel ausgekleidet, welches parakeratinisiert ist. Der Zystenhohlraum ist mit Keratin gefüllt.

*Therapie*

Die meisten GZEs scheinen spontan zu platzen und verschwinden unbemerkt. Größere GZEs müssen chirurgisch entfernt werden. Die GZS ist selbstlimitierend und bedarf keiner chirurgischen Therapie.

### 6.1.6 Glanduläre odontogene Zyste (GOZ)

Definition: Die glanduläre Zyste ist eine entwicklungsbedingte Zyste mit Epithel, das Eigenschaften von Speicheldrüsen oder einer glandulären Differenzierung entwickelt. Die GOZ wird auch als Sialo-odontogene Zyste bezeichnet.

*Epidemiologie*

Die GOZ ist selten mit 0,5 % aller odontogenen Zysten. Die Altersgruppe 40 bis 70 Jahre ist vorwiegend betroffen. Es besteht keine Genderpräferenz.

*Ätiologie*

Die Ätiologie ist unbekannt. Reste der Lamina dentalis werden als Entstehungsort benannt.



*Lokalisationen*

Glanduläre odontogene Zysten sind in 75 % der Fälle sind im Unterkiefer lokalisiert. Oberkiefer-GOZs sind vor allem im Frontbereich zu finden.

*Klinik*

Schmerzlose Schwellungen sind typisch. Glanduläre odontogene Zysten sind meist mit mehreren Zahnwurzeln assoziiert. Im Unterkiefer können GOZs sehr groß werden und die Unterkiefermitte überschreiten.

*Bildgebende Verfahren*

Bildgebende Verfahren zeigen entweder gut umschriebene, unilokuläre oder multilokuläre Radioluzenzen. Letztere weisen meist einen bogigen Randverlauf auf (Abb. 6-11).

*Histopathologie*

Wichtige histopathologische Kriterien für die Diagnostik sind:

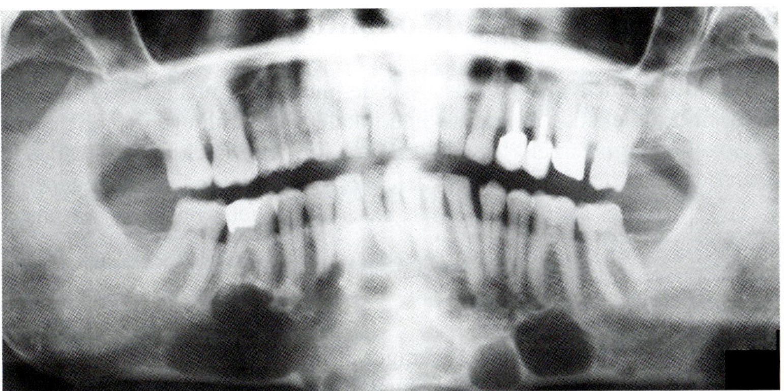

**Abb. 6-11** Glanduläre odontogene Zyste. Die Panoramaschichtaufnahme zeigt multilokuläre Transluzenzen im Bereich des anterioren Unterkiefers.

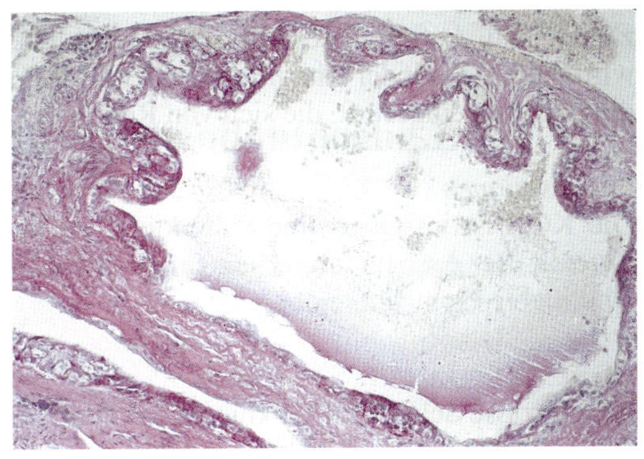

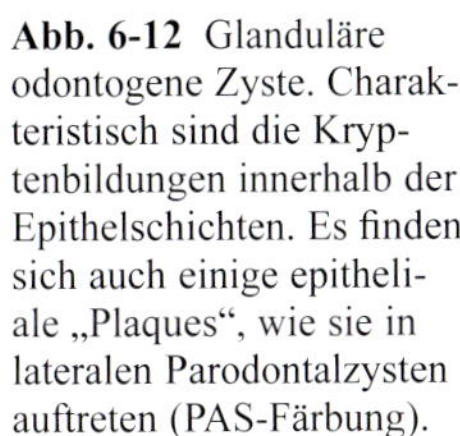

**Abb. 6-12** Glanduläre odontogene Zyste. Charakteristisch sind die Kryptenbildungen innerhalb der Epithelschichten. Es finden sich auch einige epitheliale „Plaques", wie sie in lateralen Parodontalzysten auftreten (PAS-Färbung).

- unterschiedlich dicke Epithelschichten,
- eine lumenseitige Schicht kubischer oder säulenförmiger Zellen,
- intraepitheliale Mikrozysten,
- apokrine Metaplasie lumenseitiger Zellen,
- basale und parabasale Klarzellen,
- papilläre Projektionen in das Zystenlumen,
- mukusproduzierende Zellen,
- epitheliale Plaques sowie Zilien und multiple zystische Kompartments (Abb. 6-12).



Eine Verwechslung mit einem zentralen Mukoepidermoid-Karzinom muss dringend vermieden werden!

*Prognose und Therapie*
Enukleation der GOZ ist die Therapie der Wahl; allerdings kommt es in 30 bis 50 % zu Rezidiven! Rezidive können noch nach 8 Jahren auftreten. Für große GOZ wird eine radikale Resektion empfohlen.

*Histopathologie*
Histologisch findet sich ein Bindegewebsbalg ohne Entzündungszeichen mit einer dünnen Epithelschicht von 5 bis 8 Lagen. Retezapfen fehlen. Das Epithel ist orthokeratinisiert mit einer deutlichen Granularzellschicht.

*Prognose und Therapie*
Enukleation (Zystektomie) ist die Therapie der Wahl. Rezidive sind äußerst selten.

### 6.1.9 Nasopalatinale Zyste (NZ)

Definition: Die NZ ist eine nicht odontogene Zyste, die in der Mittellinie des vorderen Oberkiefers entsteht. Sie wird auch als Ductus-incisivus-Zyste bezeichnet. Die nasolabiale Zyste – ebenfalls eine nicht odontogene Zyste – wird in der WHO-Klassifikation (2017) nicht mehr aufgeführt.

*Epidemiologie*
Die NZ macht ca. 5 % aller odontogenen Zysten aus. Sie wird meist im dritten bis sechsten Lebensjahrzehnt diagnostiziert. Männer sind etwas häufiger betroffen (3:1).

*Ätiologie*
Die NZ geht aus epithelialen Resten des Ductus nasopalatinus hervor.

*Lokalisation*
Nasopalatinale Zysten finden sich nur zentral im anterioren Oberkiefer.

*Klinik*
Die NZ imponiert meist als Schwellung palatinal der zentralen Oberkiefer-Frontzähne. Nach Traumatisierung der NZ können Schmerzen auftreten. Die Frontzähne bleiben vital, können aber durch die NZ verdrängt werden.



*Bildgebende Verfahren*
Röntgenologisch findet sich die NZ in der Mittellinie des Oberkiefers und zeigt eine runde, ovale oder herzförmige Radioluzenz zwischen den Wurzeln der Frontzähne. DVTs geben eine exaktere Darstellung der Ausdehnung der NZ.

*Histopathologie*
Die NZ ist vorwiegend (90 %) durch Plattenepithel oder pseudostratifiziertes, zilientragendes Epithel ausgekleidet (Abb. 6-14). Auch respiratorisches Epithel kann beobachtet werden. Der Zystenbalg enthält neurovaskuläre Strukturen, die durch den Canalis nasopalatinus in die Papilla incisiva ziehen.

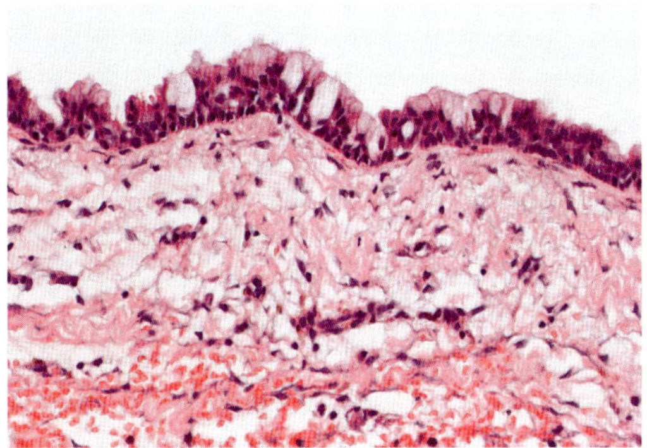

**Abb. 6-14** Nasopalatinale Zyste. Das Zystenepithel kann sowohl aus Plattenepithel als auch, wie in diesem Fall, aus pseudostratifiziertem, zilientragendem Epithel bestehen.

*Prognose und Therapie*
Die NZ wird durch eine Zystektomie therapiert. Dabei kann es zu Verletzungen vom Gefäß-Nerven-Bündel mit Blutungen und Taubheitsgefühl kommen.

# 6.2 Entzündlich bedingte Zysten

## 6.2.1 Radikuläre Zyste (RZ)

Definition: Die RZ ist eine odontogene Zyste entzündlichen Ursprungs; sie ist mit einem devitalen Zahn assoziiert. Die früher gesondert klassifizierte Residualzyste ist eine radikuläre Zyste, die nach Extraktion des betroffenen Zahnes verblieben ist. Die RZ entsteht aus Malassez-Epithelresten, die inaktiv im Parodontium liegen, aber durch inflammatorische Reize zu proliferieren beginnen. Auslöser ist die Pulpanekrose.



*Pathogenese*
Die primäre Ursache der RZ ist ein kariöser Prozess, der die Pulpa erreicht. Es folgt der nekrotische Zerfall der Pulpa mit Ausbreitung in den Periapex-Bereich – oder nach lateral –, wobei das typische Granulationsgewebe entsteht. Eingeschlossen in das Granulationsgewebe liegen die Malassez-Epithelreste, die zu proliferieren beginnen und nach und nach eine mit Epithel ausgekleidete zystische Kavität bilden. Der Zysteninhalt besteht aus Abbauprodukten von epithelialen Zellen, Entzündungszellen, Bindegewebe, Serumproteinen, Wasser, Elektrolyten und Cholesterinkristallen (Abb. 6-15 und 6-16). Der Zysteninhalt wird somit hyperton im Vergleich zum Serum. Da die Zystenwand semipermeabel ist, entsteht ein osmoti-

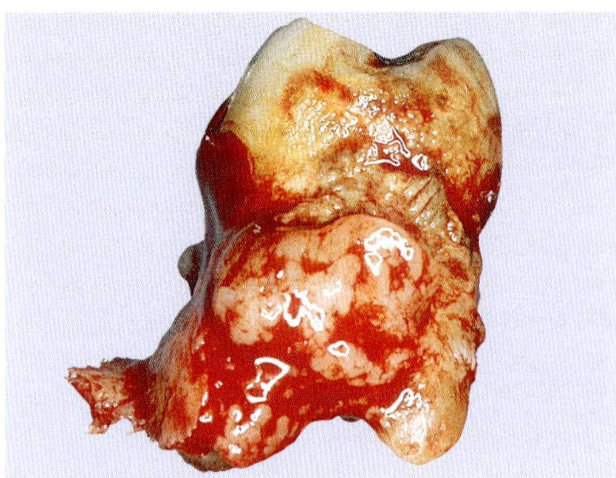

**Abb. 6-15** Apikales Granulationsgewebe an einem unteren Molaren. Dieses bildet das Ausgangsgewebe mit den darin befindlichen Malassez-Epithelresten.

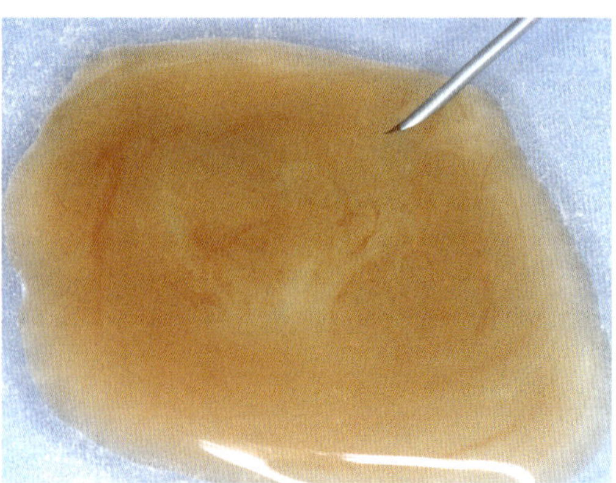

**Abb. 6-16** Typische Zystenflüssigkeit goldgelber Färbung aufgrund der darin enthaltenen Cholesterinkristalle.

scher Gradient, sodass Wasser in die Zyste diffundiert. Dadurch steigt der hydrostatische Druck im Zysteninneren mit dem Resultat einer Zystenvergrößerung. Die Vergrößerung der Zyste erfolgt schmerzlos.

Fibroblasten aus dem Zystenbalg produzieren Zytokine, Prostaglandine und TNF (Tumor-Nekrose-Faktor), die zur Aktivierung von Osteoblasten führen. Diese bewirken über die Produktion von Säuren eine Demineralisation des Knochens.

Die organische Matrix des Knochens wird von Matrix-Metalloproteinasen (MMP), die ebenfalls von Fibroblasten synthetisiert werden, abgebaut. Der Knochen wird somit resorbiert und die Zyste expandiert in gleichem Maße. Die Zystenflüssigkeit hat eine goldgelbe Farbe, verursacht durch die darin enthaltenen Cholesterinkristalle.



*Epidemiologie*
Radikuläre Zysten sind die häufigsten aller odontogenen Zysten (ca. 55 %). Im vierten und fünften Lebensjahrzehnt werden die meisten RZ diagnostiziert. Es kann allerdings jedes Lebensalter betroffen sein. RZ werden bei Männern häufiger diagnostiziert.

*Lokalisation*
Am häufigsten sind die Oberkiefer-Frontzähne betroffen (ca. 50 %). Die RZ ist fast immer apikal lokalisiert, laterale RZ kommen aber über einen Seitenkanal einer Zahnwurzel auch vor.

*Klinik*
Da sich die RZ zunächst schmerzlos vergrößert, kommt es zu Schwellungen am Alveolarfortsatz oder auch zu Zahnlockerungen. Infiziert sich eine RZ, treten starke Schmerzen und Gesichtsschwellungen auf.

*Bildgebende Verfahren*
Röntgenologisch sind kleine Durchmesser periapikalen Granulationsgewebes (5 bis 6 mm) nicht von Zysten zu unterscheiden. Ob es sich um

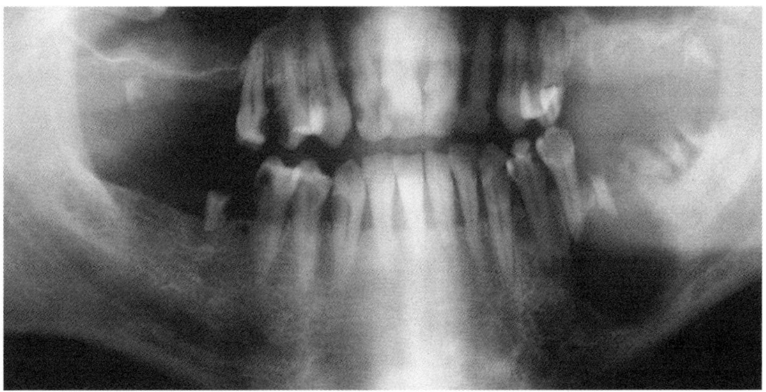

**Abb. 6-17** Panoramaschichtaufnahme mit ausgedehnter radikulärer Zyste im Bereich des linken Unterkiefers.

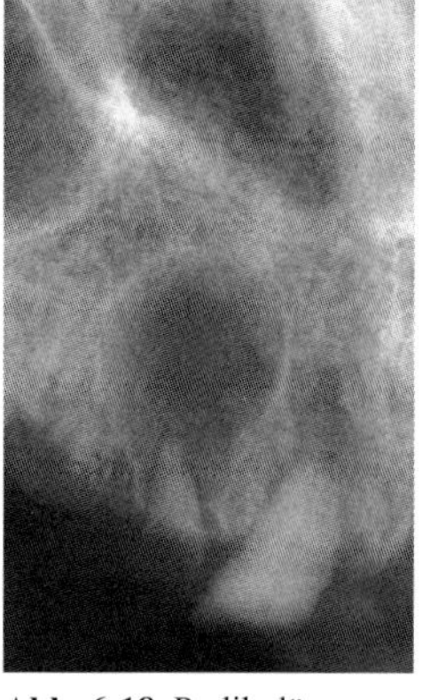

**Abb. 6-18** Radikuläre Zyste des Oberkiefers ausgehend von einem Wurzelrest. Die Abgrenzung der Zyste ist klar, der Randbereich durch einen dünnen sklerotischen Saum gekennzeichnet.

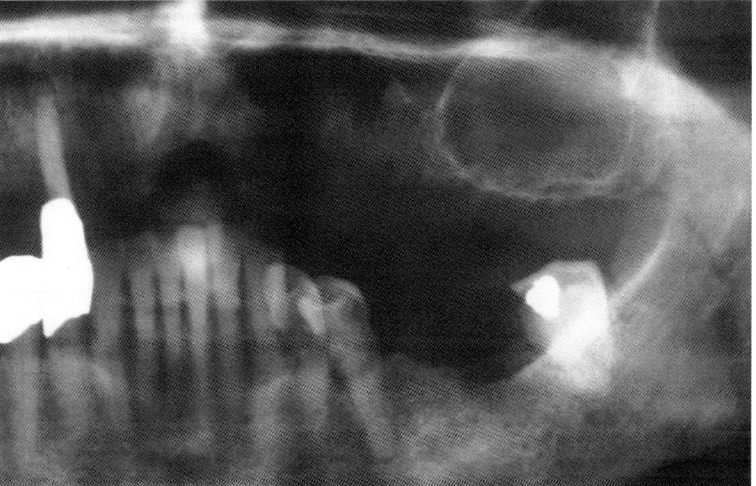

**Abb. 6-19** Große Residualzyste im Bereich des linken Oberkiefers. Der sklerotische Randsaum ist besonders gut zu erkennen.



eine Zyste oder nur Granulationsgewebe handelt, kann dann nur durch die histologische Untersuchung entschieden werden. Bildgebende Verfahren zeigen eine scharf abgegrenzte, meist runde Transluzenz in Verbindung mit dem Apex des betroffenen Zahnes. Bei nicht infizierten Zysten findet sich meist ein schmaler sklerotischer Randsaum, der sich nach Infektion relativ schnell auflöst (Abb. 6-17 bis 6-19).

*Histopathologie*

Die meisten RZs sind durch dünnes unverhorntes Plattenepithel ausgekleidet (Abb. 6-20 und 6-21). Die Morphologie des Epithels hängt allerdings von der jeweiligen Begleitentzündung ab. Liegt diese vor, so zeigt das Zystenepithel proliferierende, reteartige Fortsätze. Juxta-epitheliale Hyalinisierung kann auftreten. Das Zystenepithel kann schleimbildende und zilientragende Zellen aufweisen. Auch Hyalinkörper („rushton bodies“)

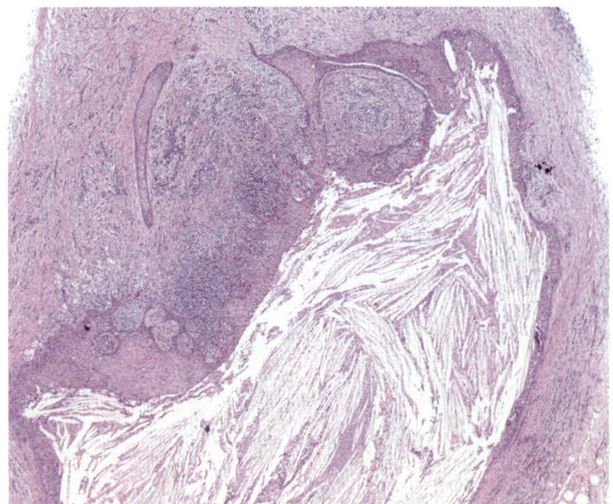

**Abb. 6-20** Radikuläre Zyste. Im rechten Bereich des Mikrofotos findet sich unverhorntes Plattenepithel ohne Zeichen der Entzündung. Im linken oberen Bereich ist es zur Epithelproliferation mit ausgeprägter Entzündung gekommen. Im Lumen befinden sich die typischen Schlitze der Cholesterinkristalle.

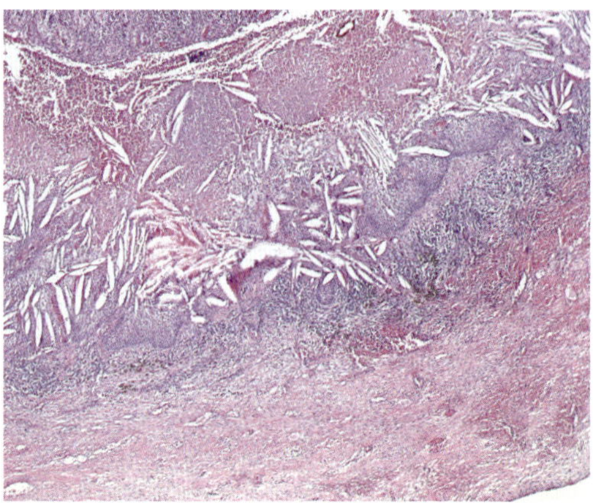

**Abb. 6-21** Im unteren Bereich des Mikrofotos findet sich der breite Bindegewebsbalg, darüber das durch Entzündung stark alterierte odontogene Epithel des Zystenbalges. Lumenwärts sind wiederum die Schlitzbildungen der Cholesterinkristalle erkennbar.

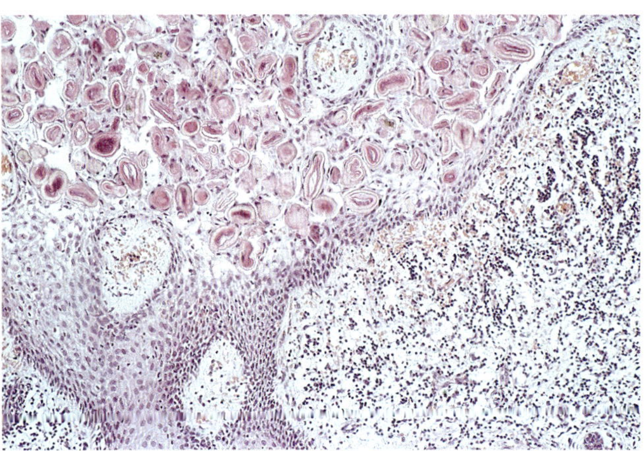

**Abb. 6-22** Im linken unteren Bereich des Mikrofotos findet sich das Zystenepithel, darüber liegen die hyalinen Körperchen („rushton bodies“), wie sie gelegentlich in radikulären Zysten beobachtet werden können.

werden gelegentlich beobachtet (Abb. 6-22). Die Bindegewebswand der Zyste zeigt häufig Ablagerungen von Cholesterinkristallen mit Bildung von Fremdkörperriesenzellen. Entzündliches Infiltrant besteht aus Plasmazellen, Schaumzellen und Russell-Körperchen („russell bodies“). Meist zeigt der Zystenbalg eine starke Infiltration mit Entzündungszellen zwischen der Epithelauskleidung und dem umgebenden Bindegewebe.

*Prognose und Therapie*

Die RZ ist operativ zu entfernen. Dabei ist die Zystektomie die Therapie der Wahl. Nur bei sehr großen Zysten und älteren Patienten kann ein zweizeitiges Vorgehen erwogen werden, wobei zunächst eine Zystostomie und nach Zystenverkleinerung eine Zystektomie durchgeführt wird. Zu erhaltende Zähne werden wurzelbehandelt und meist einer Wurzelspitzenresektion unterzogen. Residualzysten werden ebenfalls zystektomiert.

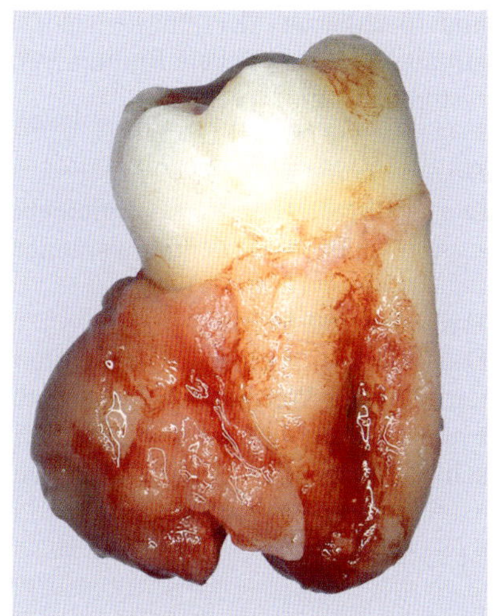

**Abb. 6-23** Makropräparat einer paradentalen Zyste. Diese befindet sich distal im Wurzelbereich eines Unterkieferweisheitszahnes. Im Röntgenbild erscheint diese als halbmondförmige Transluzenz, distal eines betroffenen, meist unteren, Weisheitszahnes.

## 6.2.2 Entzündliche Kollateralzysten (EZ)

Definition: Es werden zwei Varianten der EZ unterschieden: die Paradentalzyste, die distal des Weisheitszahnes entsteht (Abb. 6-23) und die Bifurkationszyste des Unterkiefers, die bukkal des ersten oder zweiten Unterkiefer-Molaren lokalisiert ist.

*Epidemiologie*
Die EZs machen 5 % aller odontogenen Zysten aus. Meist werden sie bei Patienten im Alter zwischen 20 und 40 Jahren diagnostiziert. Männer sind häufiger betroffen (2:1).

*Ätiologie*
Die Ätiopathogenese ist ungeklärt. Meist führt eine Perikoronitis zur EZ, insbesondere bei der paradentalen Zyste. Das Sulkusepithel soll bei der Zystenentwicklung beteiligt sein.



*Lokalisationen*
60 % aller EZ entwickeln sich an Unterkiefer-Weisheitszähnen, die übrigen sind bukkale Bifurkationszysten im Unterkiefer. Entzündliche Kollateralzysten im Oberkiefer sind äußerst selten.

*Klinik*
Eine persistierende Perikoronitis führt zu Schmerzen, Schwellung und Trismus und muss als Ausgangsursache für eine Paradentalzyste angesehen werden. Betroffene Zähne bleiben vital. Paradentale Zysten zeigen eine gut umschriebene Radioluzenz distal eines Unterkiefer-Weisheitszahnes. Das Parodontium und die Lamina dura bleiben unverändert. Die bukkale Bifurkationszyste ist gekennzeichnet durch eine schmerzlose Schwellung bukkal eines Unterkiefer-Molaren. Bei Infektion kommt es zu Schmerzen

und Exsudat aus der Zahnfleischtasche. Röntgenologisch erscheint eine gut abgegrenzte bukkale Radioluzenz, die sich bis an den Unterkieferrand erstrecken kann.

*Histopathologie*
Die Histologie zeigt ein vergleichbares Bild zur radikulären Zyste. Die Zystenwand ist entzündlich verändert, das Epithel hyperplastisch.

*Prognose und Therapie*
Die Enukleation einer EZ ist die Therapie der Wahl. Bei paradentalen Zysten wird der Weisheitszahn mit entfernt. Bei der bukkalen Bifurkationszyste können Molaren des Unterkiefers erhalten bleiben – nach chirurgischer Zystenentfernung und entsprechender Parodontalchirurgie.

# Literatur

El-Naggar AK, Chan JKC, Grandis JR, Takata T, Slootweg PJ. WHO Classification of Head and Neck Tumours. 4th ed. Lyon: International Agency for Research on Cancer; 2017.

Reichart PA, Philipsen HP. Oralpathologie. In Rateitschak KH, Wolff HF (Hrsg.). Farbatlanten der Zahnmedizin. Band 14. Stuttgart: Thieme 1999.

Shear M, Speight PM. Cysts of the Oral and Maxillofacial Regions. 4th ed. Oxford: Blackwell 2007.

# 7 Odontogene Tumoren

*Peter A. Reichart*

*Einleitung*
Odontogene Tumoren (lat. Tumor = Schwellung). Der Begriff Neoplasie – heute zunehmend für maligne Neubildungen verwendet – und tumorähnliche Veränderungen bilden eine Gruppe unterschiedlicher Entitäten. Hamartöse Läsionen, nichtneoplastische Proliferationen, benigne Tumoren bis hin zu malignen Neoplasien mit der Fähigkeit zur Metastasenbildung kennzeichnen diese Gruppe von Erkrankungen. Odontogene Tumoren leiten sich ab von epithelialen, mesenchymalen oder ektomesenchymalen Geweben des Organon dentale. Odontogene Tumoren sind selten – einige davon extrem selten. Auf die häufigeren und bedeutungsvollen wird in diesem Text eingegangen, während die selteneren nur kurz angesprochen werden.

Die Weltgesundheitsorganisation (WHO) publizierte 1971 die erste Klassifikation, gefolgt von weiteren 1992, 2005 und 2017. Die Tabelle 7-1 zeigt die heute gültige Klassifikation von 2017. Wie auch frühere WHO-Klassifikationen unterscheidet die Klassifikation von 2017 maligne und benigne odontogene Tumoren. Die besondere Bedeutung für den zahnärztlichen Berufsstand, Oralchirurgen und Mund-Kiefer-Gesichtschirurgen ergibt sich aus der Tatsache, dass die odontogenen Tumoren ausschließlich im Kiefer-Gesichtsbereich auftreten.

Zunächst werden die benignen Tumoren dargestellt. Die benignen epithelialen odontogenen Tumoren (OT) umfassen 3 Ameloblastomvarianten: das klassische (konventionelle) Ameloblastom, das unizystische und das extraossäre/periphere Ameloblastom. In der Klassifikation von 2005 wurde das desmoplastische Ameloblastom noch gesondert geführt, ist jetzt aber dem klassischen Ameloblastom wieder zugeordnet worden. Weitere epitheliale OT sind der odontogene Plattenepithel-Tumor, der kalzifizierende epitheliale odontogene Tumor und der adenomatoid odontogene Tumor. Der keratozystische odontogene Tumor (WHO 2005) wurde nun wieder „zurückgestuft" zur odontogenen Keratozyste. Beide Termini können allerdings benutzt werden. Grund für die Reklassifizierung waren bisher offenbar nicht ausreichende wissenschaftliche Kriterien für die Klassifikation als Tumor.



Die Ätiologie der OTs ist unklar, allerdings kann man davon ausgehen, dass Fehlentwicklungen während der Odontogenese von ausschlaggebender Bedeutung sind. Das biologische Profil der verschiedenen OTs unterscheidet sich z. T. deutlich. Faktoren wie Lebensalter, Lokalisation, Histopathologie und röntgenlogische Darstellung machen die Unterscheidung der einzelnen Entitäten möglich.

**Tab. 7-1** WHO-Klassifikation odontogener Tumoren (2017).

| WHO-Klassifikation odontogener Tumoren (2017) |
|---|
| **Odontogene Karzinome** |
| Ameloblastisches Karzinom |
| Primär intraossäres Karzinom |
| Sklerosierendes odontogenes Karzinom |
| Klarzelliges odontogenes Karzinom |
| Odontogenes Geisterzellkarzinom |
| **Odontogene Sarkome** |
| **Benigne odontogene epitheliale Tumoren** |
| Ameloblastom |
| Unizystisches Ameloblastom |
| Peripheres/extraossäres Ameloblastom |
| Metastasierendes Ameloblastom |
| Plattenepithelialer odontogener Tumor |
| Kalzifizierender epithelialer odontogener Tumor |
| Adenomatoider odontogener Tumor |
| **Benigne gemischte epithelial/mesenchymale odontogene Tumoren** |
| Ameloblastisches Fibrom |
| Primordialer odontogener Tumor |
| Odontom |
| Odontom, zusammengesetzter Typ |
| Odontom, komplexer Typ |
| Dentinogener Geisterzelltumor |
| **Benigne mesenchymale odontogene Tumoren** |
| Odontogenes Fibrom |
| Odontogenes Myxom/Fibromyxom |
| Zementoblastom |
| Zemento-ossifizierendes Fibrom |



Mit neuen Erkenntnissen – vor allem durch Befunde zur Tumorgenetik der OTs – kommt es immer wieder zu Korrekturen und Erweiterungen der OT-Klassifikation. Die neue WHO-Klassifikation von 2017 hatte sich zum Ziel gesetzt, die Klassifikation zu „vereinfachen"; ob das allerdings der richtige Weg war, wird sich erst in Zukunft zeigen.

# 7.1 Benigne epitheliale odontogene Tumoren

## 7.1.1 Ameloblastom

Definition: Das Ameloblastom ist eine benigne, intraossär progressiv wachsende Neoplasie, charakterisiert durch Infiltration und Expansion sowie durch eine hohe Rezidivtendenz bei nicht adäquater chirurgischer Entfernung. Eine Reihe von Synonymen ist bekannt: konventionelles Ameloblastom, klassisches intraossäres Ameloblastom und solides/multizystisches Ameloblastom.

*Epidemiologie*
Das Ameloblastom ist der häufigste OT, abgesehen vom Odontom. In der vierten bis fünften Lebensdekade werden die meisten Ameloblastome diagnostiziert. Sie treten im Lebensalter von 8 bis 92 auf. Männer und Frauen sind gleich häufig betroffen.

Für Fälle mit BRAF-V600E-Mutation beträgt das mittlere Lebensalter 34 Jahre, für BRAF-Wildtype-Fälle dagegen 54 Jahre.

*Ätiologie*
Das Ameloblastom entsteht aus der Lamina dentalis.

*Lokalisationen*
80 % aller Ameloblastome sind im Unterkiefer lokalisiert. Sie finden sich am häufigsten im posterioren Bereich, gefolgt von der anterioren Unterkiefer-Region und dem posterioren und anterioren Oberkiefer. Das desmoplastische Ameloblastom (früher eigene Entität) ist vor allem im anterioren Oberkiefer lokalisiert.

*Klinik*
Zu Beginn des Wachstums eines Ameloblastoms kommt es zu einer schmerzlosen, langsam zunehmenden Kieferschwellung. Komplikationen größerer Ameloblastome sind: Zahnlockerungen, Zahnfehlstellungen, Parästhesien, Schmerzen, Weichgewebsinfiltration und Gesichtsdeformationen.



*Bildgebende Verfahren*
Ameloblastome können uni- oder multilokulär sein (Abb. 7-1 bis 7-3). Resorptionen an Zahnwurzeln können häufig beobachtet werden. Bukkale und linguale Expansion sind typisch. Die Diagnostik von Ameloblastomen im Oberkiefer erfordert die Anfertigung von CTs, DVTs oder MRTs, um eine genaue Abgrenzung des Tumors zur Schädelbasis festlegen zu können. Desmoplastische Ameloblastome zeigen ein gemischt radioluzent-radiodenses Bild, ähnlich einer fibro-ossären Läsion (Abb. 7-4).

*Histopathologie*
Histopathologisch sind zwei Wachstumstypen zu unterscheiden: der follikuläre und der plexiforme Wachstumstyp (Abb. 7-5 bis 7-7). Folliku-

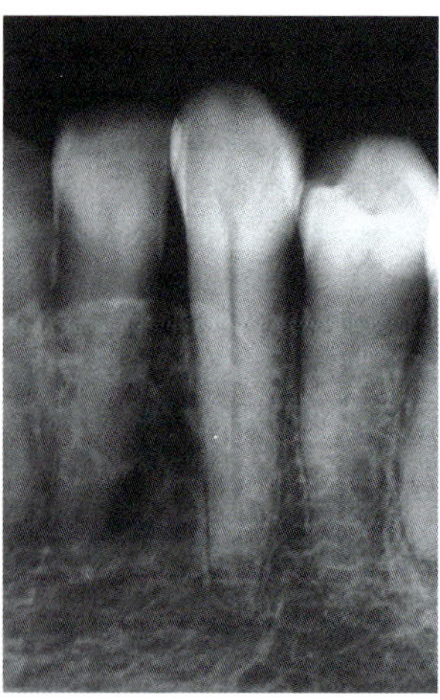

**Abb. 7-1** Initiales Ameloblastom (Mikroameloblastom) des soliden multizystischen Typs im frontalen Unterkiefer zwischen Eckzahn und seitlichem Schneidezahn.

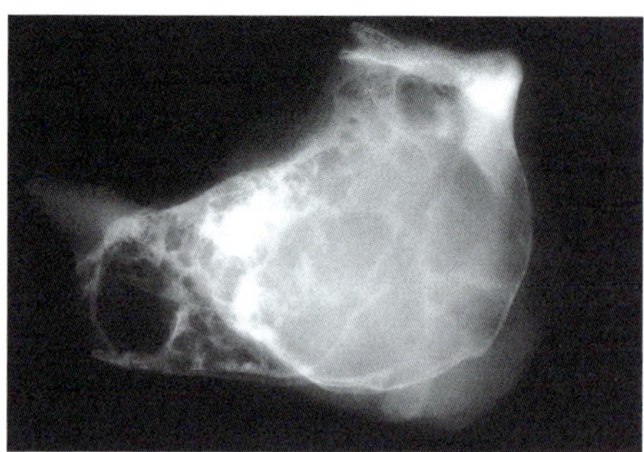

**Abb. 7-2** Röntgenbild eines Resektionspräparates.

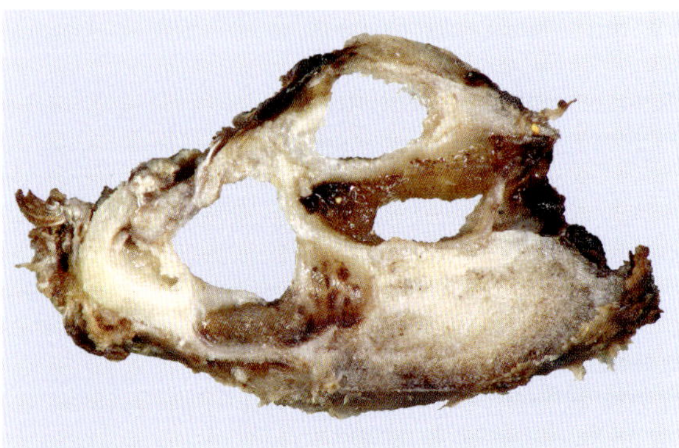

**Abb. 7-3** Makropräparat eines soliden multizystischen Ameloblastoms. Große, von Tumorgewebe ausgekleidete Hohlräume sind offenbar.

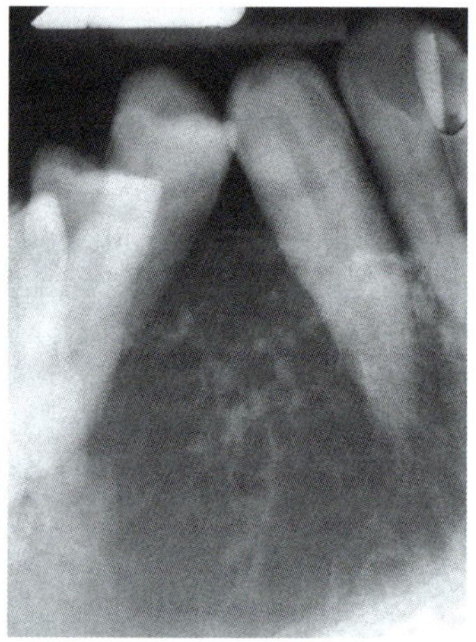

**Abb. 7-4** Zahnfilm eines desmoplastischen Ameloblastoms. Charakteristisch ist das osteolytisch/sklerotische Erscheinungsbild.

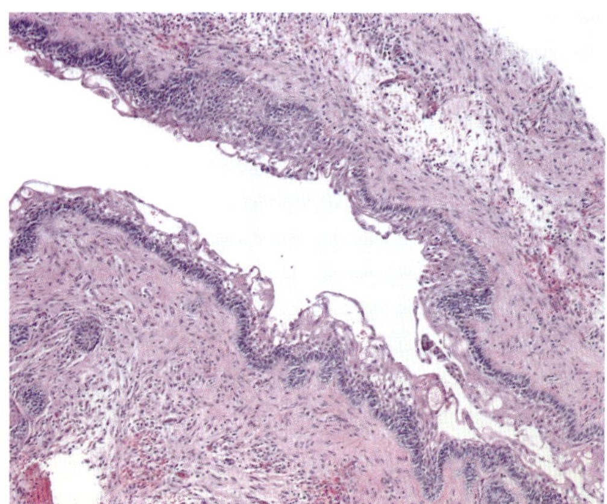

**Abb. 7-5** Zystisches Ameloblastom. Charakteristisch sind die hochprismatischen Ameloblastomzellen. Inseln von Ameloblastomgewebe sind am linken Bildrand erkennbar.

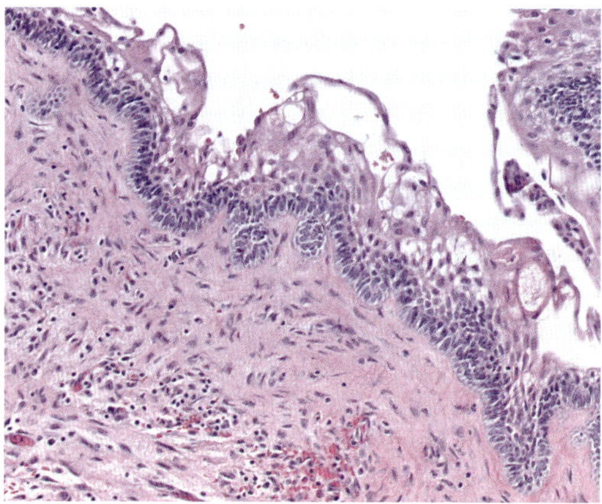

**Abb. 7-6** Höhere Vergrößerung aus Abb. 7-4. Zystisches Ameloblastom (SMA). Zwei Inseln von Ameloblastomgewebe sind im Begriff, in das Bindegewebe zu infiltrieren.

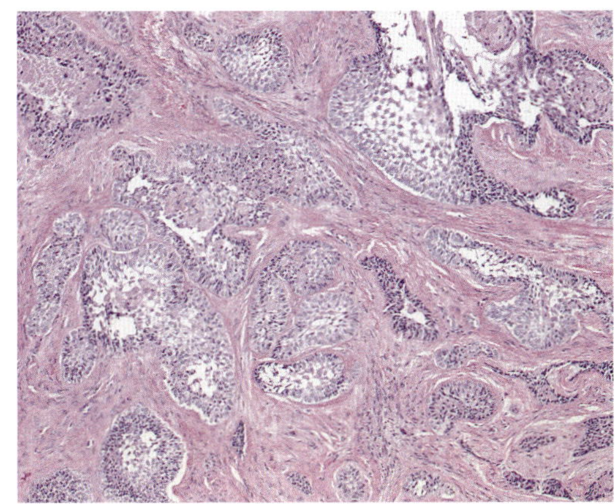

**Abb. 7-7** Follikuläres Ameloblastom. Follikel von Ameloblastomgewebe sind durch Stränge bindegewebigen Stromas voneinander getrennt.

läres Wachstum ist gekennzeichnet durch Ähnlichkeit mit dem Schmelzorgan innerhalb des Bindegewebsstromas. Periphere Zellen sind kubisch bis hochprismatisch, hyperchromatisch und in Palisadenform aufgestellt. Zystische Degeneration innerhalb der epithelialen Zellinseln kann sich bilden. Basale Zylinderzellen zeigen meist eine umgekehrte Kernpolarität („reversed polarity"). Das plexiforme Wachstumsmuster zeigt epitheliale Basalzellen, die in anastomosierenden Strängen angeordnet sind. Hier finden sich meist nur kubische Epithelzellen und wenig sternförmiges Retikulum. Mitotische Aktivität und Zellpolymorphie sind selten. Weitere histologische Varianten des Ameloblastoms umfassen das akanthomatöse, granularzellige, basalzellige und hämangiomatöse Ameloblastom.

Das desmoplastische Ameloblastom besteht aus kubischen bis flachen Epithelzellen in einem dichten fibrösen Stroma mit gelegentlicher Bildung metaplastischen Knochens. Die epithelialen Tumorinseln sind sehr unregelmäßig und bizarr, oft mit akzentuierten Ausläufern. Periphere Epithelzellen sind meist kubisch und zeigen Hyperchromasie der Kerne. Das Zentrum der epithelialen Inseln ist meist hyperzellulär mit spindelförmigen, manchmal keratinisierten Epithelzellen. Hauptkriterium ist die ausgeprägte Desmoplasie mit dicken Kollagenfasern, die die epithelialen Tumorinseln komprimieren (Abb. 7-8 und 7-9).



Die Assoziation eines Odontoms mit einem Ameloblastom wird als Odontoameloblastom bezeichnet und ist extrem selten. In der neuen Klassifikation von 2017 ist das Odontoameloblastom nicht mehr enthalten.

*Genetisches Profil*

Mutationen treten über den sogenannten MAPK-pathway in 90 % der Ameloblastome auf. BRAF-V600E ist dabei die häufigste Mutation. Interessant dabei ist, dass z. B. BRAF-Mutationen in 72 % in Unterkiefer-, aber nur in 20 % von Oberkiefer-Ameloblastomen gefunden wurden. Es gibt noch eine Reihe anderer Mutationen (RAS-Familie, FGFR2 und SMO), auf die in diesem Kontext nicht näher eingegangen werden kann.

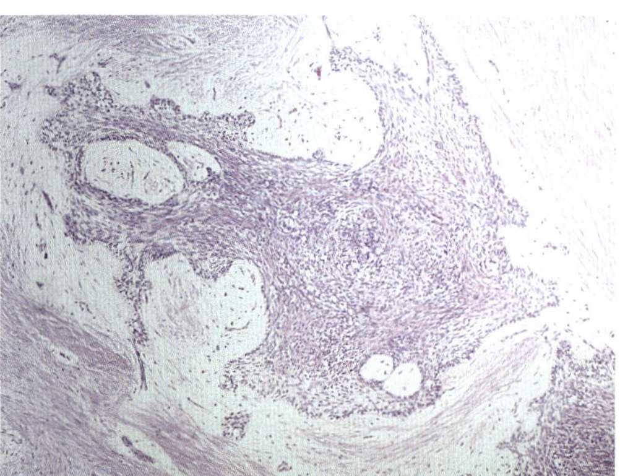

**Abb. 7-8** Desmoplastisches Ameloblastom. Die große, bizarr gestaltete Ameloblastomgewebsinsel ist von dichtem Kollagengewebe umgeben.

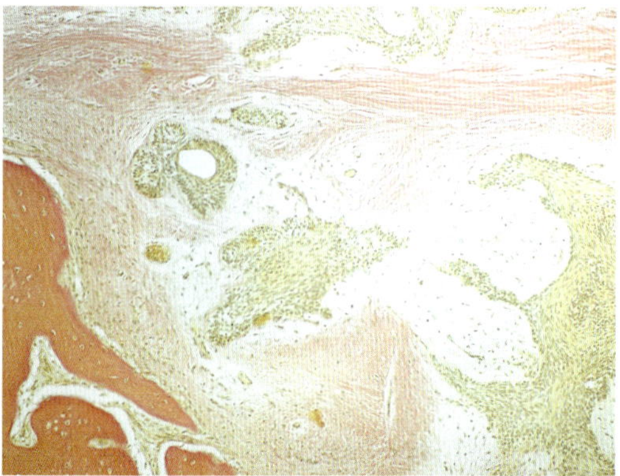

**Abb. 7-9** Desmoplastisches Ameloblastom (van Gieson-Färbung). Die bizarren Ameloblastominseln erscheinen gelb. Das Bindegewebe aus dichten und dicken Kollagenfasern bestehend erscheint rot. Rot gefärbtes Knochengewebe am linken Bildrand.

*Differenzialdiagnose*

Das Ameloblastom ist vom ameloblastischen Fibrom, dem odontogenen Plattenepithel-Tumor, dem adenomatoiden odontogenen Tumor, der kalzifizierenden odontogenen Zyste und dem adenoid-zystischen Karzinom der Speicheldrüsen zu unterscheiden.

*Therapie und Prognose*

Resektionen mit weitem Abstand zu der röntgenologisch erkennbaren „Grenze" des Tumors sind unabdingbar. Konservative Chirurgie (Enukleation) ist kontraindiziert. Falls diese trotzdem durchgeführt wird, kommt es in 60 bis 80 % der Fälle zu Rezidiven. Die meisten Rezidive entstehen innerhalb der ersten 5 Jahre nach Initialtherapie. Die Prognose ist unabhängig vom histologischen Typ. Follow-up sollte mindestens 25 Jahre lang durchgeführt werden; manche Autoren plädieren sogar für ein lebenslanges Follow-up. BRAF-gezielte Therapie könnte zukünftig eine komplementäre Möglichkeit zur Behandlung von Rezidiven oder aggressiven Formen von Ameloblastomen werden. Auch das desmoplastische Ameloblastom muss radikal entfernt und über Jahrzehnte kontrolliert werden.



## 7.1.2 Extraossäres/peripheres Ameloblastom (EA)

Definition: Das EA ist ein benigner Tumor der Gingiva oder des zahnlosen Alveolarfortsatzes mit den histologischen Kennzeichen eines Ameloblastoms. Synonyme sind: Weichgewebsameloblastom, Ameloblastom der Gingiva.

*Epidemiologie*
Das EA macht 1 bis 10 % aller Ameloblastome aus. Das mittlere Lebensalter liegt bei 50 bis 54 Jahren. Zwei Drittel aller Fälle finden sich in der fünften bis siebten Lebensdekade. Das Gender-Verhältnis beträgt 1,4:1 (Männer zu Frauen).

*Ätiologie*
Die Ätiologie ist unbekannt. Reste der Zahnleiste werden als Ursprung angesehen. EA können auch aus dem Epithel der Mundschleimhaut oder der Gingiva entstehen.

*Lokalisation*
Am häufigsten wird das EA im retromolaren Bereich des Unterkiefers und am Tuber des Oberkiefers beobachtet (Unterkiefer zu Oberkiefer wie 2,5:1). Dabei treten EA meist lingual in Erscheinung.

*Klinik*
Das EA wächst schmerzlos, ist von fester Konsistenz mit exophytischem Wachstum. Die Oberfläche ist glatt oder zeigt papilläre/granuläre Strukturen. Die Farbe variiert (normal, leicht oder stark gerötet). Der mittlere Durchmesser liegt bei 1,3 cm.

*Bildgebende Verfahren*
Röntgenologisch stellt sich meist nur eine oberflächliche Erosion oder eine wannenartige Impression in den Alveolarfortsatz dar (Abb. 7-10).

*Histopathologie*
Das EA besteht aus odontogenem Epithel und hat die gleichen histologischen Charakteristika wie das klassische Ameloblastom. Das Stroma besteht aus reifem, fibrösem Bindegewebe. EA sind in das Bindegewebe der Gingiva eingebettet und treten in Kontakt mit den Reteleisten des Oberflächenepithels (Abb. 7-11). Akanthomatöse Bereiche des EA können Schattenzellen enthalten.

*Differenzialdiagnose*
Das EA muss vom peripheren odontogenen Fibrom und dem odontogenen Plattenepithel-Tumor unterschieden werden.

*Therapie und Prognose*
Konservative chirurgische Entfernung (evtl. Kastenresektion) erscheint ausreichend. Rezidive sind ungewöhnlich, aber Langzeitkontrollen sind notwendig.



## 7.1.3 Unizystisches Ameloblastom (UA)

Definition: Das UA ist eine Variante des klassischen, intraossären Ameloblastoms, das als zystische Kavität imponiert mit oder ohne intraluminale Proliferationen.

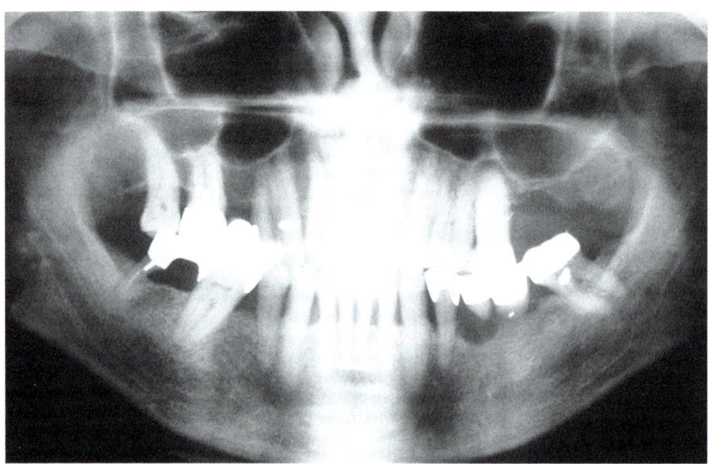

**Abb. 7-10** Panoramaschichtaufnahme. Im Bereich des linken Unterkiefers unterhalb der Brücke findet sich eine schüsselförmige Transluzenz. Diese wurde durch ein extraossäres/peripheres Ameloblastom verursacht.

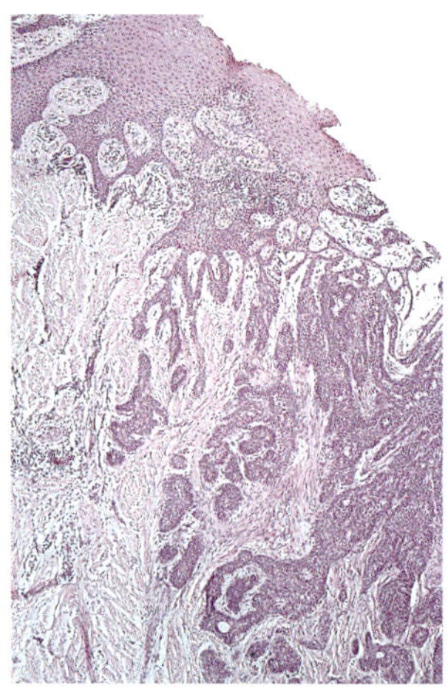

**Abb. 7-11** Vom Oberflächenepithel reichen Stränge von Ameloblastomgewebe in das darunter liegende Bindegewebe.

*Epidemiologie*

Entsprechend verschiedener Studien sind 5 bis 22 % aller Ameloblastome unizystisch. 50 % der UA werden in der zweiten Lebensdekade diagnostiziert. Fälle, die mit impaktierten Zähnen assoziiert sind, treten in einem mittleren Lebensalter um 16 Jahre auf. In Fällen ohne impaktierte Zähne beträgt das mittlere Lebensalter 35 Jahre. Männer scheinen etwas häufiger UA zu entwickeln als Frauen.

*Lokalisation*

Über 80 % der UA sind mit einem impaktierten Molaren assoziiert. 53 % betreffen einen Unterkiefer-Weisheitszahn, wobei das Bild einer follikulären Zyste imitiert wird. Im Oberkiefer ist ebenfalls die posteriore Region vorwiegend betroffen.

*Klinik*

Unizystische Ameloblastome wachsen schmerzfrei und asymptomatisch.



*Bildgebende Verfahren*

Röntgenologisch zeigt sich ein unilokuläre, gut umschriebene Transluzenz, meist verbunden mit einem impaktierten Zahn, oft dem Unterkiefer-Weisheitszahn. Als Verdachtsdiagnose kommt vor allem die follikuläre Zyste infrage. Wurzelresorptionen können auftreten (Abb. 7-12).

Der Begriff „unizystisch" bezieht sich auf das makro- und mikroskopische Bild, nicht aber auf die radiologische Darstellung. Hier wird der Terminus „unilokulär" verwendet!

*Histopathologie*

Der luminale Typ des UA besteht aus einer Zyste, die mit ameloblastomatösem Epithel ausgekleidet ist. Dieses zeigt periphere Palisadenaufstellung

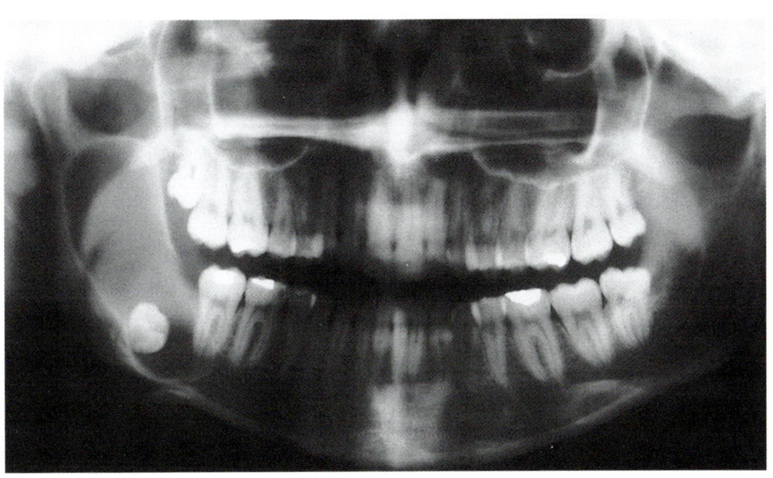

**Abb. 7-12** Panoramaschichtaufnahme. Im rechten Unterkiefer und aufsteigenden Ast findet sich eine große zystische Transluzenz mit einem verlagerten unteren Weisheitszahn. Die Primärdiagnose wäre zunächst die einer follikulären Zyste. Nach Aufarbeitung des Zystenbalges ergab sich die Diagnose „unizystisches Ameloblastom".

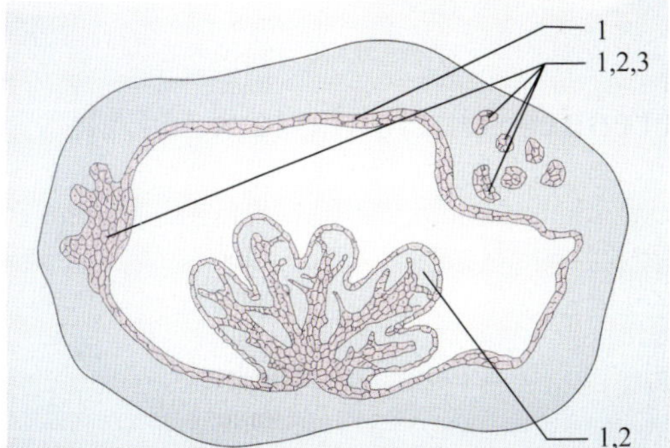


**Abb. 7-13** Das Schema zeigt die unterschiedlichen Wachstumsformen, die beim unizystischen Ameloblastom zu beobachten sind. Zu unterscheiden sind das ameloblastomatöse Zystenepithel (1), die intraluminale Wachstumsform (1, 2) sowie die intramuralen Wachstumsformen (2, 3).

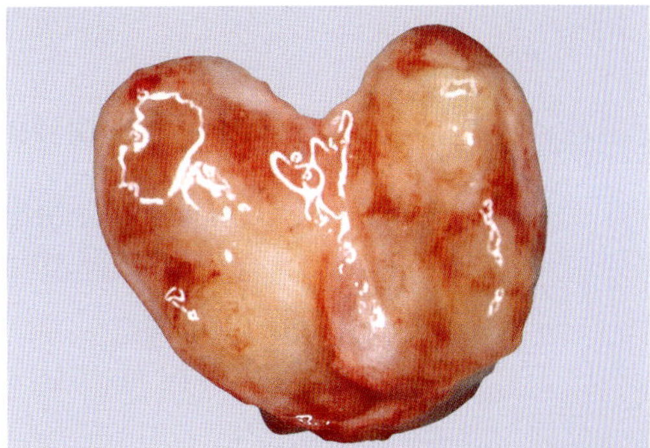

**Abb. 7-14** Unizystisches Ameloblastom. Das aufgeschnittene Makropräparat zeigt die nahezu völlige Ausfüllung des zystischen Bereiches durch Tumorgewebe (intraluminaler Wachstumstyp).

mit Kernpolarisation. Der intraluminale Typ ist gekennzeichnet durch Proliferationen des plexiformen Wachstumtyps in das Zystenlumen. Da das UA zunächst fast immer als follikuläre Zyste diagnostiziert wird, kommt der histologischen Diagnose große Bedeutung zu. Die gesamte Zyste ist dabei histologisch zu untersuchen. In bis zu drei Viertel der Fälle können zusätzlich in der Zystenwand (mural) ameloblastomatöse Inseln gefunden werden. Das Vorliegen solcher muraler Inseln deutet auf eine höhere Aggressivität hin, ähnlich dem konventionellen Ameloblastom (Abb. 7-13 bis 7-16).



*Therapie und Prognose*

Die Initialtherapie besteht zunächst meist aus einer Zystektomie (Enukleation). Ergibt sich histologisch das Vorliegen eines UA vom muralen Typ, sollte eine Nachresektion erfolgen oder ein extrem sorgfältiges Follow-up durchgeführt werden. Jedes Rezidiv muss wie ein konventionelles Ameloblastom behandelt werden. Da Rezidive bis zu 10 Jahre nach Primärtherapie auftreten können, muss ein Langzeit-Follow-up erfolgen.

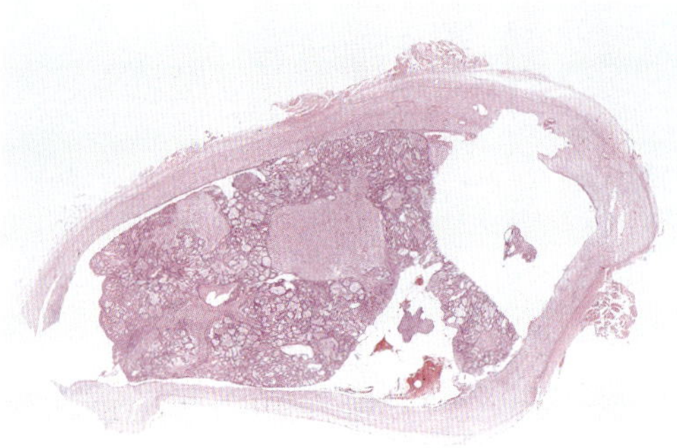

**Abb. 7-15** Unizystisches Ameloblastom. Histopathologisches Präparat aus Abb. 7-14. Das zystische Lumen ist weitgehend durch Ameloblastomgewebe des plexiformen Typs ausgefüllt.

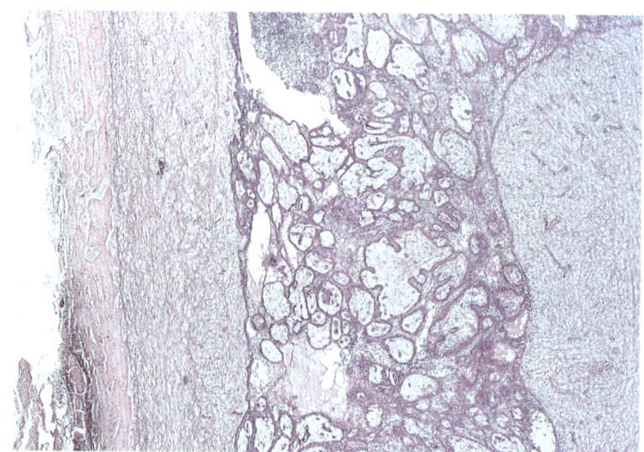

**Abb. 7-16** Unizystisches Ameloblastom. Im linken Bildabteil ist der bindegewebige Balg erkennbar; rechts davon Strukturen des plexiformen Ameloblastoms (intraluminaler Wachstumstyp).

## 7.1.4 Metastasierendes Ameloblastom (MA)

Definition: Das MA ist ein Ameloblastom, das trotz benigner histologischer Charakteristika metastasiert.

*Epidemiologie*
Das MA ist selten (1,79 Fälle pro 10 Millionen US-Bürger).

*Lokalisation*
Primärsitz des MA ist häufiger der Unterkiefer im Vergleich zum Oberkiefer. Metastasen finden sich vorwiegend in der Lunge (70 % der Fälle), gefolgt von Lymphknoten und Knochen.

*Klinik*
Das MA wird mehr durch den klinischen Verlauf als durch die histologische Diagnose definiert, da die Diagnose nur retrospektiv nach Metastasierung gestellt werden kann.



*Histopathologie*
Zur Diagnosestellung muss das histologische Bild der Metastase mit dem des Primärtumors im Kieferbereich übereinstimmen.

*Prognose und Therapie*
Die 5-Jahres-Überlebensrate beträgt 70 %. Entscheidend ist die chirurgische Zugänglichkeit zu den Metastasen z. B. der Lunge. Der Primärtumor wird entsprechend den Therapieempfehlungen des Ameloblastoms behandelt.

## 7.1.5 Odontogener Plattenepithel-Tumor (OPT)

Definition: Der OPT ist ein benigner odontogener Tumor, dessen epitheliale Tumorzellen vollkommen ausdifferenziert sind. Synonym: squamöser odontogener Tumor.

*Ätiologie*
Auslösende Faktoren sind nicht bekannt.

*Epidemiologie*
Der OPT ist selten – mit weniger als 50 publizierten Fällen in der Literatur. Das mittlere Lebensalter beträgt 38 Jahre. Das Genderverhältnis beträgt 1,8:1 (Männer zu Frauen).

*Lokalisation*
Der OPT tritt intraossär, meist zwischen den Wurzeln vitaler Zähne auf, vor allem des Unterkiefers. Ober- und Unterkiefer sind gleich oft betroffen. Im Oberkiefer kommen OPT anterior, im Unterkiefer eher posterior vor.

*Klinik*
Der OPT verhält sich asymptomatisch und wächst langsam. Zahnlockerung kann die Folge sein.

*Bildgebende Verfahren*
Unilokuläre und dreiecksförmige Radioluzenzen zwischen benachbarten Zähnen sind charakteristisch.

*Histopathologie*
Histologisch finden sich Inseln aus gut differenziertem Plattenepithel von unterschiedlicher Größe. Epithelatypien kommen nicht vor. Die epithelialen Inseln sind rund oder oval und grenzen an das Parodontium an. In den Inseln kann mikrozystische Degeneration auftreten (Abb. 7-17 und 7-18).

*Differenzialdiagnose*
Das akanthomatöse und das desmoplastische Ameloblastom, gut differenzierte Plattenepithekarzinome sowie eine pseudoepitheliomatöse Hyperplasie müssen vom OPT unterschieden werden.



*Therapie und Prognose*
Konservative chirurgische Entfernung wird als ausreichend beschrieben. Rezidive sind selten. Im Oberkiefer sollte aufgrund möglicher höherer Aggressivität des OPT eine radikalere Therapie erfolgen.

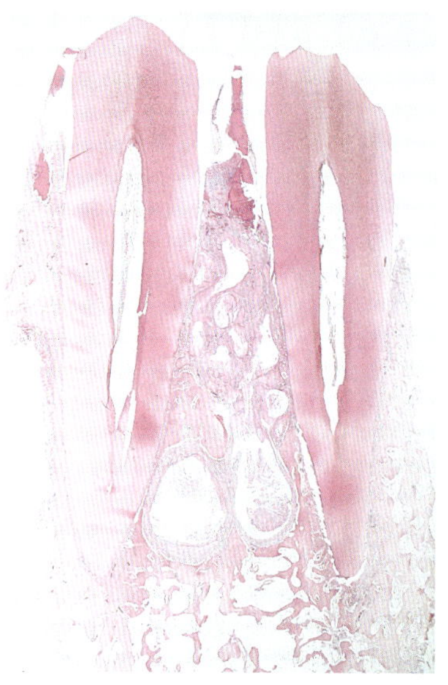

**Abb. 7-17** Squamöser odontogener Tumor. Zwischen zwei Unterkieferzähnen (Eckzahn und Prämolar) liegen Inseln gut differenzierten Plattenepithels unterschiedlicher Form und Größe. Mikrozystische Degeneration ist in einigen dieser Inseln zu beobachten.

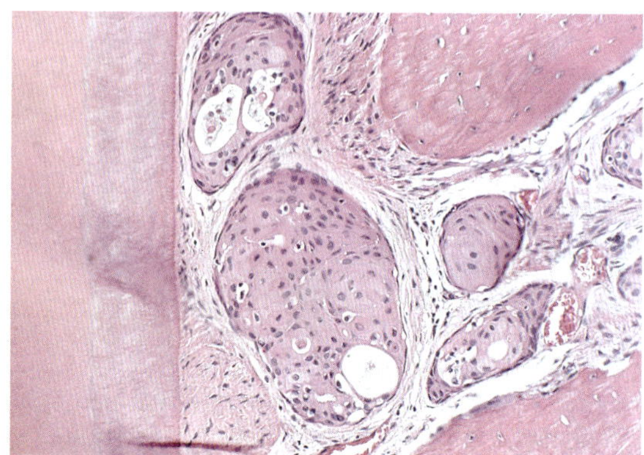

**Abb. 7-18** Squamöser odontogener Tumor. Neben der Wurzel des Zahnes (links) liegen die Inseln gut differenzierten Plattenepithels mit beginnender mikrozystischer Degeneration.



## 7.1.6 Kalzifizierender epithelialer odontogener Tumor (KEOT)

Definition: Der KEOT ist ein benigner odontogener Tumor, der Amyloid produziert, das verkalkt. Synonym: Pindborg-Tumor.

*Ätiologie*
Ätiologie und Pathogenese des KEOT sind unbekannt. Epithelreste der Zahnleiste gelten als möglicher Ursprung des KEOT.

*Epidemiologie*
Der KEOT ist selten. Eine Literaturübersicht aus dem Jahre 2000 (Philipsen und Reichart) stellte 181 Fälle zusammen. Das mittlere Lebensalter von Patienten mit KEOT beträgt 40 Jahre (8 bis 92 Jahre). Männer und Frauen sind gleich häufig betroffen.

*Lokalisation*
Im Unterkiefer treten KEOTs doppelt so häufig auf wie im Oberkiefer. Der Prämolaren- und Molarenbereich ist mit 82 % der Fälle bevorzugt betroffen. Die seltene extraossäre Variante findet sich eher im anterioren Gingivabereich.

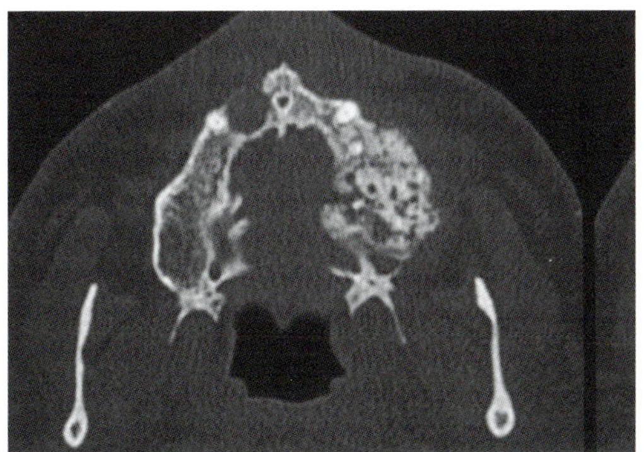

**Abb. 7-19** CT eines kalzifizierenden epithelialen Tumors. Der Tumor erscheint als gemischt radioluzent-radiopake Veränderung unterschiedlicher Dichte. Als Zufallsbefund besteht noch eine große odontogene Zyste im linken Alveolarfortsatz.

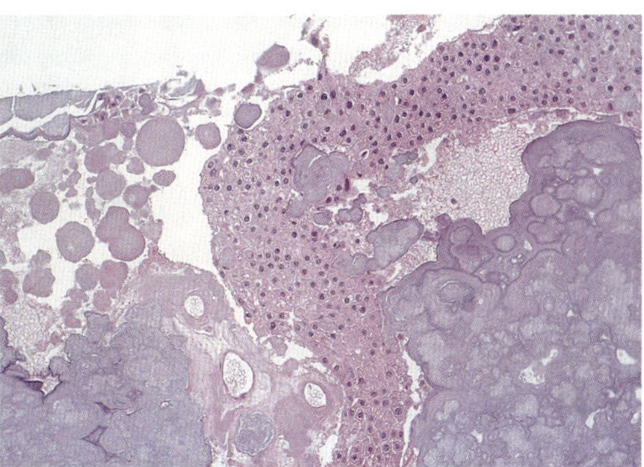

**Abb. 7-20** Kalzifizierender epithelialer odontogener Tumor. In der Mitte des Bildes liegt ein breiter Bereich polyhedrischer epithelialer Zellen mit Interzellularbrücken vor. Rechts und links davon finden sich die typischen kalzifizierenden Strukturen des KEOT.

*Klinik*

Der KEOT imponiert als langsam wachsende, schmerzlose Schwellung der Kiefer.

*Bildgebende Verfahren*

Der KEOT erscheint meist als gemischt radioluzent-radiopake Veränderung. Unilokuläre und multilokuläre Varianten wurden beschrieben. In der Hälfte der Fälle liegen impaktierte Zähne in der Nähe eines KEOT (Abb. 7-19).

*Histopathologie*

Der KEOT besteht aus Inseln und Strängen polyhedrischer, epithelialer und pleomorpher Zellen, wobei charakteristischerweise Interzellularbrücken zwischen den Epithelzellen gebildet werden können. Trotz der Pleomorphie ist die mitotische Aktivität sehr gering. Die neoplastischen Zellen sekretieren ein besonderes odontogenes Amyloid (AODAM). Dieses bildet homogene Massen eines hyalinen, eosinophilen Materials, das nach und nach kalzifiziert, oft in Form konzentrischer Ringe („Liesegang-Ringe") (Abb. 7-20). Auch Klarzellen sind im KEOT gelegentlich zu beobachten. Darüber hinaus ist interessant, dass der KEOT mit dem adenomatoid odontogenen Tumor assoziiert sein kann (sog. Hybrid-Tumor).



*Differenzialdiagnose*

Der KEOT kann verwechselt werden mit dem Ameloblastom, dem odontogenen Klarzellkarzinom, anderen metastasierenden Karzinomen und dem primär intraossären Plattenepithelkarzinom.

*Therapie und Prognose*

Obwohl der KEOT in den medullären Knochen einwächst, ist er nicht so aggressiv wie das Ameloblastom. Die meisten KEOT werden lokal-chirurgisch entfernt; die Rezidivrate liegt bei 15 %. Langfristiges Follow-up wird empfohlen.

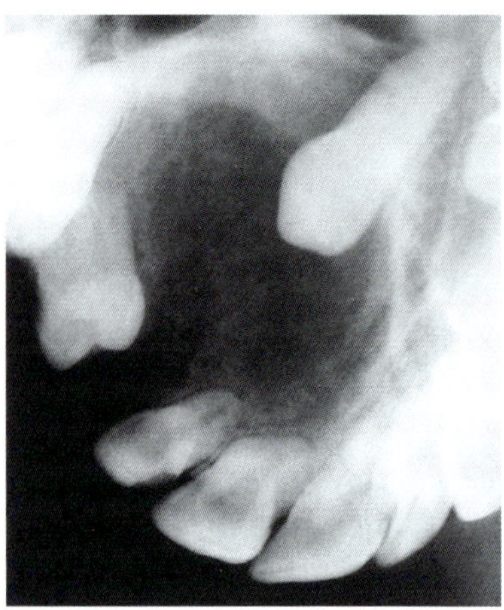

**Abb. 7-21** Adenomatoid odontogener Tumor. Die Oberkieferaufbissaufnahme zeigt einen impaktierten, verlagerten Oberkiefer-Eckzahn, dessen Krone in den adenomatoid-odontogenen Tumor hineinreicht. Häufig wird als Verdachtsdiagnose eine follikuläre Zyste vermutet.

**Abb. 7-22** Extrafollikulärer, radikulärer Typ des adenomatoid odontogenen Tumors. Der vitale Eckzahn reicht in eine große runde Transluzenz hinein, die einem extrafollikulären AOT entspricht. Verwechslung mit einer periapikalen radikulären Zyste ist möglich.

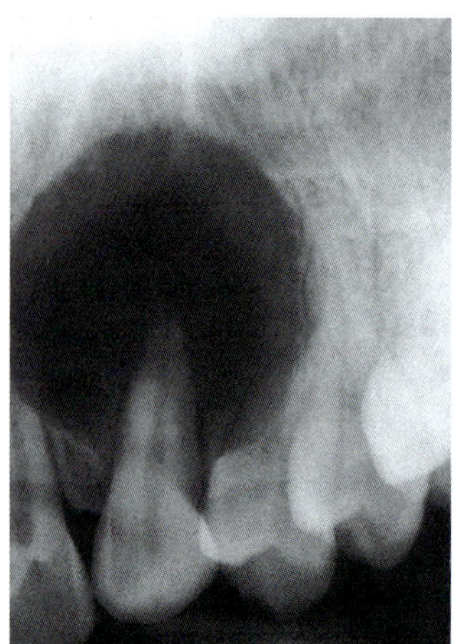

## 7.1.7 Adenomatoid odontogener Tumor (AOT)

Definition: Der AOT ist ein benigner epithelialer odontogener Tumor, der drüsenartige Gangstrukturen bildet.

*Epidemiologie*
Der AOT macht weniger als 5 % aller odontogenen Tumoren aus. Er ist doppelt so häufig bei Frauen im Vergleich zu Männern. Zwei Drittel aller Fälle mit AOT finden sich in der zweiten Lebensdekade. 90 % werden vor dem 30. Lebensjahr entdeckt. Im höheren Lebensalter sind AOT nur sehr selten zu beobachten.

*Lokalisation*
95 % der AOT finden sich intraossär; extraossäre/periphere Lokalisation wurde aber ebenfalls beschrieben. Im Oberkiefer sind AOT doppelt so häufig wie im Unterkiefer. Im Oberkiefer finden sich AOT besonders im Frontzahnbereich. 60 % der Fälle sind mit nicht durchgebrochenen Zähnen assoziiert, besonders dem Oberkiefereckzahn.



*Klinik*
Der AOT hat ein begrenztes Wachstumspotenzial und wird von einigen Wissenschaftlern als Hamartom betrachtet. Der Tumor wächst asymptomatisch. Das Ausbleiben des erwarteten Zahndurchbruchs ist meist ein erstes klinisches Zeichen. Auch Zahnverdrängungen können entstehen. Der extraossäre/periphere AOT erscheint als Gingivaschwellung.

*Bildgebende Verfahren*
Röntgenologisch findet sich bei der intraossären Variante (sog. follikuläre Variante) das Bild einer follikulären Zyste (Abb. 7-21). Der extraossäre/periphere AOT erscheint zwischen den Wurzeln von Zähnen oder sogar an einer Wurzelspitze bei vitalem Zahn (Abb. 7-22). In 60 % der Fälle können kleine Foci verkalkter Substanzen erkennbar sein.

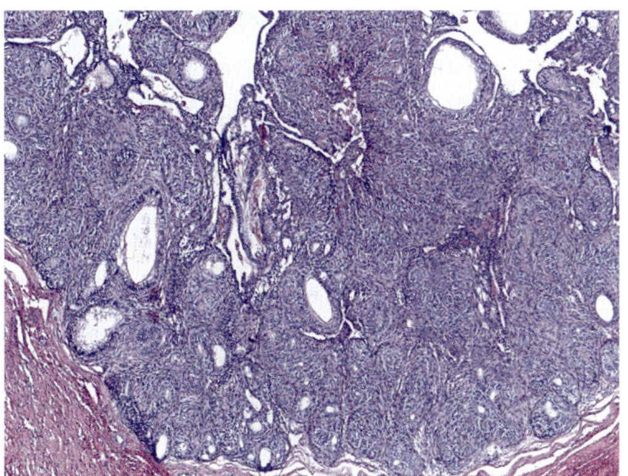

**Abb. 7-23** Adenomatoider odontogener Tumor: Solide Tumorzellnester mit epithelialen Zellen und gangartige Strukturen mit Zylinderzellen.

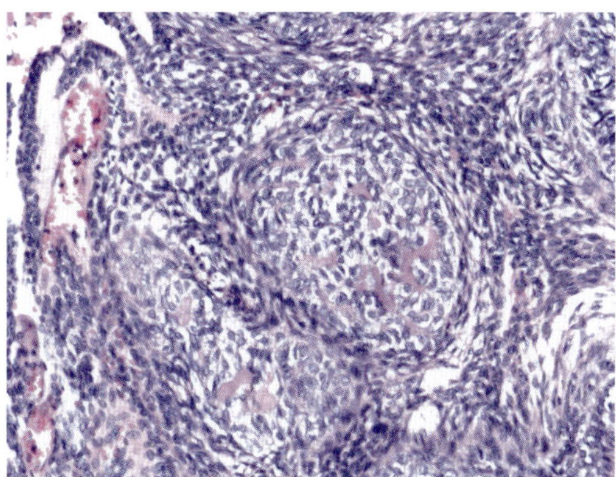

**Abb. 7-24** Adenomatoider odontogener Tumor: Charakteristisches amorphes, eosinophiles Material zwischen den Tumorzellen.

*Histopathologie*
Der AOT entwickelt eine Kapsel. Histologisch zeigt der AOT kubische bis hochprismatische Epithelzellen, die in soliden Inseln angeordnet sind. Netz- oder strangförmige Wachstumsmuster können ebenfalls entstehen. Charakteristisch sind tubuläre, drüsenartige Gangstrukturen (daher der Terminus „adenomatoid“). Auch zystische Bereiche sind zu finden. In fibröses Bindegewebe eingebettet liegen oft dysplastisches Dentin oder kalzifiziertes Material (Abb. 7-23 und 7-24). Die Kombination des AOT mit einem KEOT (siehe 7.1.6) kann gelegentlich auftreten. Neuere Untersuchungen zum Immunphenotyp des AOT deuten zunehmend darauf hin, dass der AOT als Hamartom aufzufassen ist.

*Therapie und Prognose*
Der AOT wird durch Enukleation (Zystektomie) entfernt. Rezidive sind höchst unwahrscheinlich.

# 7.2 Benigne „gemischte“ epithelial-mesenchymale odontogene Tumoren



*Einleitung*
Benigne odontogene Tumoren (OT) weisen neben der epithelialen Komponente auch mesenchymale bzw. ektomesenchymale Anteile auf. Aus dem Ektomesenchym entstehen Schmelz, Dentin und Zement. In der Klassifikation der WHO von 2017 wurde das Konzept „Ektomesenchym“ nicht weiter berücksichtigt; es wird lediglich von „Mesenchym“ gesprochen. Zahnhartsubstanzen werden allerdings bei gemischten OTs durchaus gebildet. Durch diese Eigenschaft der Hartsubstanzbildung sind die meisten gemischten OTs röntgenologisch von den rein epithelialen OTs zu unter-

scheiden. Einige gemischte OTs sind echte Neubildungen (Tumoren, Neoplasien), während andere eher als Hamartome aufzufassen sind. Letztere sind im Wachstum zeitlich begrenzt, so die Odontome, die nach der Zahnbildungsperiode kein weiteres Wachstum zeigen. Therapeutisch werden die gemischten OTs meist konservativ chirurgisch behandelt, lediglich der aggressiv wachsende dentinogene Schattenzell-Tumor (Geisterzelltumor; engl. dentinogenic ghost cell tumour) bedarf einer radikal-chirurgischen Entfernung.

## 7.2.1 Ameloblastisches Fibrom (AF)

Definition: Das AF ist ein seltener gutartiger odontogener Tumor (OT), der aus odontogenem Mesenchym (bzw. Ektomesenchym) mit Ähnlichkeit zur Zahnpapille und odontogenem Epithel besteht. Zahnhartsubstanzen werden nicht gebildet. Kommt es zu einer solchen, spricht man von ameloblastischen Fibrodentinomen oder ameloblastischen Fibroodontomen. Diese sind äußerst selten.

*Epidemiologie*
Das AF macht nach verschiedenen Studien 1,5 bis 6,5 % aller OTs aus. Das mittlere Patientenalter beträgt 14,9 Jahre. Die meisten AF werden vor dem 22. Lebensjahr diagnostiziert, also vor dem Abschluss der Odontogenese. Das Genderverhältnis beträgt 1,4:1 (Männer: Frauen).

*Lokalisation*
Der Unterkiefer ist deutlich häufiger betroffen (3,3:1; Unterkiefer:Oberkiefer). In 74 % der Fälle findet sich das AF im posterioren Unterkiefer.

*Klinik*
Das AF wächst langsam und schmerzlos. Kieferschwellungen können auftreten.

*Bildgebende Verfahren*
Die meisten AFs sind unilokulär (56 %), scharf umrandet und relativ klein (Abb. 7-25). Multilokuläre AFs treten bei größeren Prozessen auf. 80 % der AFs sind mit einem impaktierten Zahn assoziiert, vor allem dem ersten oder zweiten Unterkiefermolaren.



*Histopathologie*
Die mesenchymale (ektomesenchymale) Komponente ähnelt der Zahnpapille. Die epitheliale Komponente besteht aus schmalen, länglichen Strängen kubischen oder prismatischen odontogenen Epithels (Abb. 7-26 und 7-27). Eine Bindegewebskapsel kann oft histologisch nachgewiesen werden. Zwischen einem neoplastischen AF und einem Frühstadium eines Odontoms kann nicht unterschieden werden. Erst wenn die Hartsubstanzbildung einsetzt, wird das möglich. In solchen Fällen spricht man von einem ameloblastischen Fibroodontom (Abb. 7-28 und 7-29) oder einem ameloblastischen Fibrodentinom. Diese können eine beachtliche Größe er-

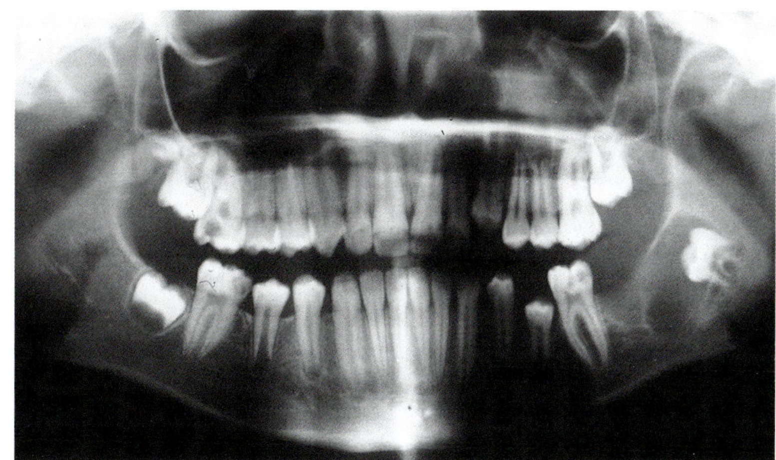

**Abb. 7-25** Ameloblastisches Fibrom. Die Panoramaschichtaufnahme zeigt einen verlagerten rechten zweiten Unterkiefermolaren, der koronal eine Transluzenz aufweist. Auch hier ist primär an die Diagnose einer follikulären Zyste zu denken.

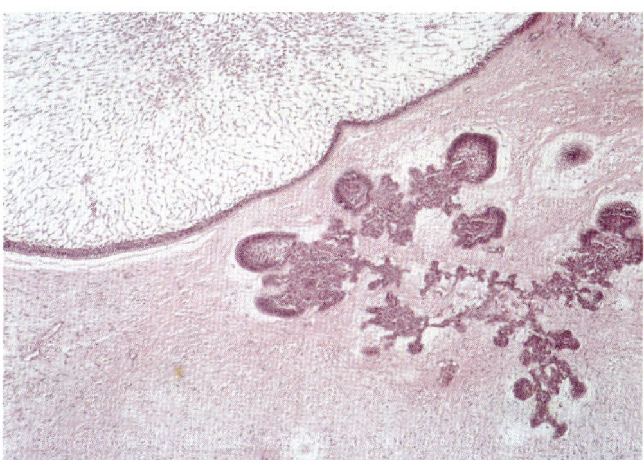

**Abb. 7-26** Ameloblastisches Fibrom. Inseln und Stränge ameloblastischen Epithels in einem zellreichen Ektomesenchym. Im linken oberen Bildanteil findet sich Gewebe, welches dem sternförmigen Retikulum entspricht.

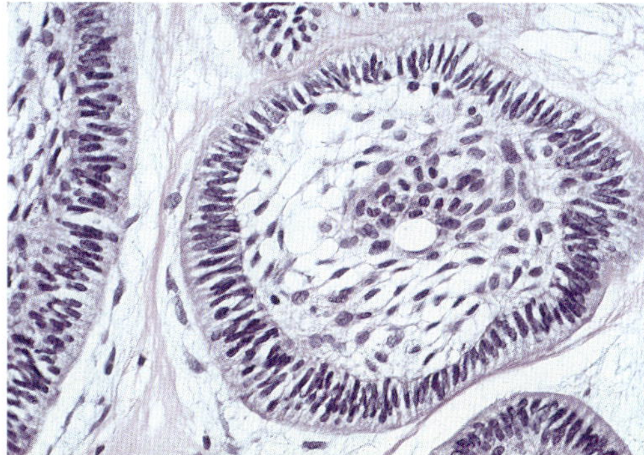

**Abb. 7-27** Ameloblastisches Fibrom. Die höhere Vergrößerung zeigt Inseln der ameloblastischen Komponente des Tumors. In der Peripherie finden sich die typischen, hochprismatischen ameloblastoiden Zellen.

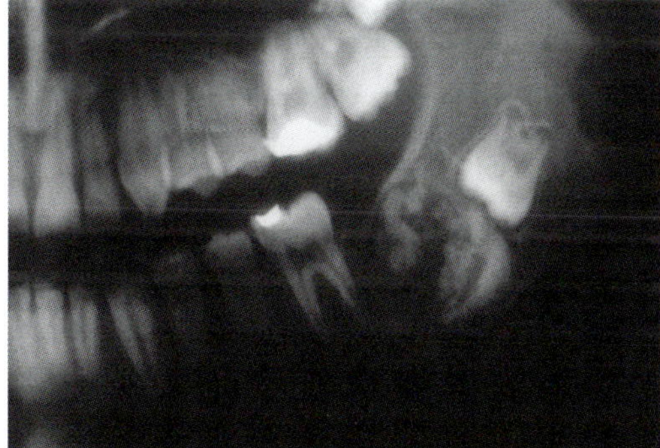

**Abb. 7-28** Ameloblastisches Fibroodontom. Im Bereich des linken Unterkiefers Regio 37 findet sich eine gemischt radioluzent-radiopake odontomartige Veränderung (komplexes Odontom). Der Zahn 37 ist in den aufsteigenden Unterkieferast verdrängt worden.

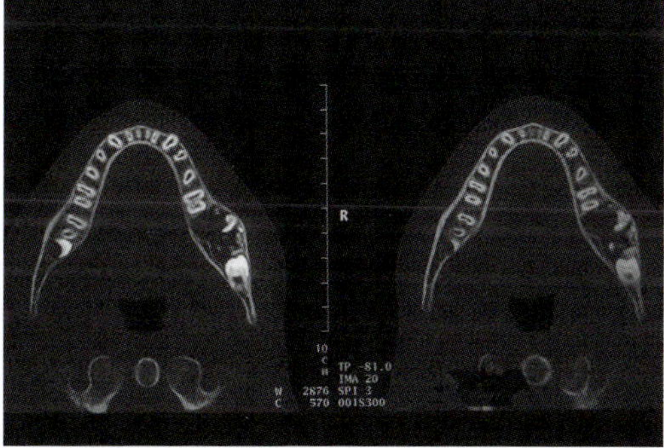


**Abb. 7-29** CT des ameloblastischen Fibroodontoms aus Abb. 7-28. Die gemischt radioluzent-radiopake Veränderung des linken Unterkiefers ist deutlich erkennbar. Die Kortikalis sowohl bukkal als auch lingual ist intakt.

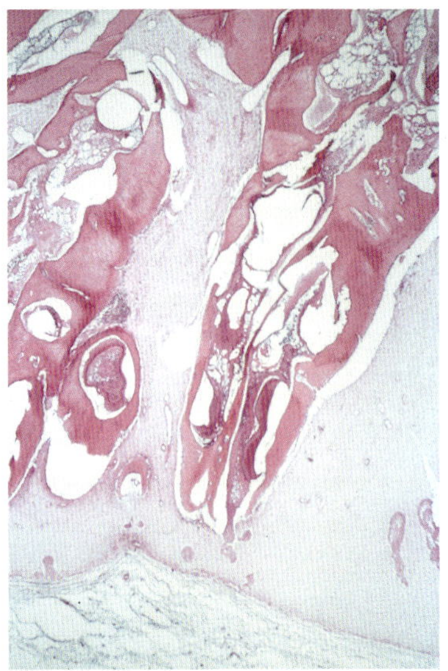

**Abb. 7-30** Im Ektomesenchym (linker Bildanteil) finden sich kleine Inseln ameloblastoider Zellen. Die Odontomkomponente besteht aus Dentin und Schmelzmatrixanteilen sowie Pulpengewebe.

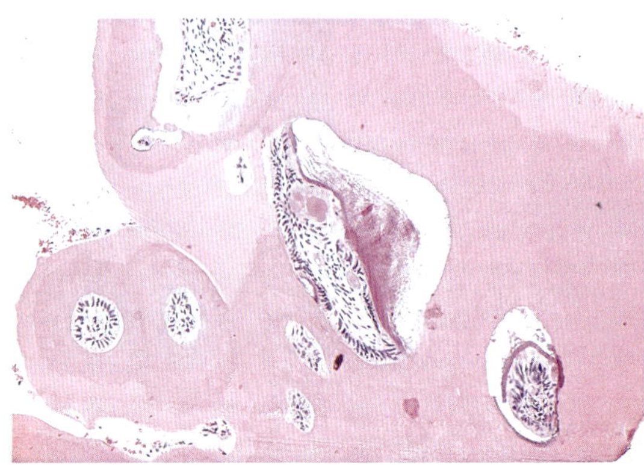

**Abb. 7-31** Ameloblastisches Fibroodontom. Inseln ameloblastoider Zellen sowie initiale Hartsubstanzbildung.

reichen. Man geht davon aus, dass diese Neubildungen sich entwickelnde Odontome sind. Wie bereits ausgeführt wurde, sind die ameloblastischen Fibroodontome (AFO) und ameloblastischen Fibrodentinome (AFD) radiologisch durch ihre Hartsubstanzbildungen erkennbar (Abb. 7-30 und 7-31).

*Therapie und Prognose*

Kleinere AFs, AFOs und AFDs bei Kindern sind konservativ chirurgisch zu enukleieren. Die Odontome sind mittels chirurgischer Fräsen portionsweise zu entfernen. Rezidive können auftreten (in 16 %). Große AFs sollten eher radikal operiert werden. Transformationen von AFs zu ameloblastischen Fibrosarkomen sind möglich.



## 7.2.2 Odontogener Primordialtumor (OP)

Definition: Der OP ist neu in die Klassifikation der OTs aufgenommen worden. Der OP ist gekennzeichnet durch unterschiedlich dichtes, lockeres Bindegewebe mit Bereichen, die der Zahnpapille ähneln. Diese Bereiche sind umgeben von kubischem oder prismatischem Epithel, welches ähnlich dem internen Epithel des Schmelzorgans ist.

*Epidemiologie*

Bisher sind nur sieben Fälle in der Literatur publiziert worden. Das mittlere Lebensalter beträgt 12,5 Jahre.

*Lokalisation*
Der OP tritt vorwiegend im Unterkiefer auf (6:1).

*Klinik*
Die OPs scheinen symptomatisch zu wachsen.

*Bildgebende Verfahren*
Es finden sich gut umschriebene Radioluzenzen, die mit einem impaktierten Zahn assoziiert sind, meist einem dritten Unterkiefermolaren.

*Histopathologie*
Der OP ist charakterisiert durch lockeres, myxoides Bindegewebe mit minimaler Kollagenproduktion. Die Peripherie ist umgeben von einem kubischen oder prismatischen Epithel.

*Therapie und Prognose*
Lokale Exzision erscheint nach bisheriger Kenntnis ausreichend zu sein. Rezidive sind bisher nicht bekannt.

## 7.2.3 Odontom (ZO und KO)

Definition: Odontome sind gemischte epithelial-mesenchymale Hamartome (Tumor-ähnlich), die aus Zahnhartsubstanzen (Schmelz, Dentin und Zement) gebildet wurden. Zu unterscheiden sind das zusammengesetzte (ZO) und das komplexe Odontom (KO). (Der früher als Odontoameloblastom bezeichnete Tumor ist in der neuen WHO-Klassifikation nicht mehr aufgeführt worden, da seine „Existenz" als Entität bezweifelt wird.)

*Epidemiologie*
Odontome sind die bei weitem häufigsten OTs. Sie werden vor allem in den ersten zwei Lebensdekaden diagnostiziert. Das mittlere Lebensalter zum Zeitpunkt der Diagnose beträgt 17,2 Jahre. Es besteht keine Genderpräferenz.

*Ätiologie*
Die Ätiologie der Odontome ist unbekannt. Genetische Mutationen in der Zahnanlage werden aber als Ursache vermutet.



*Lokalisation*
Zusammengesetzte Odontome treten vorwiegend in der Oberkieferfrontregion auf, während komplexe Odontome meist im posterioren Unterkiefer lokalisiert sind. Odontome können aber in jedem Kieferbereich zu finden sein.

*Klinik*
Odontome wachsen schmerzlos. Das Wachstum ist reguliert und endet mit dem Abschluss der Zahnbildung. Odontome (ZO und KO) sind sehr oft mit

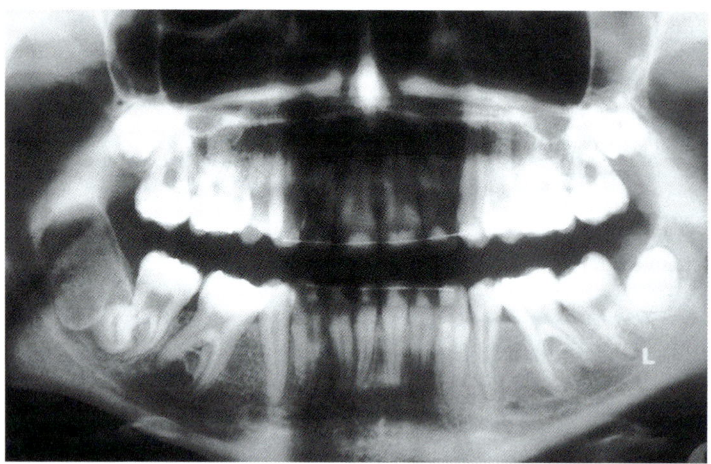


**Abb. 7-32** Komplexes Odontom. Die Panoramaschichtaufnahme zeigt im Bereich des rechten Unterkiefers eine gemischt radioluzent-radiopake Veränderung. Diese entspricht einem initialen komplexen Odontom in einer Zyste.

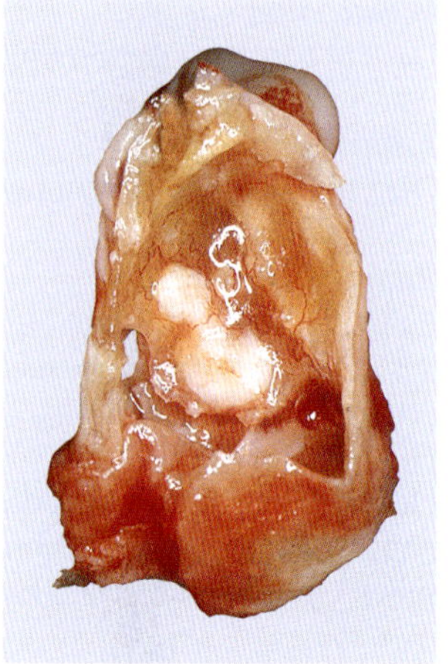

**Abb. 7-33** Komplexes Odontom, Makropräparat. Das Makropräparat zeigt die zystische Läsion, in der zentral Hartsubstanzbildung zu erkennen ist.

impaktierten Zähnen assoziiert. Meist werden sie zufällig auf Röntgenaufnahmen entdeckt (Abb. 7-32). Odontome können zu Zahnfehlstellungen, einem Diastema, Zahnaplasie, Zahnfehlbildungen oder Devitalisierung benachbarter Zähne führen. Die Größe eines ZOs oder KOs variiert von einem bis zu sechs Zentimeter Durchmesser.

*Bildgebende Verfahren*

Röntgenologisch erscheint das KO als ovoide Radioopazität, die von einem schmalen, radioluzenten Saum umgeben ist. Das röntgenlogische Bild ist abhängig vom Grad der Mineralisation des jeweiligen Odontoms (Abb. 7-32 und 7-33). Differenzialdiagnostisch sind zusammengesetzte Odontome und Osteome schwer von komplexen Odontomen zu unterscheiden. Das ZO ist charakterisiert durch Radioopazitäten unterschiedlicher Größe, wobei zahnähnliche Strukturen in ungeordneter Zuordnung zueinander erkennbar sind (Abb. 7-34 und 7-35). Die Größe der ZOs variiert, liegt aber im Mittel um 1 bis 2 cm. Benachbarte Zähne können verdrängt werden, zeigen aber keine Resorptionen.



*Makroskopie*

Das Präparat besteht aus einer Vielzahl von zahnähnlichen Strukturen, sodass die Diagnose nach chirurgischer Entfernung auch makroskopisch gestellt werden kann (Abb. 7-35).

*Histopathologie*

Das ausgereifte komplexe Odontom ist gekennzeichnet durch eine Bindegewebskapsel, in der Stränge und Inseln odontogenen Epithels vorliegen können. In sich entwickelnden KOs findet sich eine zellreiche Zone an der Peripherie und eine Bildungszone von Dentin und Schmelz. Die

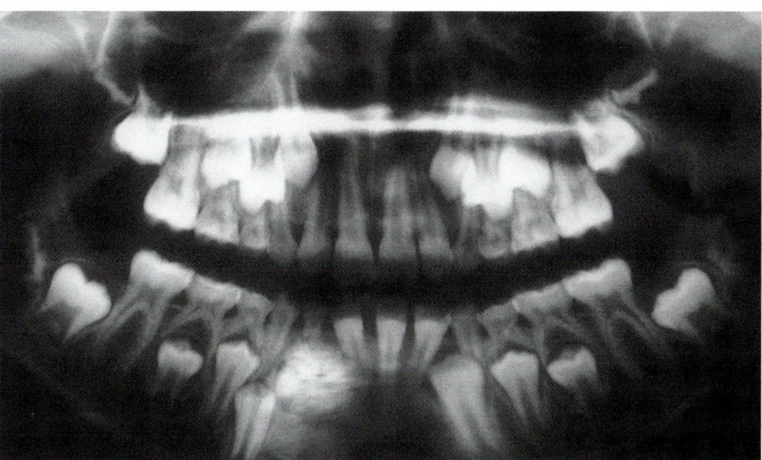

**Abb. 7-34** Zusammengesetztes Odontom. Die Panoramaschichtaufnahme zeigt im Bereich des rechten anterioren Unterkiefers eine radiopake Veränderung oberhalb des retinierten impaktierten Zahnes 43. Aufgrund der dicht liegenden Odontoide erscheint dieser Prozess röntgenologisch eher wie ein komplexes Odontom (s. Abb. 7-35).

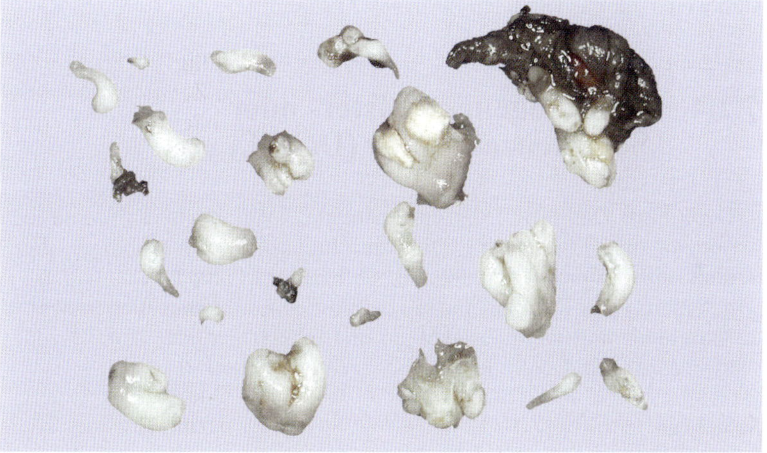

**Abb. 7-35** Odontoide als Makropräparat, die dem Prozess aus Abb. 7-34 entsprechen.



Zahnhartsubstanzen sind durcheinander gemischt und zahnartige Strukturen sind nicht erkennbar (Abb. 7-36). Tubuläres Dentin, dekalzifizierter, ausgereifter Schmelz (dekalzifiziert durch den Entkalkungsvorgang bei der Präparateherstellung!) sowie Schmelzmatrix und Bindegewebe sind zu erkennen. Die Unterscheidung von KO und ZO basiert vor allem auf dem Vorliegen von zahnähnlichen Strukturen des ZO.

Das zusammengesetzte Odontom zeigt im unreifen, frühen Stadium mehrere dysmorphe, zahnähnliche Keime in lockerem Bindegewebe, in dem odontogenes Epithel vorkommen kann. Schmelzmatrix findet sich auch nach Dekalzifizierung.

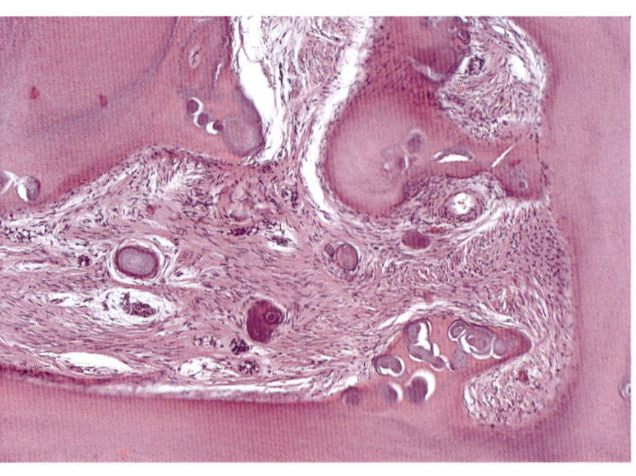

**Abb. 7-36** Komplexes Odontom. Das histologische Bild besteht aus einer Mischung von Hartsubstanzen und Pulpagewebe.

*Therapie und Prognose*
Sowohl das komplexe wie auch das zusammengesetzte Odontom werden lokal exzidiert. Beim ZO muss darauf geachtet werden, dass sämtliche Odontoide (dysmorphe Zähne) entfernt worden sind. Eine sorgfältige Inspektion der Knochenhöhle, in der das ZO lag, ist vorzunehmen. Rezidive sind weder für das KO noch für das ZO bekannt.

## 7.2.4 Dentinogener Geister- oder Schattenzelltumor (DGZT)

Definition: Der DGZT ist eine benigne, lokal invasive Neoplasie odontogenen Epithels. Er zeigt eine biphasische Morphologie, die einerseits aus proliferierendem ameloblastomatösem Epithel und andererseits einer Komponente aus basaloiden Retikulumzellen besteht. Keratinisierung von Geisterzügen und unterschiedliche Anteile von dysplastischem Dentin können beobachtet werden.

*Synonyme*
Der DGZT wurde auch als kalzifizierender odontogener Geisterzelltumor, als epithelialer Geisterzelltumor und als Dentinoameloblastom bezeichnet. Der DGZT wurde früher auch als solide Variante der kalzifizierenden odontogenen Zyste betrachtet.



*Epidemiologie*
Der DGZT ist unter den Geisterzell-Läsionen (Tumoren) der seltenste. Lediglich 45 Fälle von DGZT sind publiziert worden. Männer sind doppelt so häufig betroffen wie Frauen. Der Altersgipfel liegt zwischen 40 und 60 Jahren. Das mittlere Lebensalter beträgt 39,7 Jahre.

*Lokalisation*
Der posteriore Unter- und Oberkiefer sind die Hauptlokalisationen des DGZT, der als intra- und extraossäre Variante bekannt ist. Die extraossäre Variante findet sich an der Gingiva und dem Alveolarfortsatz. Die Größe

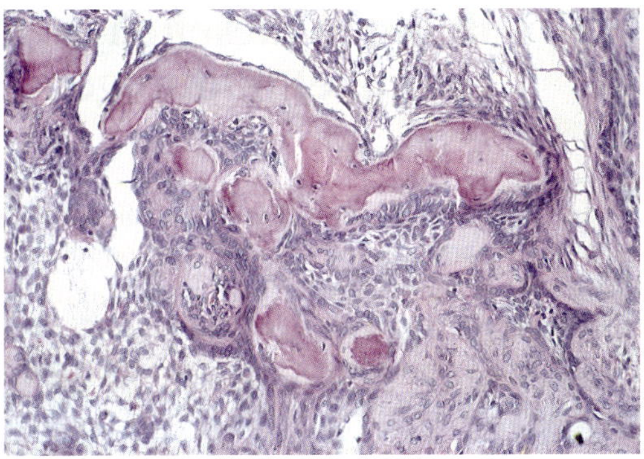

**Abb. 7-37** Dentinogener Geisterzelltumor. Inseln odontogenen Epithels in ausgereiftem Bindegewebe neben ausgedehnten Bereichen dysplastischen Dentins. Geisterzellen finden sich nur in geringer Zahl.

variiert zwischen 0,5 und 4 cm. Der intraossäre DGZT variiert zwischen 1 und 10 cm. Benachbarte Zähne können verdrängt und gelockert werden.

*Klinik*

Die meisten Patienten mit DGZT zeigen Schwellungen des betroffenen Kieferbereichs. Der DGZT wächst asymptomatisch.

*Bildgebende Verfahren*

Beide Varianten des DGZT haben ein identisches histopathologisches Bild. Der DGZT wächst infiltrativ. Die histologische Hauptkomponente besteht aus odontogenem Epithel mit Bereichen, die an ein Ameloblastom erinnern. Typisch ist die Transformation von Epithelzellen in Geisterzellen, die verkalken können. Darüber hinaus produziert der DGZT dysplastisches Dentin (Abb. 7-37).

*Differenzialdiagnose*

Differenzialdiagnostisch kann der DGZT von einem Ameloblastom durch das Vorliegen von dysplastischem Dentin und Geisterzellen abgegrenzt werden. Maligne Transformation eines DGZT in ein odontogenes Geisterzellkarzinom ist beschrieben worden.

*Therapie und Prognose*

Da bisher nur wenige Fälle beschrieben worden sind, können optimale Therapieempfehlungen nicht gegeben werden. Konservative Chirurgie zeigte allerdings in 73 % der Fälle Rezidive. Aber auch radikalere Eingriffe zur Entfernung eines DGZT wiesen eine Rezidivrate von 33 % auf. Aufgrund dieser Erfahrungen wird zu einem Vorgehen wie beim klassischen Ameloblastom (Segmentresektion) geraten. Langzeit-Follow-up wird empfohlen. Periphere DGZTs können eher durch lokale Exzision therapiert werden.

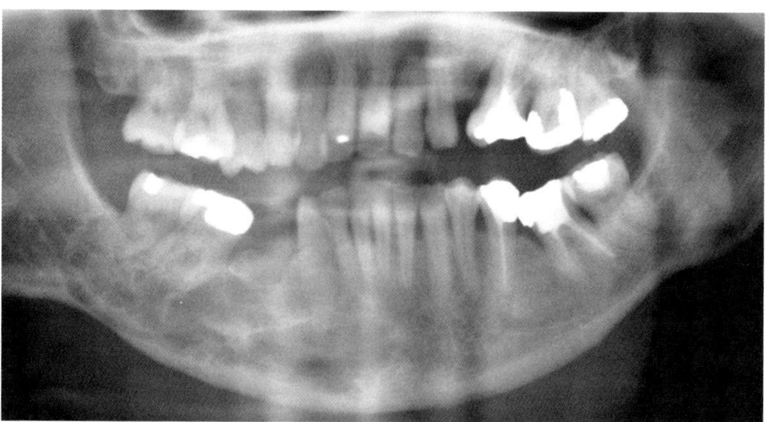

**Abb. 7-39** Odontogenes Myxom. Die Panoramaschichtaufnahme zeigt im Bereich des rechten Unterkiefers Regio 41–47 eine multilokuläre Transluzenz (Sammlung Prof. Hell, Siegen).

*Bildgebende Verfahren*

Odontogene Myxome erscheinen als uni- oder multilokuläre Radioluzenzen, manchmal mit einem „Seifenblasenmuster". Aufgrund des invaliden Wachstums reicht eine röntgenologische Standarddarstellung nicht aus, um die Tumorgrenzen festlegen zu können. Vielmehr sollten DVTs, CTs oder MRTs angefertigt werden (Abb. 7-39).

*Makroskopie*

Das OF erscheint schon bei der makroskopischen Untersuchung als typisch, indem man eine grau-weiße muzinöse Tumormasse erkennt. Die Konsistenz variiert zwischen gelatinös und fibrös in Abhängigkeit von dem jeweiligen Kollagengehalt.

*Histopathologie*

Das OF ist charakterisiert durch stern- oder spindelförmige bis runde Zellen mit langen, feinen, anastomosierenden zytoplasmatischen Fortsätzen, die von dem im Zentrum sitzenden Nuklus ausstrahlen. Die Zellen liegen gleichmäßig verteilt in einer myxoiden Grundsubstanz mit feinen Kollagenfasern. Pleomorphismus und geringe mitotische Aktivität kann vorliegen. Gelegentlich finden sich auch Reste odontogenen Epithels. Einige OM produzieren verstärkt Kollagen und werden als Myxofibrom bezeichnet (Abb. 7-40 und 7-41).



*Differenzialdiagnose*

Wichtig ist die Unterscheidung des OM von hyperplastischen Zahnfollikeln.

*Therapie und Prognose*

Die Tendenz des OM, Markräume zu infiltrieren, erfordert eine radikale Entfernung dieser Neoplasie. Rezidive treten in bis zu 25 % der Fälle auf. Die Prognose ist trotzdem gut. Bei Ausdehnung in die Schädelbasis können allerdings Todesfälle auftreten.

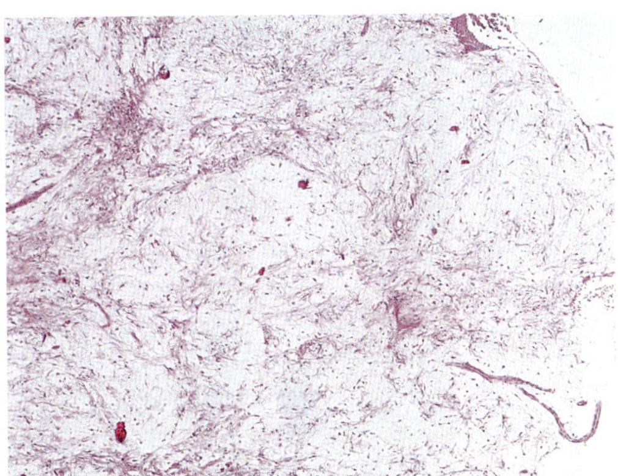

**Abb. 7-40** Odontogenes Myxom. Angedeutet lobuliertes myxoides Tumorgewebe mit vereinzelten, langgestreckten Blutgefäßen.

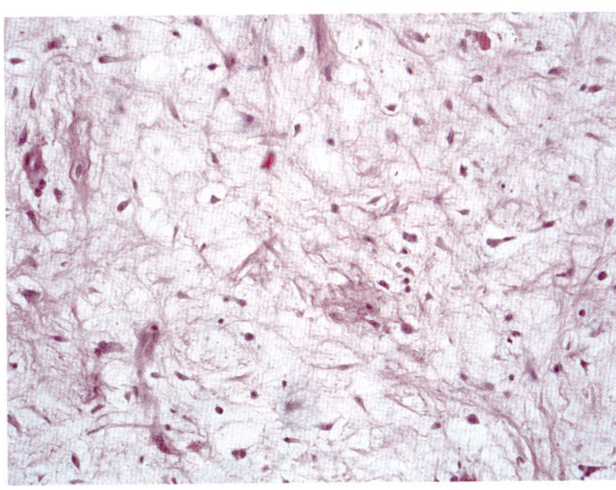

**Abb. 7-41** Odontogenes Myxom. In unterschiedliche Richtungen gelagerte runde und spindelige Tumorzellen teils mit schmalen, eosinophilen zytoplasmatischen Fortsätzen.

## 7.3.3 Zementoblastom (ZB)

Definition: Das ZB ist ein eindeutig benigner odontogener Tumor, der in direkter Verbindung mit Zahnwurzeln steht. Der ZB ist gekennzeichnet durch Bildung einer verkalkten, zementartigen Substanz, die direkt auf der Zahnwurzeloberfläche gebildet wird.

*Epidemiologie*
Bisher wurden in der Literatur über 100 Fälle publiziert. Das ZB macht 1 bis 6 % aller odontogenen Tumoren aus. Das mittlere Lebensalter beträgt 20,7 Jahre (8 bis 44 Jahre). Drei Viertel aller Patienten sind unter 30 Jahre alt. Eine eindeutige Genderprävalenz besteht nicht; verschiedene Studien geben verschiedene Ergebnisse an.

*Lokalisation*
75 % aller Fälle betreffen die Prämolaren und Molaren des Unterkiefers. Die übrigen Fälle sind an Prämolaren und Molaren des Oberkiefers zu beobachten. Milchzähne sind nur selten betroffen (Abb. 7-42 und 7-43).



*Klinik*
Meist findet sich eine schmerzhafte Schwellung am Alveolarfortsatz. Die Schmerzen sind intensiv und ähneln dem klassischen Zahnschmerz. Die Vitalität betroffener Zähne bleibt erhalten. Eine Parästhesie der Unterlippe kommt in seltenen Fällen vor.

*Bildgebende Verfahren*
Röntgenologisch ist das ZB gut umschrieben und stellt eine radiodense, meist rundliche Masse an der Wurzelspitze eines Prämolaren oder Molaren dar, die von einem radioluzenten Saum umgeben ist. Wurzelresorptionen und Auflösung der Wurzelkonturen sind charakteristisch.

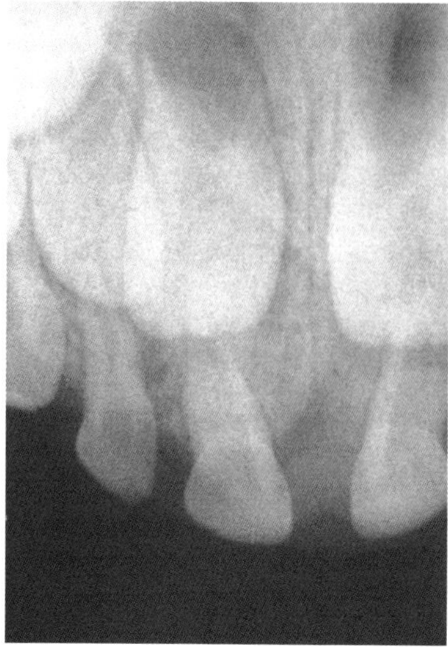

**Abb. 7-42** Zementoblastom. In diesem ungewöhnlichen Fall fand sich ein Zementoblastom an der Wurzelspitze des zentralen Milchzahninzisivus (s. Abb. 7-43).

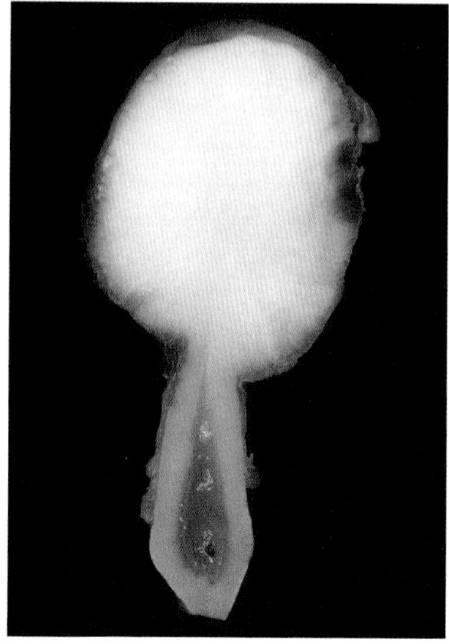

**Abb. 7-43** Makropräparat des Zementoblastoms mit dem zentralen Milchschneidezahn des Oberkiefers (s. Abb. 7-42).

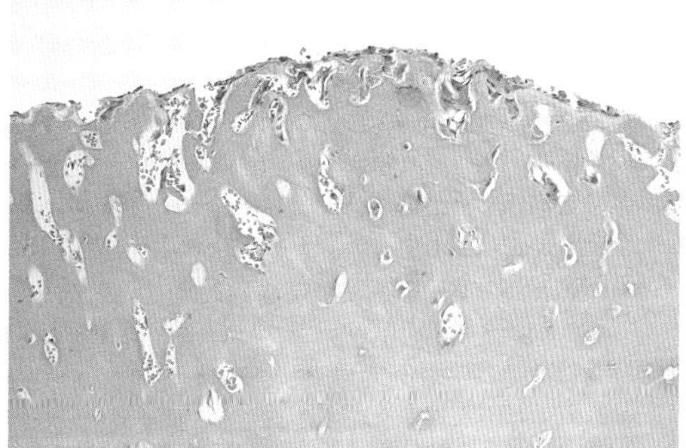

**Abb. 7-44** Zementoblastom. Der Tumor besteht aus einer dichten Masse azellulären, zementartigen Materials in einem fibrösen Stroma. An der Peripherie finden sich vereinzelt Zementoblasten.



*Histopathologie*

Das ZB besteht aus einer dichten Masse azellulären zementartigen Materials in einem fibrösen Stroma, das vielkernige Riesenzellen enthalten kann. Die Bildung der Zementmassen führt gleichzeitig zur Resorption der Zahnwurzel. An der Peripherie des Tumors findet sich nicht mineralisiertes Gewebe, häufig in säbelhafter Ausdehnung (Abb. 7-44).

*Differenzialdiagnose*

Differenzialdiagnostisch muss ein Osteoblastom erwogen werden. Ebenso muss Verwechselung mit einem Osteosarkom vermieden werden.

*Therapie und Prognose*

Nur bei inkompletter chirurgischer Entfernung des ZB können selten Rezidive auftreten.

# 7.4 Maligne odontogene Tumoren (MOT)

Definition: Die meisten MOT werden als Gegenpart entsprechender benigner odontogener Tumoren betrachtet. Einige entwickeln sich allerdings direkt, so zum Beispiel das primäre intraossäre Plattenepithelkarzinom.

*Klassifikation*
MOT (siehe Tab. 7-1) werden in odontogene Karzinome und odontogene Sarkome eingeteilt.

*Epidemiologie*
Alle malignen odontogenen Tumoren sind selten, zum Teil extrem selten. Sie treten vorwiegend bei älteren Menschen auf.

*Ätiologie*
Die Ätiologie der MOT ist unbekannt.

*Klinik*
Klinische Symptome sind identisch mit denen anderer maligner Tumoren im Kiefer-Gesichtsbereich. Schwellungen, Schmerzen, Blutungen, Ulzerationen der Mundschleimhaut, Mobilität von Zähnen, Parästhesie oder Anästhesie sind Hinweise auf Malignität. Metastasierung in lokale Lymphknoten oder Fernmetastasen treten frühzeitig auf. Massive Zerstörungen von Kieferknochenstrukturen sind typisch.

*Bildgebende Verfahren*
Röntgenologisch finden sich die typischen Charakteristika der Knochendestruktion. Meist liegt eine gemischte radioluzent-radiopake Veränderung mit unscharfen Randbereichen vor.

*Therapie und Prognose*
Radikale Chirurgie ist nach wie vor die einzige Therapie der Wahl. Die Prognose für MOT ist schlecht.

*Vorläufer-Veränderungen*
In seltenen Fällen können vor allem solide/multizystische Ameloblastome Metastasen bilden. In der Klassifikation der WHO von 1992 wurde eine fälschliche Bezeichnung dieser Form des Ameloblastoms publiziert. Der Begriff „malignes Ameloblastom“ sollte vermieden werden. Heute wird von metastasierendem Ameloblastom gesprochen. Diese Form des metastasierenden Ameloblastoms hat die gleichen histologischen Kriterien wie der Primärtumor und keine malignen histomorphologischen Charakteristika. Liegen solche vor, spricht man vom ameloblastischen Karzinom (Abb. 7-45). Dieses kann primär auftreten oder aber auch aus dem Zystenepithel, insbesondere aus dem Epithel der odontogenen Keratozyste (in der WHO-Klassifikation von 2005 als keratozystisch odontogener Tumor bezeichnet; beide Begriffe können gleichwertig benutzt werden). Das primäre intraossäre Karzinom der Kiefer geht vor allem aus den Malas-

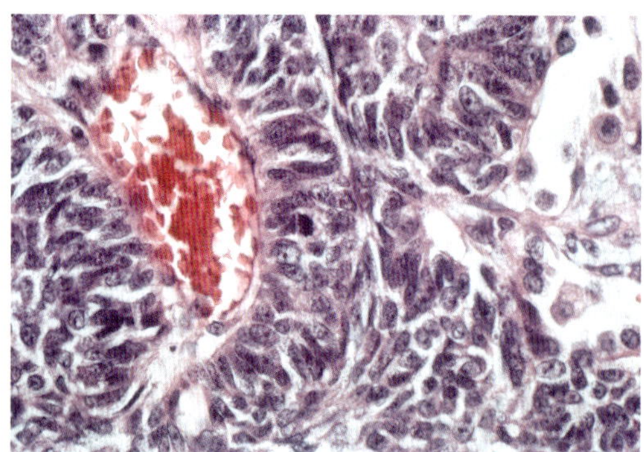

**Abb. 7-45** Ameloblastisches Karzinom. Ameloblastomatöses Epithel, wobei dieses Pleomorphie und Hyperchromasie zeigt (Sammlung Prof. Sciubba, USA).

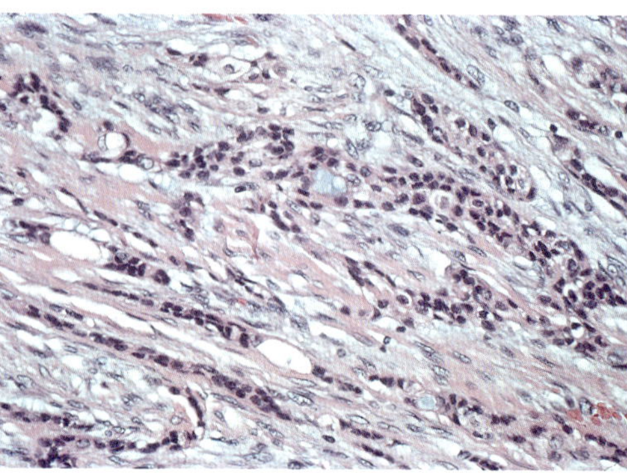

**Abb. 7-46** Odontogenes Karzinom. Stränge und Inseln malignen odontogenen Epithels. Als primär intraossäres Karzinom nimmt dieses seinen Ausgang von Malassez-Epithelresten (Sammlung Prof. Sciubba, USA).

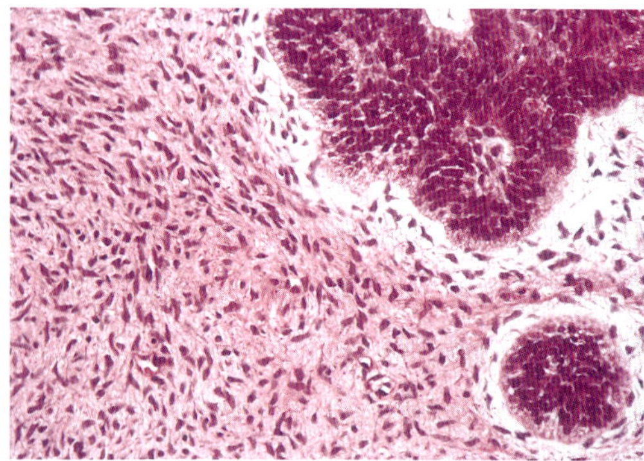

**Abb. 7-47** Ameloblastisches Fibrosarkom. Sowohl der ektomesenchymale als auch der ameloblastische Anteil des Tumors ist maligne entartet (Sammlung DÖSAK, Prof. Jundt, Basel, Schweiz).

sez-Epithelresten hervor (Abb. 7-46). Ameloblastische Sarkome wie das ameloblastische Fibrosarkom gehen gelegentlich aus benignen ameloblastischen Fibromen hervor (Abb. 7-47).



# Literatur


Barnes L, Eveson JW, Reichart, PA, Sidransky D. Pathology and Genetics of Head and Neck Tumours. World Health Organization (WHO) Classification of Tumors. Lyon: IARC Press; 2005.

El-Naggar AK, Chan JKC, Grandis JR, Takata T, Slootweg PJ.WHo Classification of Head and Neck Tumours. International Agency for Research on Cancer, Lyon: 2017.

Jundt, G, Reichart PA. Benigne odontogene ektomesenchymale Tumoren. Pathologe 2008;29:199–204.

Jundt G, Reichart PA. Maligne odontogene Tumoren. Pathologe 2008; 29:205–213.

Reichart PA, Philipsen. Odontogenic tumours and allied lesions. London: Quintessence; 2004.

Reichart PA, Jundt, G. Benigne epitheliale odontogene Tumoren. Pathologe 2008;29:175–188.

Reichart PA, Jundt G. Benigne „gemischte" odontogene Tumoren. Pathologe 2008;29:189–198.

Slootweg PJ. Malignant odontogenic tumours: an overview. Mund Kiefer Gesichtschir 2002; 6:295–302.

# 8 Erkrankungen der Knochen

*Harald Ebhardt*

*Einleitung*
Die Knochen dienen als Halte- und Stützapparat, u. a. beeinflussen sie durch ihre Form und Größe das Aussehen des Menschen. Die Knochen sind jedoch keine statischen Gebilde, sondern unterliegen, bedingt durch das Wechselspiel zwischen Osteoblasten (Knochenaufbau) und Osteoklasten (Knochenabbau), ständigen Umbauprozessen. Diese Prozesse werden gesteuert durch genetische Veranlagung, durch hormonelle Einflüsse, durch Belastungen des Knochens und andere Faktoren. Medikamente und andere therapeutische Maßnahmen können ebenfalls Einfluss auf den Knochenumbau nehmen. Zudem können in den Knochen Entzündungen und Tumorerkrankungen auftreten. Bei einer Reihe von Erkrankungen der Knochen ist bis heute die Ätiologie nicht aufgeklärt.

## 8.1 Cherubismus

Hebr.: cherub: der Engel, cherubim (pl.)

Definition: Autosomal dominant vererbte Erkrankung, die zur Ausbildung eines sogenannten Engelsgesichtes führt. Verantwortlich sind mehrere Mutationen des SH3BP2-Gens auf Chromosom 4p16, wodurch vermehrt (hyperaktive) Osteoklasten gebildet werden, die zu lytischen Veränderungen innerhalb des Kieferknochens führen.

*Epidemiologie*
Betroffen sind vor allem Jungen. Die Erkrankung zeigt sich meist zwischen dem zweiten und fünften Lebensjahr.

*Klinik*
Symmetrische, schmerzlose Auftreibung der Mandibulawinkel. Bei Beteiligung der Maxilla kommt es aufgrund der Auftreibung des Knochens zu einer Verlagerung des Orbitalbodens nach oben, sodass die Augen himmelwärts schauen und zusammen mit dem aufgetriebenen Oberkieferknochen der Vergleich zu einem Engelsgesicht entstand. Zähne sind verdrängt und retiniert. Sprach- und Hörstörungen sowie zervikale Lymphadenopathie können auftreten. Die Laborwerte sind im Vergleich zum Hyperparathyreoidismus (siehe 8.5) normal.

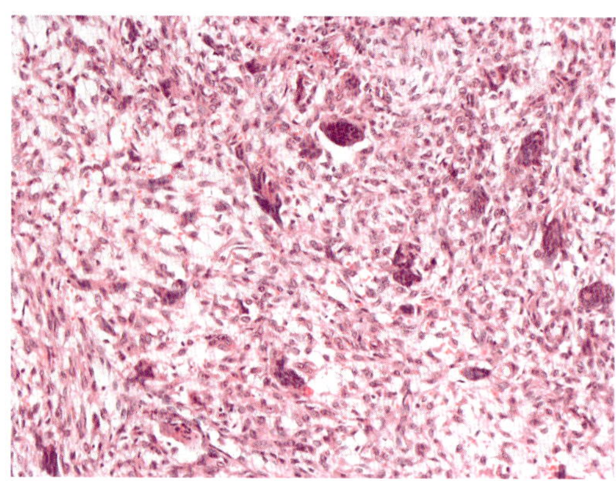

**Abb. 8-1** Cherubismus: multinukleäre Riesenzellen in einem hämorrhagischen ödematösen Bindegewebe.

*Bildgebende Verfahren*
Röntgenologisch sieht man (lange Zeit bevor die Knochenschwellung außen sichtbar wird) bilaterale, multiple zystenartige Radioluzenzen mit dem Bild von „Seifenblasen". Kortikaler Knochen ist stark reduziert und gelegentlich perforiert. Mit zunehmendem Alter kommt es zur Remineralisation bis hin zur Sklerose.

*Histopathologie*
Im Frühstadium multinukleäre Riesenzellen in einem hämorrhagischen ödematösen Bindegewebe (Abb. 8-1). Dieser Befund ist identisch mit einem Riesenzellgranulom bzw. Hyperparathyreoidismus. Im Spätstadium sind die Riesenzellen nicht mehr nachweisbar, die Ossifikation des Krankheitsherdes ist evident.

*Therapie*
In der Regel nicht notwendig, da die Erkrankung bis zur Pubertät selbstlimitierend verläuft. Die Gesichtsschwellungen bilden sich zurück. In schweren Fällen eventuell Kürettage, jedoch nicht vor Ende der Pubertät. An Therapieoptionen unter Verwendung von Bisphosphonaten wird derzeit wissenschaftlich gearbeitet.

## 8.2 Osteogenesis imperfecta



Definition: Autosomal dominant vererbte Erkrankung, die zur sogenannten Glasknochenkrankheit führt. Aufgrund von Mutationen der Gene COL1A1 bzw. COL1A2 wird die Synthese von Kollagen Typ 1, einem wichtigen Stützprotein für Knochen, Dentin, Skleren, Bänder und Haut, gestört. Es kommt u. a. zu einer verminderten Knochenbildung durch die Osteoblasten und nachfolgend verminderter Mineralisation der Knochen. Die Folge sind Knochenbrüche. Die Mutation des COL1A2-Gens bedingt die Dentinogenesis imperfecta.

*Epidemiologie und Klinik*
Osteogenesis imperfecta ist die häufigste vererbte Knochenkrankheit und betrifft weltweit etwa 6 pro 100.000 Kinder, die je nach Schwere der Erkrankung brüchige Knochen mit Knochenfrakturen und Deformationen, Minderwuchs, Schwerhörigkeit, bläuliche Skleren (aufgrund der dünnen Haut scheint Pigment durch) und/oder missgestaltete, brüchige, bläulichgelbe Zähne aufweisen.

*Bildgebende Verfahren*
Dünne verbogene, vielfach frakturierte Knochen ohne Kortikalis.

*Histopathologie*
Unterwertig mineralisierter Knochen mit primitiven Knochentrabekeln ohne Differenzierung in Kortikalis bzw. Spongiosa.

*Therapie/Prognose*
Es gibt Ansätze einer gezielten Gentherapie. Ansonsten ist die Behandlung mit Bisphosphonaten, kombiniert mit Physiotherapie, das Mittel der Wahl. Frakturen sollten möglichst verhindert werden, Zahnextraktionen sollten vorsichtig erfolgen, um Schäden am Kieferknochen zu vermeiden. Bei leichteren Verlaufsformen wird das Erwachsenenalter erreicht.

## 8.3 Rachitis

Definition: Aufgrund von Vitamin-D-Mangel entstandene unzureichende Mineralisation der Knochen.

*Pathophysiologie*
Bei mangelnder UV-Strahlung bzw. unzureichender Vitamin-D-Zufuhr bzw. Resorption entsteht ein Vitamin-D-Mangel. Dieser führt zu einer Hemmung der Kalzium- und Phosphatresorption im Darm mit der Folge einer Hypokalzämie bzw. Hypophosphatämie. Daraus resultiert die ungenügende Verkalkung des Osteoids.

Da die Mineralisation der Zähne Priorität gegenüber der Mineralisation der Knochen hat, ist hypokalzifizierter Schmelz nur in extremen Krankheitsfällen zu beobachten. Es kommt jedoch bei Kindern mit Rachitis zu einer verzögerten Eruption der Zähne.

*Epidemiologie*
Betroffen sind vor allem Kleinkinder.



*Klinik*
Im Vordergrund stehen irreguläre Knochenformationen und schmerzhafte Skelettveränderungen mit abnormer Weichheit, besonders des Schädelknochens, Deformationen des Thorax und Fehlstellungen der Beine. Zudem leiden die Patienten unter Schwitzen, Muskelhypotonie, Tetanie und einer Hinterkopfglatze.

*Bildgebende Verfahren*
Röntgenologisch zeigt sich minderwertig mineralisierter, teils deformierter Knochen mit verbreiterten Epiphysen, bedingt durch ein Überwachsen des Knorpels.

*Histopathologie*
Die Knochentrabekel werden umgeben von neu gebildetem, nicht mineralisiertem Osteoid. Auch in der Grenzzone zum Knorpel hin ist eine Mineralisation nicht nachweisbar, sodass der Knorpel weiter zu einer breiten hyperzellularen Knorpelmasse wächst. Zusätzlich kommt es zu einer Proliferation von Bindegewebe, was zu einer weiteren Desorganisation der Epiphyse führt.

*Therapie*
Vitamin-D-Zufuhr, Sonnenlicht (UV-Strahlung).

## 8.4 Osteomalazie

Definition: Aufgrund von Vitamin-D-Mangel entstandene unzureichende Mineralisation der physiologischen Knochenumbauvorgänge.

*Epidemiologie*
Diese Erkrankung betrifft Erwachsene. Die Pathophysiologie ist dieselbe wie bei der Rachitis.

*Klinik*
Neben Knochen- und Muskelschmerzen werden auch subklinische Frakturen beobachtet.

*Bildgebende Verfahren, Histopathologie, Therapie*
Siehe Rachitis.

## 8.5 Hyperparathyreoidismus

Definition: Es besteht ein Überschuss an Parathormon (PTH), wobei verschiedene Ursachen vorliegen.
a) Der primäre Hyperparathyreoidismus entsteht auf dem Boden von Adenomen, einer Hyperplasie oder, in seltenen Fällen, von Karzinomen der Nebenschilddrüsen.
b) Der sekundäre Hyperparathyreoidismus hat seine Ursache in einer chronischen Niereninsuffizienz, die konsekutiv zu einer Hypokalzämie führt, gefolgt von einer Stimulation der Nebenschilddrüsen zur Produktion von PTH.

c) Der tertiäre Hyperparathyreoidismus entwickelt sich aufgrund eines sekundären Hyperparathyreoidismus, wenn dieser zu einer autonomen Hyperplasie der Nebenschilddrüsen geführt hat.

*Physiologische Grundlagen*
PTH bewirkt eine erhöhte RANKL-Expression (RANK: receptor activator for NF-kB; RANKL: RANK-Ligand) auf den Osteoblasten. RANKL bindet an RANK auf der Oberfläche von Osteoklasten-Vorläuferzellen. Dadurch wird der Transkriptionsfaktor NF-kB in den Vorläuferzellen aktiviert und führt zu einer Reifung und Aktivierung von Osteoklasten. Die aus der Aktivität der Osteoklasten resultierende Knochenresorption bedingt die Freisetzung von Kalzium aus den Knochen. PTH bewirkt auch eine Erhöhung der Resorption von Kalzium in den Nieren. Die Folge ist die Hyperkalzämie. Diese kann verstärkt werden durch die gesteigerte, Vitamin-D-abhängige Resorption von Kalzium im Darm.

*Epidemiologie*
Überwiegend erkranken Frauen in der Postmenopause. Die jährliche Inzidenz beträgt etwa 25 Neuerkrankungen pro 100.000 Einwohner in Europa. Bei fast allen Patienten mit MEN-1-Syndrom (multiple endokrine Neoplasien) findet man Zeichen des Hyperparathyreoidismus.

*Klinik*
Knochenschmerzen aufgrund von Mikrofrakturen, Muskelschwäche und Nierensteine sind die wichtigsten Symptome. Später kommen Nierenschäden, Hypertension und peptische Ulzera hinzu.

*Bildgebende Verfahren*
Zystenartige multifokale Radioluzenzen als Zeichen der Knochenresorption. Da es sich um eine Systemerkrankung handelt, sind Knochen verschiedener anatomischer Lokalisationen betroffen.

*Histopathologie*
Massenhaft Osteoklasten und unterwertig mineralisiertes Osteoid. Ausgedehnte Blutungen und Blutungsresiduen (Hämosiderin) ergeben einen bräunlichen Aspekt, was zu der Bezeichnung „brauner Tumor" führte.

*Therapie*
Kausale Therapie entsprechend der einzelnen Formen.

*Differenzialdiagnostische Überlegungen zur Hyperkalzämie*
Neben der Überproduktion von PTH sollte differenzialdiagnostisch ein iatrogener oder selbst verursachter Überschuss an Vitamin D in Betracht gezogen werden. Weitere Ursachen für eine Hyperkalzämie sind ossäre Karzinommetastasen und intraossäre Manifestationen hämatopoetischer Malignome (Plasmozytom u. ä.). Auch bei der Therapie mit Diuretika (Thiazide) kann es zu einer Hyperkalzämie kommen.

Kapitel 8

## 8.6 Osteoporose

Definition: Quantitative Verminderung des Knochengewebes durch gesteigerten Knochenabbau und/oder verminderten Knochenaufbau bei erhaltener Knochenstruktur.

*Anmerkung*
Die maximale Knochendichte wird etwa im 30. Lebensjahr erreicht. Danach ist ein geringes Überwiegen des Knochenabbaus (0,7 % pro Jahr) im Rahmen der Knochenumbauprozesse bei beiden Geschlechtern physiologisch.

*Epidemiologie*
Es ist in den meisten Fällen eine Erkrankung des späteren Erwachsenenalters. Hauptursache ist die geringere Aktivität der Osteoblasten im höheren Alter des Patienten (senile Osteoporose). Weitere wichtige Ursache ist der postmenopausale Östrogenmangel (hormonelle Osteoporose). Daneben spielen durch Inaktivität bedingte fehlende Stimulation des Knochenumbaus eine Rolle und der Kalziummangel bei Fehlernährung.

*Klinik*
Asymptomatisch. Im fortgeschrittenen Stadium bei Zusammensinterung der Wirbelkörper Schmerzen aufgrund von Kompression der Nervenaustrittsstellen an der (meist lumbalen) Wirbelsäule. Frakturneigung betrifft besonders die Wirbelsäule und den Oberschenkelhals.

*Bildgebende Verfahren und Histopathologie*
Siehe Definition.

*Therapie*
Kausal.

## 8.7 Morbus Paget des Knochens

Sir James Paget (1814–1899), Chirurg und Pathologe, England

Definition: Die Erkrankung betrifft die Osteoklasten und geht mit einem schnellen, unkontrollierten Knochenumbau einher. Synonym werden auch die Begriffe Osteodystrophia deformans und Osteitis deformans verwandt.



*Epidemiologie*
Betroffen sind Patienten beider Geschlechter ab dem 70. Lebensjahr. Neben einer viralen Genese (Paramyxoviren wurden in Osteoklasten und Osteoblasten nachgewiesen) spielen auch genetische Veränderungen eine Rolle bei der Entstehung des Morbus Paget. Mutationen am TNFRSF11A-Gen auf Chromosom 18q und am SQSTM1-Gen auf Chromosom 5q können diese Erkrankung auslösen. Das erstgenannte Gen kodiert das RANK-

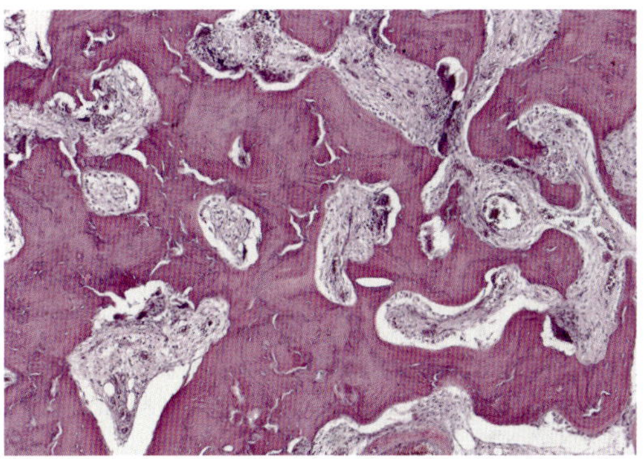

**Abb. 8-2** Morbus Paget: extensive Sklerosierung mit Vergrößerung und Verbreiterung des Knochens.

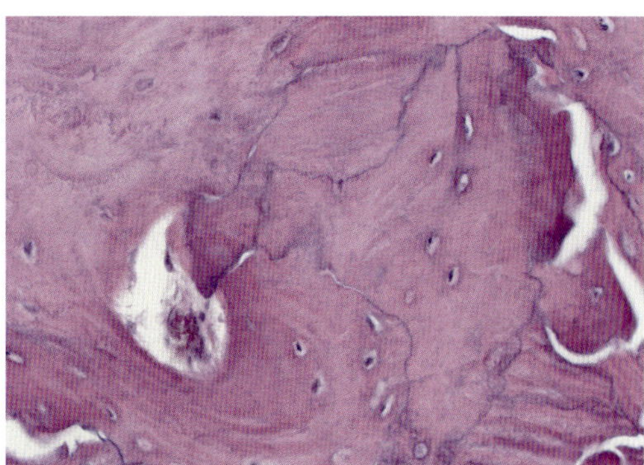

**Abb. 8-3** Morbus Paget: typisches mosaikartiges Muster des Knochens.

Protein, das für die Osteoklastenbildung benötigt wird. Das zweitgenannte Gen ist für die Regulierung der Funktion von Osteoklasten wichtig.

*Klinik*
Mb. Paget verläuft in drei Stadien: 1. das initiale osteolytische Stadium, 2. das gemischte osteoklastisch-osteoblastische Stadium, 3. das finale osteosklerotische Stadium. Im Anfangsstadium der Erkrankung überwiegt die Knochenresorption (Osteoporose) insbesondere in Wirbelsäule, Schädel, Femur und Becken. Im späteren Stadium folgt die extensive Sklerosierung mit Vergrößerung und Verbreiterung der Knochen (Abb. 8-2). Da beide Stadien gleichzeitig in einem Knochen auftreten können, entsteht das typische mosaikartige Muster des Knochens (Abb. 8-3). Die Patienten klagen über Knochenschmerzen. Von den Kieferknochen ist meist die Maxilla betroffen und zeigt dann eine symmetrische Auftreibung der Alveolarfortsätze. Aufgrund der extensiven Sklerose des Kieferknochens kommt es zu einer Fusion mit den Zähnen, was eine Zahnextraktion unmöglich macht. Zudem ist eine Hyperzementose an den Zähnen zu beobachten.

*Bildgebende Verfahren*
Röntgenologisch findet sich ein typisches Nebeneinander irregulärer Knochenresorption und Sklerose, wobei je nach Krankheitsstadium das eine oder das andere überwiegen kann.

*Histopathologie*
Irreguläre Mineralisationslinien bedingen das mosaikartige Muster der Knochentrabekel, zahlreiche Osteoklasten und Osteoblasten, Fibrose und erhöhte Vaskularität in den Markräumen.



*Therapie*
Kalzitonin, Bisphosphonat.

*Komplikation*
Nierensteine, Herzinsuffizienz, in etwa 1 % der Fälle Entwicklung eines Osteosarkoms.

# 8.8 Osteonekrosen

## 8.8.1 Bisphosphonat-assoziierte Nekrose des Kieferknochens (BANK)

*Epidemiologie*
Diese spezielle Ätiologie der Kieferknochennekrose ist erst seit dem Jahr 2003 bekannt. Bisphosphonate werden oral oder intravenös verabreicht, wobei für die Entstehung der BANK insbesondere die intravenös applizierten Bisphosphonate eine Rolle spielen. Indikationen für die Bisphosphonattherapie sind Osteoporose, Morbus Paget des Knochens und ossäre Karzinommetastasen bzw. intraossäre Manifestationen hämatopoetischer Malignome. Nach bisherigen Erkenntnissen sind von dieser Art der Nekrose nur die Mandibula, Maxilla und der harte Gaumen betroffen. Prädisponierend sind Zahnerkrankungen, Zahnextraktion, orale Traumata, Parodontitis und mangelhafte Mundhygiene.

*Hypothesen der Pathogenese*
Der Kieferknochen erfährt aufgrund der Dauerbelastung einen vermehrten Knochenumbau einhergehend mit einem hohen ossären Metabolismus. Durch hoch dosierte (intravenös applizierte) Bisphosphonate wird eine Reduktion des ossären Metabolismus herbeigeführt. Daneben gibt es offenbar auch eine antiangiogene Wirkung des Bisphosphonats. Weitere Prädisposition der Kieferknochen für die Entwicklung einer BANK ist die relativ oberflächliche Lage. Die Kieferknochen werden von einer dünnen oralen Mukosa überzogen und damit von einer hochpathogenen Umgebung abgeschirmt. Bisphosphonate wirken wahrscheinlich inhibitorisch auf den Zellzyklus der Keratinozyten der oralen Mukosa, sodass die Kieferknochen bei einem nicht intakten Mukosaüberzug den abschirmenden Schutz verlieren und somit unmittelbar jeder Art bakterieller oder mykotischer Infektionen ausgesetzt sind.

*Klinik*
Zunächst verläuft die BANK asymptomatisch. Typisch ist hervorstehender nekrotischer Kieferknochen ohne Mukosaüberzug. Schmerzen stellen sich erst bei einer stärkeren Entzündung der umgebenden Mukosa ein.

*Bildgebende Verfahren*
Da die Klinik zusammen mit der Anamnese die Diagnose ergeben, sind bildgebende Verfahren allenfalls zur Feststellung des Ausmaßes der Erkrankung erforderlich.



*Histopathologie*
Nekrotischer Knochen ohne erkennbare Osteozytenkerne, ggf. zusätzliche pathogene Besiedlung und Osteomyelitis (Abb. 8-4).

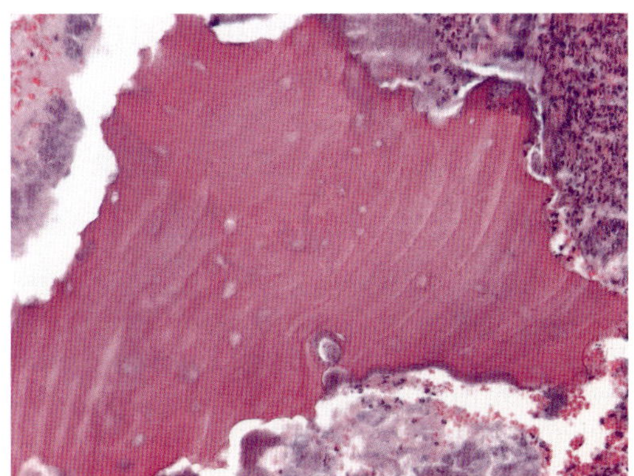

**Abb. 8-4** Knochennekrose: nekrotischer Knochen ohne erkennbare Osteozytenkerne mit umgebender Osteomyelitis.

*Therapie*
Kürettage.

*Prophylaxe*
Vor Beginn einer Bisphosphonattherapie sollte die Zahnsanierung abgeschlossen sein. Falls während der Therapie mit Bisphosphonaten eine Zahnsanierung erforderlich sein sollte, erscheint (in vorheriger Absprache mit dem Hausarzt!) eine Pausierung der Bisphosphonattherapie für ca. 8 Wochen ratsam. Zudem wird eine erneute Risikoabschätzung für eine BANK 3 bis 5 Jahre nach Beginn der Bisphosphonattherapie empfohlen. Zur Abwägung der Indikation von Zahnimplantaten bei dieser Patientengruppe sind aktuelle Empfehlungen aus der Implantologie zu Rate zu ziehen.

## 8.8.2 Osteoradionekrose des Kieferknochens

Definition: Diese Form der Osteonekrose entsteht bei Zustand nach Strahlentherapie von oralen Plattenepithelkarzinomen oder Karzinomen der Speicheldrüsen.

*Pathogenese*
Hochenergetische Strahlung kann zu einer Endarteriitis mit Hyalinose der Arterienwand und Obliteration des Arterienlumens führen. Folge ist dann eine avaskuläre Nekrose des Knochens.

## 8.8.3 Andere Ursachen für Osteonekrosen



Chemotherapeutika (z. B. Vincristin, Methotrexat, Fluorouracil), Thrombosen, Embolien, hämolytische Anämie mit Organinfarkten und chronische Osteomyelitiden sind weitere Ursachen für eine Osteonekrose.

# 8.9 Entzündungen der Knochen

## 8.9.1 Akute Osteomyelitis

*Epidemiologie*

Es erkranken überwiegend Erwachsene mit periapikalen Infektionen, akuter nekrotisierender Gingivitis oder offenen Frakturen der Kieferknochen. Prädisponiert für diese Erkrankung sind zudem Patienten mit Mb. Paget des Knochens, reduzierter Abwehrlage bei z. B. akuter Leukämie, Diabetes mellitus, chronischem Alkoholismus oder Mangelernährung sowie Patienten bei Zustand nach Radiotherapie.

*Klinik*

Die typischen Zeichen der Entzündung sind erkennbar, es treten auch eitrige Entzündungen auf.

*Therapie*

Antibiotikatherapie, bei eitrigen Entzündungen zusätzlich chirurgische Eröffnung der Eiterhöhle.

*Komplikationen*

Hierzu zählen in erster Linie die Nekrose des betroffenen Knochens und die Gefahr der systemischen Ausbreitung z. B. in Form einer Endokarditis.

## 8.9.2 Chronische Osteomyelitis

Ursachen hierfür sind eine inadäquat therapierte akute Osteomyelitis, persistierende Infektionen durch schwach virulente Bakterien und avaskuläre Knochennekrosen.

# 8.10 Fibro-ossäre und osteochondromatöse Läsionen

*Peter A. Reichart*

*Einleitung*
In der im Frühjahr des Jahres 2017 erschienen 4. Auflage der „WHO Classification of Head and Neck Tumours" (El-Naggar et al. 2017) werden unter der Überschrift: „Fibro-ossäre und osteochondromatöse Läsionen" die folgenden Entitäten aufgeführt: das ossifizierende Fibrom, das familiäre gigantiforme Zementom, die fibröse Dysplasie, die zemento-ossäre Dysplasie und das Osteochondrom. Wie auch für andere Tumoren und Läsionen wurde in der neuen WHO-Klassifikation im Vergleich zu der 3. Auflage von 2005 (Barnes et al. 2005) eine „Vereinfachung" der Klassifikation angestrebt, die nicht immer den Ansprüchen der Kliniker, maxillofazialen Radiologen und Oralpathologen gerecht wird. Als Beispiel soll hier die zemento-ossäre Dysplasie angeführt werden. Durch den Singular wird hier insinuiert, dass es sich um eine einzige Läsion handelt. In der WHO-Klassifikation von 2005 sprach man noch von zemento-ossären Dysplasien, also im Plural, was den Varianten dieser Dysplasieform eher entspricht und die folgenden Varianten enthält: die periapikale Zementdysplasie, die fokale ossäre Dysplasie, die floride ossäre Dysplasie und das familiäre gigantiforme Zementom. Da aber die gegenwärtige Klassifikation von 2017 autorisiert ist, soll auch die Terminologie entsprechend in diesem Text verwendet werden.

## 8.10.1 Ossifizierendes Fibrom (OF)

Definition: Das ossifizierende Fibrom ist ein umschriebener Tumor fibro-zellulären Gewebes mit unterschiedlich dichten Mineralisationsbereichen. Zwei weitere Varianten sind bekannt: das juvenile trabekuläre und das juvenile psammomatoide ossifizierende Fibrom.

*Relative Häufigkeit/Durchschnittsalter/Geschlechtsverteilung*
Das ossifizierende Fibrom ist selten. Es findet sich vor allem zwischen der dritten und vierten Lebensdekade. Frauen sind deutlich mehr betroffen (5:1). Beide juvenile Varianten des ossifizierenden Fibroms treten deutlich früher auf (El-Mofty et al. 2017).



*Klinik/Bildgebende Verfahren*
Das ossifizierende Fibrom findet sich ausschließlich im zahntragenden Bereich des Ober- und Unterkiefers (Abb. 8-5). Der Oberkiefer ist häufiger betroffen. Schmerzlose Schwellungen sind charakteristisch. Röntgenologisch sind frühe, initiale Läsionen radioluzent. Im Verlauf werden ossifizierende Fibrome zunehmend radiodens (Abb. 8-6). Das juvenile trabekuläre

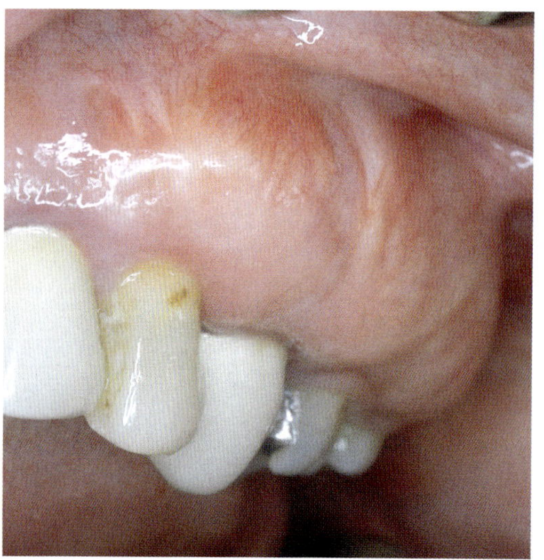

**Abb. 8-5** Ossifizierendes Fibrom: Knochenexpansion des Oberkiefers.

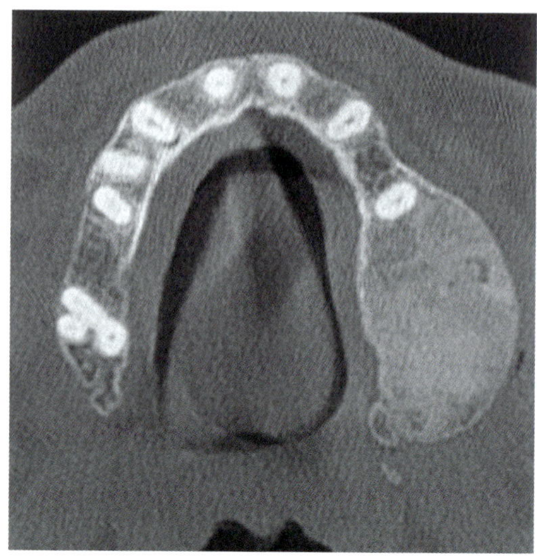

**Abb. 8-6** Ossifizierendes Fibrom: MRT mit aufgetriebenen Oberkieferknochen.

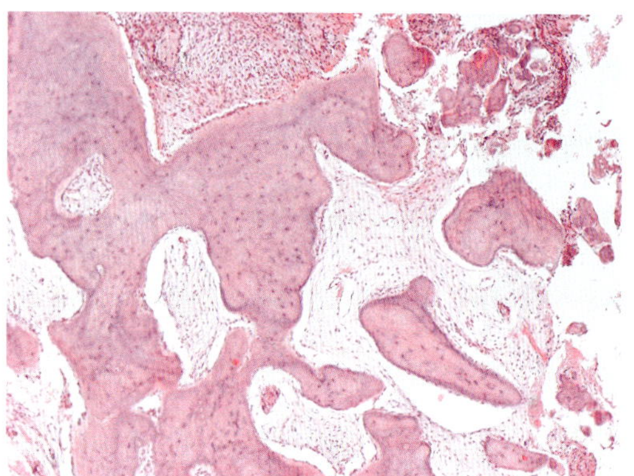

**Abb. 8-7** Ossifizierendes Fibrom: Geflechtknochen mit unterschiedlich zelldichtem fibrösem Gewebe.

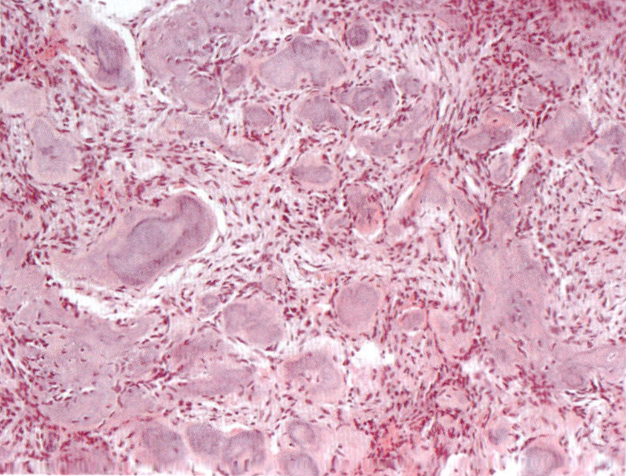

**Abb. 8-8** Ossifizierendes Fibrom: konzentrisch geformte, basophile zementartige Anteile.

ossifizierende Fibrom ist gekennzeichnet durch oft rapide fortschreitende Expansion des betroffenen Kiefers. Die psammomatoide Variante zeichnet sich durch Miterfassung der Orbita, der Nasen- und Nebenhöhlen aus.

*Histopathologie*



Das ossifizierende Fibrom ist gut begrenzt und kann eine Kapsel aus Bindegewebe aufweisen. Fibroblastisches Stroma mit eingestreuten zementoiden Strukturen kann beobachtet werden (Abb. 8-7 und 8-8). Die juvenilen Varianten des ossifizierenden Fibroms sind unscharf begrenzt (weitere Details in der Spezialliteratur, z. B. WHO-Klassifikation von 2017). Multiple ossifizierende Fibrome können mit einem Hyperparathyreoidismus assoziiert sein, verursacht durch CDC73-Mutationen.

*Therapie*
Ossifizierende Fibrome können als gutartige Tumoren durch konservative chirurgische Entfernung behandelt werden. Rezidive sind bei klassischen ossifizierenden Fibromen selten, dagegen bei den juvenilen Varianten häufig. Sarkomatöse Entartung ist bei keiner der Varianten bisher beobachtet worden.

## 8.10.2 Familiäres gigantiformes Zementom

Definition: Das seltene familiäre gigantiforme Zementom ist gekennzeichnet durch frühe, gelegentlich schon in der Kindheit auftretende Entwicklung von multifokalen expandierenden zementoiden Läsionen in meist allen Kieferquadranten. Massive Deformationen des Gesichts können sich entwickeln. Das familiäre gigantiforme Zementom wird autosomal dominant vererbt.

*Histopathologie*
Das histologische Bild entspricht dem des ossifizierenden Fibroms. Basophile hypozelluläre zementoide Partikel und Inseln in einem fibroblastischen Stroma sind kennzeichnend.

*Therapie*
Das chirurgische Management ist problematisch, da häufig ein schnelles Wachstum des verbliebenen Gewebes zu beobachten ist (El-Mofty 2017).

## 8.10.3 Fibröse Dysplasie (FD)

Definition: Die fibröse Dysplasie ist eine skelettale Anomalie, bei der normaler Knochen durch mangelhaft gebildeten, unreifen Knochen und Bindegewebe ersetzt wird. Eine monostotische (nur ein Knochen betroffen) wird von einer polyostotischen Form (viele Knochen betroffen) unterschieden. Bei der polyostotischen Variante (Albright-Syndrom) können verschiedene Endokrinopathien vorliegen (El-Mofty et al. 2017). Die fibröse Dysplasie wird verursacht durch postzygotische aktivierende „Missense"-Mutationen des GNAS-Gens.

*Relative Häufigkeit/Durchschnittsalter/Geschlechtsverteilung*
7 % aller benignen Knochentumoren sind fibröse Dysplasien. Kinder und Jugendliche sind vorwiegend während der Knochenbildungsphase betroffen. Die monostotische Form ist weit häufiger als die polyostotische Variante.



*Klinik*
Die monostotische Form der fibrösen Dysplasie wird am häufigsten im maxillofazialen Komplex und im Femur beobachtet. Der Oberkiefer und das Jochbein sind oft involviert (Abb. 8-9). Die kraniofaziale Dysplasie

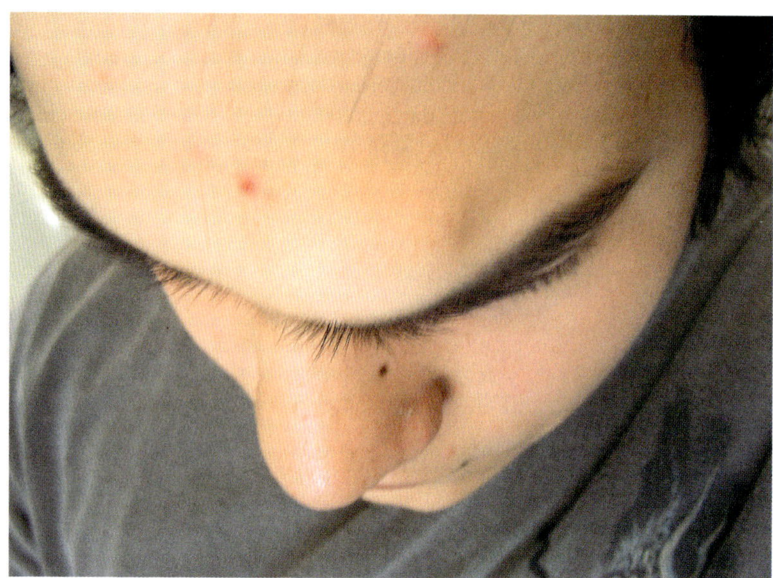

**Abb. 8-9** Fibröse Dysplasie im Os frontale links mit Gesichtsasymmetrie.

äußert sich in zunehmender Schwellung betroffener Gesichtsknochen, was zu Asymmetrie führen kann. Auch Zahnfehlstellungen und Malokklusion können die Folge sein. Sehstörungen, Hörverlust, Kopfschmerzen und erschwerte Nasenatmung treten auf, wenn die Neben- und Augenhöhlen sowie die Schädelbasis betroffen sind. Das Albright-Syndrom ist darüber hinaus durch „Café-au-lait"-Flecken der Haut und endokrine Veränderungen gekennzeichnet.

*Bildgebende Verfahren*

Das radiologische Erscheinungsbild hängt von dem Stadium der Tumorentwicklung ab. Frühe Veränderungen sind radioluzent, während länger anstehende Läsionen zunehmend radiodens werden (Abb. 8-10). Das typische Bild wird auch als „ground-glas"- (Milchglas-)ähnlich beschrieben, wobei die Abgrenzung des Tumors unscharf ist und in den normalen Knochen übergeht. Eine Verengung des Parodontalspalts kann Hinweis auf das Vorliegen einer fibrösen Dysplasie sein.

*Histopathologie*

Entsprechend dem Stadium zeigt die fibröse Dysplasie fibröse und ossäre Anteile. Das Fasergewebe entspricht normalem Bindegewebe, in dem unregelmäßig geformte („Chinese characters") Inseln und Trabekel unreifen Knochens liegen. Bei der kraniofazialen Variante kann es zur Ausreifung des unreifen Knochens zu Lamellenknochen kommen (Abb. 8-11).



*Therapie*

Therapeutische Maßnahmen sollten nicht vor Abschluss des Skelettwachstums ergriffen werden. Konturverbessernde Eingriffe erwiesen sich als das Mittel der Wahl. Eine maligne Transformation ist extrem selten.

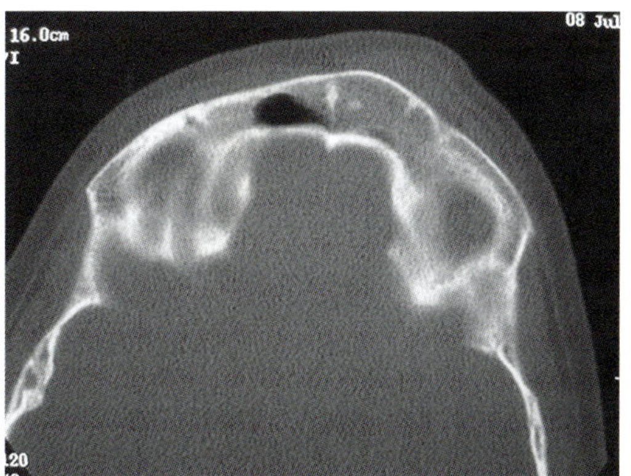


**Abb. 8-10** Fibröse Dysplasie: CT-Befund des Patienten aus Abb. 8-9 mit unscharf begrenzter solider Läsion mit milchglasartiger Binnenstruktur.

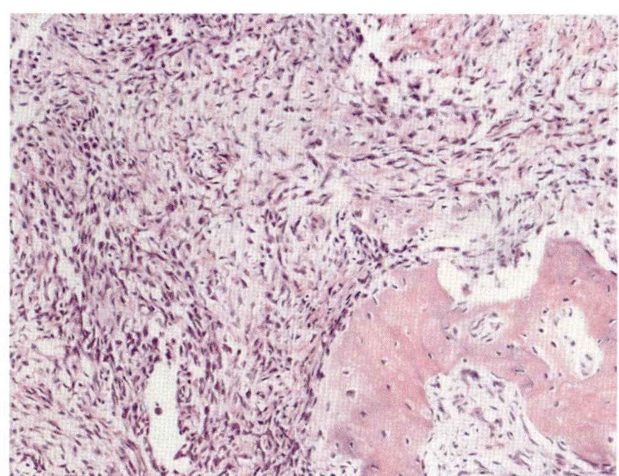

**Abb. 8-11** Fibröse Dysplasie: zelluläres Bindegewebe mit unreifen Trabekeln aus Geflechtknochen.

## 8.10.4 Zemento-ossäre Dysplasie

Die zemento-ossäre Dysplasie wird als nicht neoplastische fibro-ossäre Läsion im zahntragenden Alveolarfortsatz der Kiefer definiert.

*Relative Häufigkeit/Durchschnittsalter/Geschlechtsverteilung*
Die zemento-ossäre Dysplasie ist die häufigste benigne fibro-ossäre Läsion der Kiefer. Schwarze Frauen mittleren Lebensalters sind vorwiegend betroffen (El-Mofty et al. 2017).

*Klinik*
Drei Varianten der zemento-ossären Dysplasie sind bekannt: die periapikale Zementdysplasie, die sich an den Wurzelspitzen von Unterkieferfrontzähnen manifestiert, die fokale, einen Zahn involvierende fibro-ossäre Zementdysplasie und die floride Variante, die mehrere Kieferquadranten erfasst. Alle Varianten verhalten sich klinisch asymptomatisch. Zähne in betroffenen Bereichen bleiben vital.

*Bildgebende Verfahren*
Sorgfältige radiologische Untersuchungen sind besonders wichtig und sollten im Zweifelsfall DVT-Untersuchungen einschließen! Alle Varianten sollten lediglich klinisch (Vitalitätsprüfungen betroffener Zähne!) und radiologisch evaluiert werden. Biopsien sind kontraindiziert und zu vermeiden. Bildgebende Verfahren zeigen radioluzente, radiodense und/oder gemischte Bereiche (Abb. 8-12). Im Verlauf der Zeit zeigen zemento-ossäre Dysplasien zunehmende Verkalkung. Fusionen mit Zahnwurzeln finden sich nicht; der Parodontalspalt bleibt erhalten.



*Histopathologie*
Alle Varianten der zemento-ossären Dysplasie zeigen ähnliche histologische Bilder. In einem zellulären fibrösen Stroma liegen mineralisierte

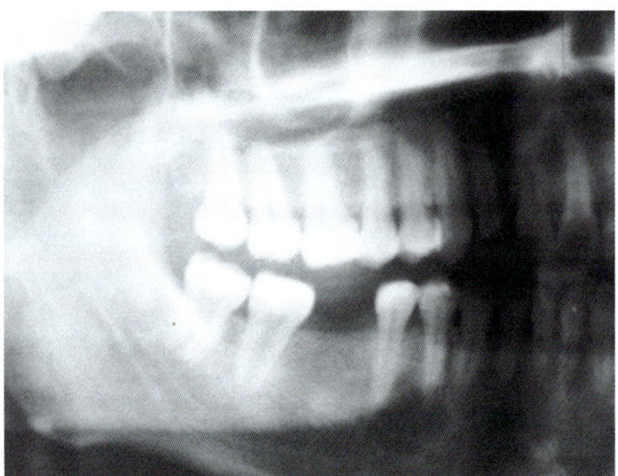

**Abb. 8-12** Ossäre Dysplasie: zystenartige Aufhellung Regio 44.

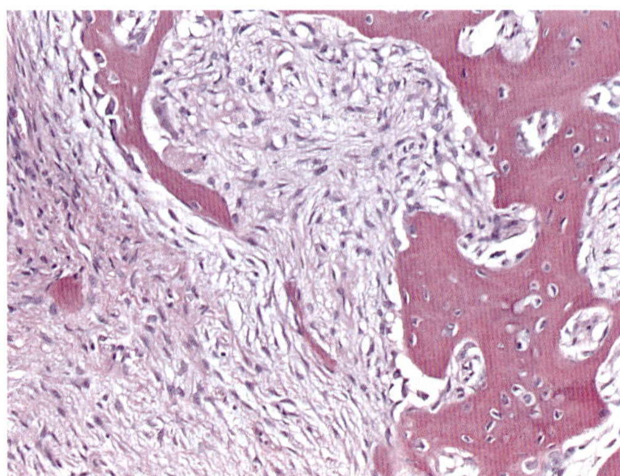

**Abb. 8-13** Ossäre Dysplasie: zelluläres Bindegewebe mit Geflechtknochen.

Inseln, bestehend aus Osteoid, Knochen und zementartigem Gewebe (Abb. 8-13). Dichte, zellarme sklerotische Massen sind besonders bei der floriden Variante zu finden.

*Therapie*
Nach eindeutiger Diagnosestellung muss jegliche Therapie unterbleiben. Häufig kommt es vor, dass besonders bei der periapikalen Zementdysplasie Zähne trepaniert und mit einer Wurzelfüllung versehen werden. Selbst Wurzelspitzenresektionen sind in solchen Fällen durchgeführt worden – trotz eindeutiger Vitalität betroffener Zähne. Klinisches und radiologisches Follow-up in größeren Abständen wird empfohlen. Bei der floriden Variante kann es zu Entzündungen oder Osteomyelitiden kommen.

## 8.10.5 Osteochondrom

Das Osteochondrom wird als knorpelbedeckter, knöcherner Auswuchs an einer Knochenoberfläche definiert und als Neoplasie – nicht als reaktiver Prozess – betrachtet.

*Relative Häufigkeit/Durchschnittsalter/Geschlechtsverteilung*
Osteochondrome sind im Kopf-Hals-Bereich weitaus seltener als im übrigen Skelett. Sie treten im Kiefer-Gesichtsbereich in der vierten und fünften Lebensdekade auf. Als Ursache wurden Traumata diskutiert (Toner und van Heerden 2017).



*Klinik/Bildgebende Verfahren*
Die Schädelbasis, Kieferhöhlen, das Jochbein und der Unterkiefer können betroffen sein. Lokalisierung im Unterkiefer führt zu Asymmetrie, Schmerzen und Behinderung der Mundöffnung. Die radiologische Darstellung zeigt eine lobulierte, knöcherne Masse ausgehend von der Kortikalis mit einer knorpeligen „Kappe“.

*Histopathologie*
Der Tumor weist meist eine um 2 cm dicke Knorpelkappe auf. An der osteochondralen Übergangszone beginnt der Bereich enchondraler Ossifikation. Zellatypien sind selten.

*Therapie*
Die komplette Exzision wird als Therapie der Wahl angesehen.

## 8.10.6 Zentrales Riesenzellgranulom (ZRZG)

Definition: Das ZRZG ist eine lokalisierte, benigne, gelegentlich auch aggressive osteolytische Läsion im Kieferknochen und ist charakterisiert durch osteoklastenartige Riesenzellen in einem vaskulären Stroma.

*Epidemiologie*
Das ZRZG findet sich in allen Altersgruppen, wird aber meist bei Patienten unter 30 Jahren diagnostiziert. Frauen sind häufiger betroffen.

*Lokalisation*
Der Unterkiefer, insbesondere der anteriore Bereich, ist häufiger als der Oberkiefer betroffen. Auch multifokale ZRZG sind bekannt.

*Klinik*
Die meisten Fälle sind asymptomatisch und werden zufällig entdeckt. Gelegentlich finden sich Schmerzen, Parästhesien, Schwellungen oder Zahnlockerungen.

*Bildgebende Verfahren*
ZRZG sind expansiv, radioluzent und häufig multilokulär. Die Lamina dura erscheint aufgelöst, Zahnverdrängungen und Wurzelresorptionen können beobachtet werden. Intraläsionale Septenbildung ist typisch.

*Histopathologie*
Das ZRZG besteht aus einer nicht bekapselten Proliferation spindelförmiger Fibroblasten und osteoklastenartiger Riesenzellen in einem oft stark vaskularisierten Gewebe. Es finden sich Hämosiderinablagerungen, Makrophagen, Lymphozyten und Granulozyten. Vereinzelt werden Formationen von Geflechtknochen und Knochen beobachtet. Differenzialdiagnostisch sind ähnliche Riesenzellläsionen (Hyperparathyreoidismus, Cherubismus, aneurysmatische Knochenzyste) abzugrenzen.



*Therapie und Prognose*
Die Therapie besteht in sorgfältiger Enukleation. Bei Auftreten von Rezidiven muss eine radikalere chirurgische Maßnahme erfolgen. Die Therapie mit Calcitonin, Glukokortikoiden (intraläsional), Interferon oder Bisphosphonaten hat positive Ergebnisse erbracht.

### 8.10.7 Aneurysmatische Knochenzyste (AKZ)

Definition: Die AKZ ist eine intraossäre Ansammlung unterschiedlich großer, blutgefüllter Hohlräume. Diese Hohlräume entsprechen Pseudozysten, da eine epitheliale Auskleidung nicht vorhanden ist. In dem die Hohlräume umgebenden Bindegewebe findet man mehrkernige Riesenzellen und Geflechtknochen.

*Epidemiologie*
Die AKZ ist selten und tritt meist bei Patienten unter 30 Jahren auf.

*Ätiologie*
Die AKZ kann primär oder sekundär auftreten. Pathogenetisch wird die AKZ als reaktive Läsion verstanden, möglicherweise infolge von Traumata oder vaskulären Malformationen. Aufgrund von genetischen Veränderungen in 69 % der primären AKZs wird diese Läsion derzeit als Neoplasie eingestuft (WHO 2017).

*Lokalisation*
Die AKZ tritt meist im Unterkiefer auf, vor allem im posterioren Bereich.

*Klinik*
Die AKZ äußert sich durch starke Schwellungen des Knochens, die häufig schmerzhaft sind. Die Zähne in diesem Bereich sind vital, können jedoch verlagert werden. Teilweise werden Wurzelresorptionen beobachtet.

*Bildgebende Verfahren*
Unilokuläre oder multilokuläre, radioluzente Bereiche sind charakteristisch. Randbereiche sind gut definiert. Perforationen kortikalen Knochens treten auf. Mithilfe der MRT lassen sich Aussagen über die Flüssigkeit (Blut) in den Hohlräumen der AKZ machen.

*Histopathologie*
Die AKZ ist eine hämorrhagische, multilokuläre, gut umschriebene Knochenveränderung. Blutgefüllte Räume sind durch Makrophagen und Fibroblasten ausgekleidet. Die AKZ ist keine echte Zyste, sondern eine Pseudozyste, da eine Epithel- bzw. Endothelauskleidung fehlt. Es finden sich Hämosiderinablagerungen und osteoklastäre Riesenzellen (Abb. 8-14).

*Therapie und Prognose*
Die AKZ wird durch Kürettage behandelt. Für ausgedehnte oder rezidivierende Läsionen wird eine En-bloc-Resektion empfohlen.

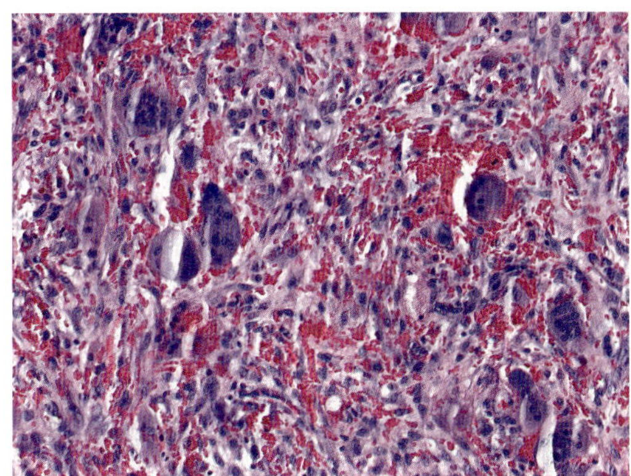

**Abb. 8-14** Aneurysmatische Knochenzyste: Pseudozyste mit blutgefüllten Hohlräumen und zahlreichen Riesenzellen.

## 8.10.8 Einfache Knochenzyste (EKZ)

Definition: Die EKZ ist eine intraossäre Pseudozyste ohne Epithelauskleidung. Sie ist entweder leer oder mit seröser Flüssigkeit gefüllt. Synonyme sind: solitäre Knochenzyste, traumatische Knochenzyste, hämorrhagische Knochenzyste, idiopathische Knochenzyste.

*Epidemiologie*
Die EKZ wird meist in der zweiten Lebensdekade beobachtet. Beide Geschlechter sind gleich häufig betroffen.

*Ätiologie*
Zur Pathogenese der EKZ existieren zahlreiche Theorien, z. B. werden Traumata, aber auch vaskuläre Ursachen, metabolische oder degenerative Prozesse diskutiert.

*Lokalisation*
Die AKZ tritt im Kopf-Hals-Bereich zumeist im Unterkiefer auf, sie ist dort in der (Prä-)Molarenregion am häufigsten zu finden.

*Klinik*
Die EKZ wird meist zufällig entdeckt. Druckempfindlichkeit oder leichte Schmerzen können geäußert werden. Benachbarte Zähne sind vital.

*Bildgebende Verfahren*
Die EKZ ist radioluzent und unilokulär. Wurzelresorptionen sind außergewöhnlich.



*Histopathologie*
Der Hohlraum ist leer oder mit einer serösen Flüssigkeit gefüllt, eine Epithelauskleidung fehlt. In der Umgebung zeigt sich eine dünne Schicht vaskularisierten Bindegewebes, teilweise ist Geflechtknochen erkennbar.

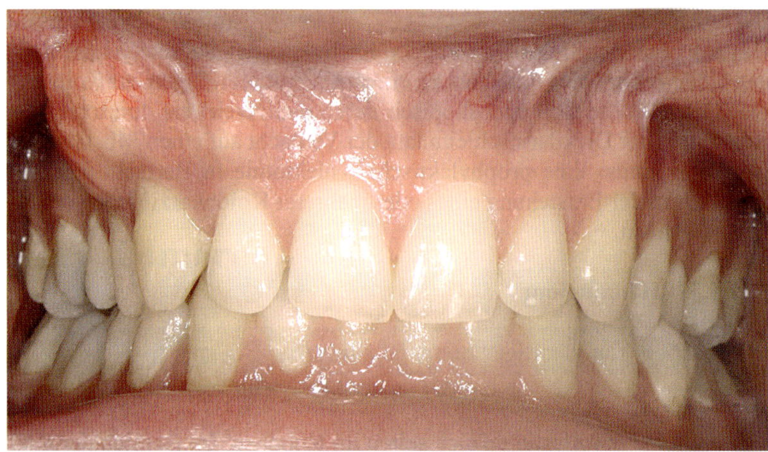

**Abb. 8-15** Osteosarkom: Schwellung des Oberkieferknochens Regio 13/14.

den Kieferknochen, typischerweise in der Mandibula, betreffen Patienten zwischen dem 30. und 40. Lebensjahr. Die Ätiologie ist unbekannt. Manche Osteosarkome entwickeln sich auf dem Boden eines Morbus Paget des Knochens oder nach Strahlentherapie.

*Klinik*

Das Osteosarkom zeigt sich als Knochenschwellung (Abb. 8-15), die innerhalb weniger Monate schnell an Größe zunimmt und schmerzhaft ist. Je nach Tumorlokalisation folgen Zahnlockerungen oder Parästhesien. Innerhalb kurzer Zeit entwickeln sich Metastasen, bevorzugt in den Lungen, in anderen Knochen, in Lymphknoten und im Gehirn. In 50 % der Fälle treten Tumorrezidive innerhalb des ersten Jahres nach Behandlung auf.

*Bildgebende Verfahren*

Röntgenologisch findet sich eine irreguläre Zerstörung des Knochens mit Knochenbildung besonders im umgebenden Weichgewebe. Aufgrund sich schnell entwickelnder Lungenmetastasen sollte bereits bei der initialen Diagnostik auch eine Röntgen-Thorax-Aufnahme angefertigt werden.

*Histopathologie*

Neoplastische Osteoblasten unterschiedlicher Größe und Form, auch Riesenzellen, werden beobachtet. Zahlreiche Mitosen in den teils hyperchromatischen Zellkernen korrelieren mit dem schnellen Tumorwachstum. Herde von Osteoid, aber auch von Knorpel und Bindegewebe werden in unterschiedlicher Ausprägung gesehen (Abb. 8-16 bis 8-18).



*Therapie*

Weite Exstirpation des Tumors und des umgebenden Weichgewebes, gegebenenfalls kombiniert mit einer Radio- und/oder Chemotherapie.

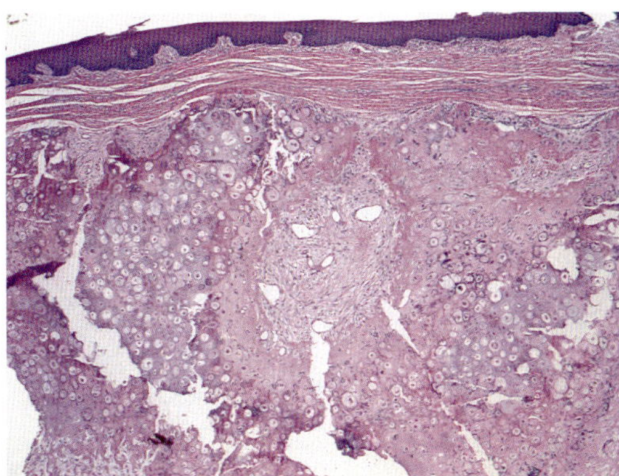

**Abb. 8-16** Osteosarkom: Ausbreitung des Osteosarkoms bis unterhalb der Mundschleimhaut.

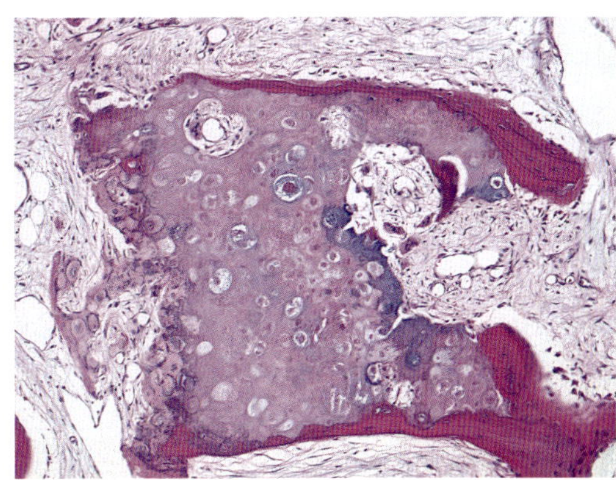

**Abb. 8-17** Osteosarkom: Neoplastische Osteoblasten, randlich sind nur noch dünne Reste des originären Knochens erkennbar.

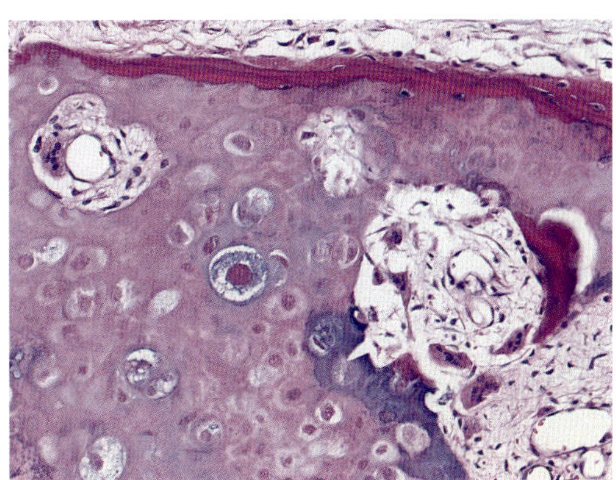

**Abb. 8-18** Osteosarkom: pleomorphe Osteoblasten, rechts im Bild einzelne Riesenzellen.

### 8.11.2.2 Chondrosarkom

Definition: Maligner Tumor, bestehend aus neoplastischen Knorpelzellen.

*Epidemiologie*
Die Patienten erkranken durchschnittlich im Alter von 45 Jahren, wobei Männer etwas häufiger betroffen sind. Die häufigsten Lokalisationen dieses Sarkoms sind das Becken, die Schulter und die Rippen, gefolgt von Manifestationen in der anterioren Maxilla.

*Klinik*
Die schmerzhafte Schwellung des betroffenen Knochens steht im Vordergrund. Zahnlockerungen sind ebenfalls typisch. Der Tumor entwickelt oftmals Rezidive, diese stellen die Hauptursache für den Tod des Patienten dar. Metastasen entstehen in 10 % der Fälle, meistens in den Lungen oder in anderen Knochen.

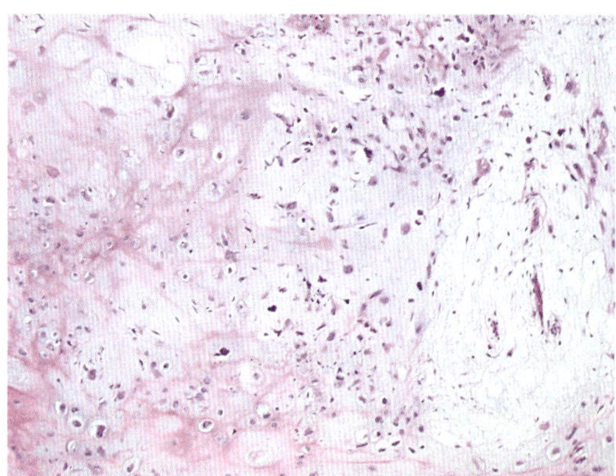

**Abb. 8-19** Chondrosarkom: lobulierte Tumorknoten mit bizarren Tumorzellen.

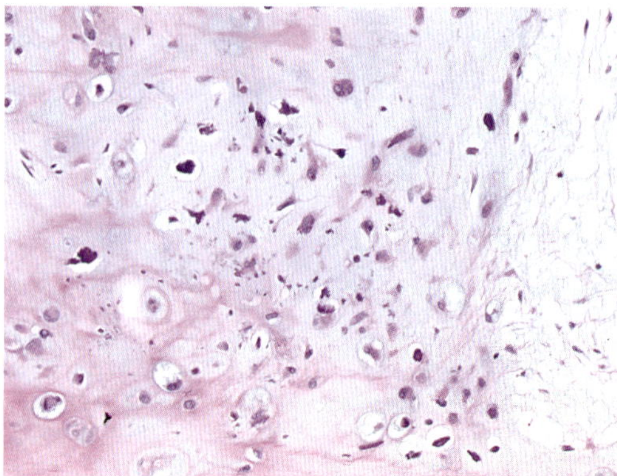

**Abb. 8-20** Chondrosarkom: pleomorphe, hyperchromatische neoplastische Chondrozyten.

*Bildgebende Verfahren*
Röntgenologisch sind multilokuläre, mehr oder weniger gut umschriebene Radioluzenzen und Verkalkungen erkennbar.

*Histopathologie*
Die neoplastischen Chondrozyten zeigen eine teils starke Pleomorphie, binukleäre Zellkerne und eine große Anzahl an Mitosen (Abb. 8-19 und 8-20). Die Tumorzellen sind in unterschiedlich großen Tumorknoten (Lobuli) angeordnet und lassen abschnittsweise Kalzifikationen erkennen.

*Therapie*
Weite Exstirpation des Tumors sollte angestrebt werden, ist jedoch im Bereich des Oberkiefers nicht immer im erforderlichen Maße möglich. Der Tumor spricht schlecht auf die Radiotherapie an.

### 8.11.2.3 Ewing-Sarkom

Definition: Das Ewing-Sarkom ist ein maligner Tumor aus der Familie der primitiven neuroektodermalen Tumoren (PNET).

*Epidemiologie*
Etwa 80 % der Patienten sind jünger als 20 Jahre. Typischerweise tritt das Ewing Sarkom im Femur bzw. im Beckenknochen auf, im Bereich des Kopfes am häufigsten in der Mandibula. Die Prädisposition für diese Erkrankung wird auf dem Chromosom 22 vererbt, wo sich die typische reziproke Translokation t (11;22) in der überwiegenden Mehrzahl der Fälle nachweisen lässt. Diese Translokation führt zu einer Fusion von 2 Genen (des Ewing-Sarkom-typischen EWS-Gens und des FLI1-Gens), die einen pathologischen Transkriptionsfaktor bilden, der für die Entwicklung der Tumorzellen verantwortlich ist.

*Klinik*
Einer oft schmerzhaften Knochenschwellung innerhalb weniger Monate folgen bei Manifestation in der Mandibula Zahnlockerungen und Ulzerationen der oralen Mukosa. Metastasen entwickeln sich in den Lungen, Lymphknoten und anderen Knochen.

*Bildgebende Verfahren*
In der Röntgenaufnahme lassen sich osteolytische Herde nachweisen.

*Histopathologie*
Die Tumorzellen sind etwas größer als Lymphozyten, besitzen einen hyperchromatischen Zellkern und ein vakuolisiertes klares Zytoplasma, in dem Glykogen nachweisbar ist. Die Tumorzellen sind angeordnet in lockeren, von kleinen Bindegewebssepten getrennten Lobuli.

*Therapie*
Das Ewing-Sarkom wird chemotherapeutisch und, wenn möglich, durch weite Exstirpation, eventuell gefolgt von Radiotherapie, behandelt. Die Chemotherapie verbessert die Überlebensraten, jedoch haben die Patienten in ihrem späteren Leben ein erhöhtes Risiko, an einem Lymphom zu erkranken.

#### 8.11.2.4 Multiples Myelom

Definition: Es handelt sich um multifokale aggressive Neoplasien der Plasmazellen, die krankheitsbedingt monoklonale Immunglobuline (meistens IgG) produzieren. Entsteht der Tumor nur an einer anatomischen Lokalisation, spricht man auch von einem Plasmozytom.

*Anmerkung*
Normalerweise produzieren Plasmazellen polyklonale Immunglobuline. Die Polyklonalität der Immunglobuline zeigt sich in dem Nachweis der Immunglobulin-Leichtketten kappa und lambda im Verhältnis von etwa 1:1. Ist dieses Verhältnis gestört, also überwiegt die Produktion von Kappa- oder Lambda-Immunglobulin-Leichtketten, spricht man von monoklonalen Immunglobulinen.

*Epidemiologie*
Multiple Myelome entwickeln sich aufgrund chromosomaler Translokationen. Diese führen unter Mitwirkung des Zellzyklusregulators Cyclin D1 zu einer Transformation der Plasmazellen und induzieren eine überschießende Produktion von monoklonalen Immunglobulinen. Diese Überproduktion einer Immunglobulin-Leichtkette (kappa oder lambda) führt zu der Bence-Jones-Proteinurie und zu einer Amyloidose.



*Klinik*
Schmerzhafte Schwellung des Knochens treten bei multiplen Myelomen auf. Oftmals leiden die Patienten unter Infektionen, die aufgrund der abnormalen Immunglobuline nicht abheilen. Die zusätzlich auftretende Thrombozytopenie kann zu Blutungen führen. Eine Makroglossie mit rot-

gelblichen Knoten an der lateralen Zungenseite lässt an eine Amyloidose denken.

*Bildgebende Verfahren*
Typischerweise werden, erst im späteren Krankheitsstadium, osteolytische Herde (am Schädel auch Schrotschuss-Schädel genannt) röntgenologisch sichtbar.

*Histopathologie*
Massenhaft Plasmazellen, die normal oder abnormal konfiguriert sein können. Die histopathologische Diagnosestellung gelingt nur durch den immunhistologischen Nachweis der Immunglobulin-Leichtketten kappa und lambda und deren quantitative Differenzierung.

*Therapie*
Nach initialer Chemotherapie folgen gegebenenfalls eine Radiotherapie und/oder eine Knochenmarktransplantation. Im fortgeschrittenen Krankheitsstadium können zur Reduzierung der tumorbedingten Knochenresorption und der daraus resultierenden Hyperkalzämie Bisphosphonate gegeben werden.

#### 8.11.2.5 Ossäre Metastasen

*Epidemiologie*
Ossäre Metastasen, die auch in den Kieferknochen auftreten können, leiten sich meist von einem der folgenden primären Tumorlokalisationen ab:
- weibliche Brust,
- Lungen,
- Prostata,
- Schilddrüsen,
- Nieren.

Es handelt sich in der Regel um ältere Patienten mit Zustand nach Therapie eines entsprechenden Primärtumors (Anamnese!).

*Klinik*
Neben Schmerzen und Schwellungen des Knochens können auch Parästhesien oder Anästhesien der Lippen im Vordergrund der Beschwerden stehen.

*Bildgebende Verfahren*
Röntgenologisch findet man Radioluzenzen, in einigen Fällen können auch Zeichen einer infizierten Zyste oder einer Osteomyelitis auftreten.



*Histopathologie*
Die Befunde richten sich nach der Histologie des Primärtumors.

*Therapie*
Je nach Primärtumor und entsprechend dem Allgemeinzustand des Patienten sind die chirurgische Resektion der Metastase, Radiotherapie oder auch eine anti-hormonelle Therapie in Erwägung zu ziehen.

# Literatur

Barnes L, Eveson JW, Reichart P, Sidransky D. World Health Organization Classification of Tumours, Pathology & Genetics, Head and Neck Tumours, 3rd Edition, IARC Press, Lyon, France 2005.

El-Naggar AK, Chan JKC, Grandis JR, Takata T, Slootweg PJ. World Health Organization Classification of Head and Neck Tumours, 4th Edition, IARC Press, Lyon, France 2017.

Fletcher CDM, Bridge JA, Hogendoorn PCW. WHO Classification of Tumours of Soft Tissue and Bone. 4th Edition, IARC Press, Lyon 2013.

Hansen T, Kunkel M, Weber A, Kirkpatrick CJ. Osteonecrosis of the jaws in patients treated with bisphosphonate – histomorphologic analysis in comparison with infected osteoradionecrosis. J Oral Pathol Med 2006;35:155–160.

Kumar V, Abbas AK, Aster JC. Pathologic Basis of Disease. 9th Edition, Elsevier 2015.

Piesold JU, Al-Nawas B, Grötz KA. Osteonekrose der Kiefer unter Bisphosphonat-Langzeittherapie. Mund Kiefer GesichtsChir 2006;10:287–300.

Pires FR, Miranda AMMA, Cardoso ES et. al. Oral avascular bone necrosis associated with chemotherapy and bisphosphonate therapy. Oral Diseases 2005;11:365–369.

# 9 Zahnimplantate

*Harald Ebhardt, Andrea Maria Schmidt-Westhausen*

Enossale Implantate sind heutzutage zu einer unverzichtbaren therapeutischen Option in der modernen Zahnmedizin geworden. Der Erfolg der Implantation hängt im Wesentlichen von der dauerhaften und belastbaren Befestigung des Implantates im Kieferknochen ab. Dieser Prozess wurde erstmals von dem schwedischen Arzt Prof. Per-Ingvar Branemark in den 1950er und 1960er Jahren untersucht. Von ihm stammt der Begriff der Osseointegration. Damit wird die Inkorporation einer nicht biologischen Komponente (Metall) in lebenden Knochen beschrieben. Diese ist abhängig von folgenden Faktoren:

- Art des Implantates (Form, verwandtes Material, Oberflächengestaltung),
- initiale Stabilität des Implantates im Knochen,
- Wundheilung,
- postoperative Pflege des Implantates (einschl. Belastung).

## 9.1 Arten der Zahnimplantate

Es werden subperiostale, transossale und enossale Implantate unterschieden. Die enossalen Implantate sind die derzeit am häufigsten angewandten Zahnimplantate und werden meist als Schraube oder Zylinder verwandt. Es wurden verschiedene Materialien wie Keramik, Legierungen von Gold, Titan bzw. Nickel-Chromverbindungen eingesetzt. Sehr häufig jedoch wird heute reines Titan genutzt, da die Oberflächenoxide (Titandioxid, $TiO_2$) eine stabile Außenschicht auf dem Implantat darstellen, an die der umgebende Kieferknochen gut anwachsen kann (Biokompatibilität). Die Oberflächenoxide des Titanimplantates reagieren mit Wasser, Metallionen und Blutplasmaflüssigkeit und formen spontan Komplexe von Kalzium-Phosphat-Apatit. Somit ist die Grundlage für das Heranwachsen von Knochen an das Implantat gegeben. Die Oberflächen der Implantate sind zumeist rau (Abb. 9-1). Damit wird eine Vergrößerung der Metalloberfläche erreicht, was zu einer verbesserten Verteilung der auf das Zahnimplantat einwirkenden Kräfte auf den umgebenden Knochen führt.

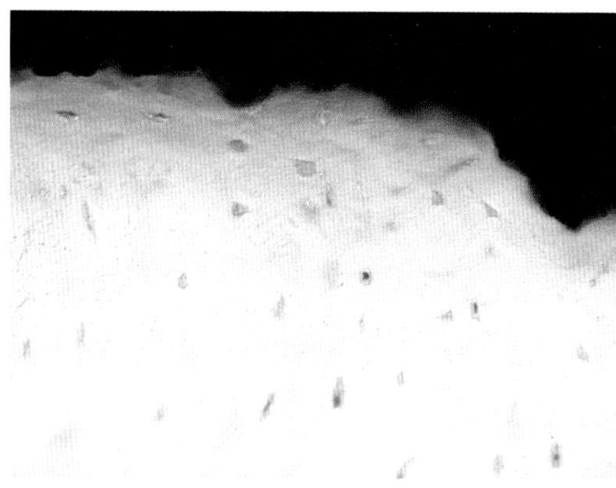

**Abb. 9-1** Ankylose. Das Zahnimplantat mit rauer Oberfläche in der oberen Bildhälfte mit lückenloser Verbindung zum vitalen Kieferknochen.

## 9.2 Initiale Stabilität des Implantates im Knochen

Die initiale Stabilität wird im Wesentlichen vom handwerklichen Geschick des Operateurs gewährleistet, neben der sorgfältigen Planung insbesondere durch die möglichst minimale Entwicklung von Hitze während der Implantatbettpräparation (unter 47 °C für eine Minute oder weniger). Bedingt durch diese Präparation sterben umgebende Knochenzellen ab. Es entsteht (wie bei jeder Operation) ein Blutgerinnsel und eine Entzündungsreaktion mit Phagozytose des Zelldetritus und Differenzierung von mesenchymalen Zellen als Beginn der Wundheilung.

## 9.3 Wundheilung

Der Ablauf der Wundheilung ist entscheidend für den Erfolg der Implantation. Nach der Phagozytose der abgestorbenen Knochenzellen entsteht mit dem Einwachsen von kleinen Blutgefäßen in das Wundgebiet eine kollagenzellreiche Matrix in den ersten 4 Wochen nach Implantation. Gleichzeitig differenzieren sich vom umgebenden vitalen Knochen Osteoblasten, die durch die Synthese eines vorläufigen lockeren Knochengerüstes (Geflechtknochen) den ersten Kontakt zum Implantat herstellen. Dieser Geflechtknochen wird dann durch Interaktionen zwischen Osteoklasten und Osteoblasten in reifen Knochen umgebaut. Die „molekulare Klebefläche" zwischen dem Knochen und der Oberfläche des Implantates wird durch eine Schicht von Knochenmatrixproteinen (Osteopontin) und kleinen fettreichen Proteinen (Biglycan, Decorin) hergestellt.

*Postoperative Pflege des Implantates*
Siehe Lehrbücher der Implantologie bzw. Informationen der Implantathersteller.

Der oben dargestellte Ablauf führt in 95 % der Fälle zu einer Ankylose (unbeweglichen Verbindung) zwischen Knochen und Implantat. Der Erfolg einer enossalen Implantation ist gegeben bei:

- klinisch immobilem Implantat, auch unter Belastung,
- Schmerzfreiheit,
- intakter anatomischer Umgebung des Implantates (Knochen, Nerven, orale Schleimhaut),
- fehlenden progressiven, röntgenologisch nachweisbaren Aufhellungen des Kieferknochens in der Umgebung des Implantates.

## 9.4 Komplikationen

Zur ungewollten Lockerung des Implantates führen:

- unzureichende Blutzufuhr des umgebenden Knochens,
- akute und chronische Entzündungen in der Umgebung des Implantates,
- pathologische Knochenverhältnisse.

Die Kieferknochen bestehen aus einer äußeren Schicht (Substantia compacta bzw. Kortikalis) und aus einer inneren Schicht (Substantia spongiosa). Die Blutversorgung der Kortikalis wird durch die Havers-Gefäße (Kapillaren, postkapilläre Venen und kleine Arterien) gewährleistet. Diese werden perforiert durch die Volkmann-Gefäße. Dadurch entsteht ein Geflecht an kleinlumigen Blutgefäßen.

Dieses Geflecht an Blutgefäßen wird während der Implantation zerstört. Unter Umständen resultiert daraus eine Durchblutungsstörung in der Kortikalis, die Folge ist ein Sauerstoffmangel. In diesem Falle kommt es anstatt der Bildung von mineralisiertem Knochen zu einer Proliferation von Bindegewebe und Knorpel. Dadurch entsteht ein narbenähnliches Gewebe, das zur suffizienten Verankerung des Implantates im Knochen nicht geeignet ist.

Die Blutversorgung der Spongiosa wird durch größere Blutgefäße gewährleistet, sodass in der inneren Knochenschicht Implantat-bedingte Durchblutungsstörungen nicht zu erwarten sind.

## 9.5 Periimplantäre apikale Läsion

> Definition: Die periimplantäre apikale Läsion ist ein infektiös bedingter Entzündungsprozess mit apikalem Knochenverlust. Diese Läsion wurde erstmalig Anfang der 1990er Jahre im Rahmen von Fallberichten beschrieben.

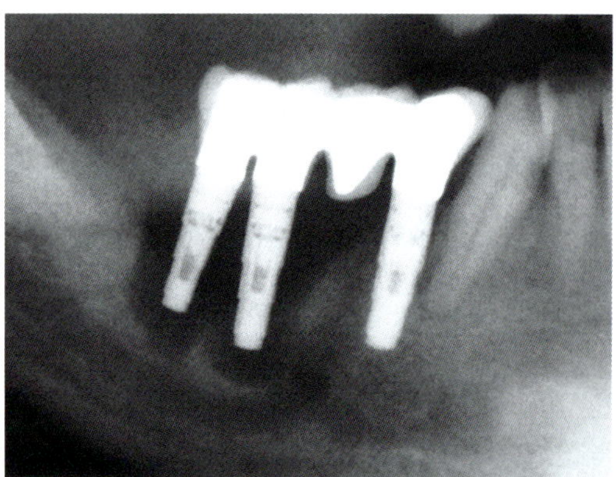

**Abb. 9-2** Periimplantitis. Röntgenologisch sichtbare Spaltbildung zwischen Implantat und umgebenden Kieferknochen.

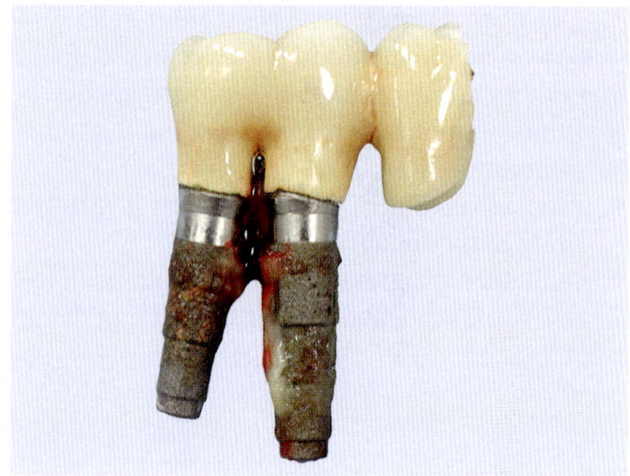

**Abb. 9-3** Periimplantitis. Zahnimplantat mit anhängendem Eiter.

*Synonyme*

Weitere in der Literatur verwende Begrifflichkeiten sind die apikale Periimplantitis, retrograde Periimplantitis sowie periapikale implantäre Läsion (implant periapical lesion, IPL).

*Epidemiologie*

Das Auftreten dieses pathologischen Prozesses wird als eher selten beschrieben und kann in jeder mit einem Implantat versorgten Region der Mundhöhle vorkommen, ohne Häufung für eine bestimmte Region.

*Ätiologie*

Das Entstehen des Entzündungsprozesses scheint multifaktoriell zu sein. Die Proliferation von Malassez-Epithelresten, z. B. bei der Sofortimplantation, pathologische Prozesse von Nachbarzähnen/Implantaten ausgehend, residuale Infektion aus einem früherem Entzündungsprozess, insuffiziente Bohrerkühlung und zu hohe Druckanwendung bei der Implantatbettbohrung sowie Mikrofrakturen des Knochens aufgrund von Über- oder frühzeitiger Belastung werden als ursächliche Faktoren betrachtet.

*Klinik*

In der Regel zeigt sich die periimplantäre apikale Läsion als schmerzloser Zufallsbefund, der auch zu einer klinisch ersichtlichen Schwellung am Alveolarfortsatz führen kann mit zum Teil vorhandenem Fistelgang bei entsprechender Exazerbation.

*Bildgebende Verfahren*

Röntgenologisch zeigt sich meistens eine rundliche Transluzenz mit zum Teil vorhandenem sklerotischen Randsaum. Auch eine Kommunikation mit dem marginalen Bereich ist belegt (Abb. 9-2 und 9-3).

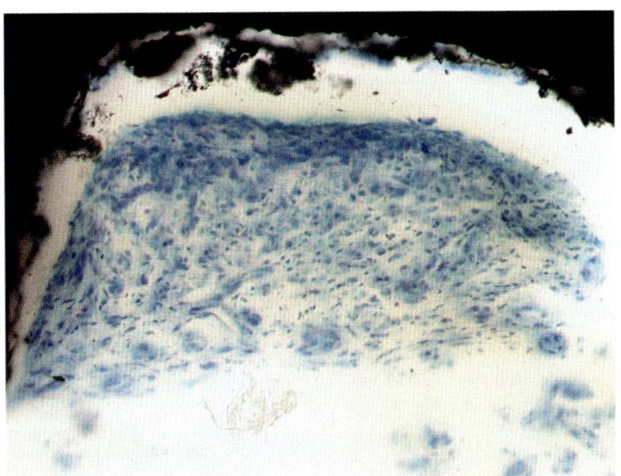

**Abb. 9-4** Periimplantitis. Implantat mit beginnender Epithelialisierung und Entzündungsherd bestehend aus Fibrozyten, Lymphozyten und neutrophilen Granulozyten; kein Knochen in der Umgebung des Implantates.

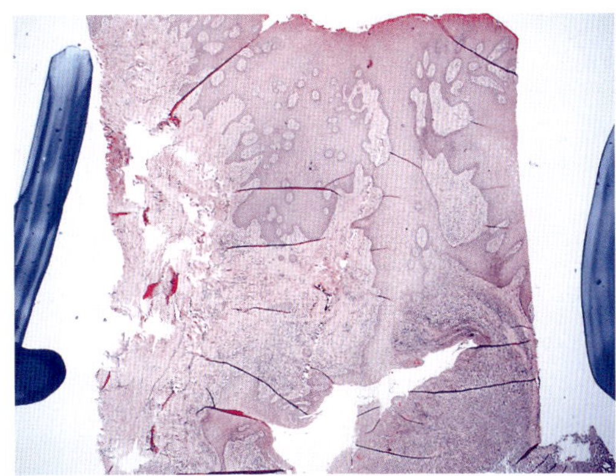

**Abb. 9-5** Periimplantäre apikale zystische Läsion. Ausgehend von der Gingiva proliferiert Taschenepithel periimplantär (das Implantat war rechts im Bild) in die Tiefe und bildet apikal einen zystenartigen Hohlraum.

*Histopathologie*
Histopathologisch zeigt sich eine Hohlraumbildung mit mehrschichtiger nicht verhornender Formation unauffälliger Keratinozyten. Im subepithelialen Bereich findet sich zellreiches Bindegewebe mit zelldichter Entzündung, bestehend aus neutrophilen Granulozyten, Lymphozyten und Plasmazellen (Abb. 9-4).

*Therapie*
Die chirurgische Intervention in Form einer Entfernung des Entzündungsgewebes mittels Kürettage wird empfohlen. Eine Resektion des Implantatapex ist ebenfalls eine Therapieoption. Anschließende augmentative Maßnahmen über gesteuerte Knochenregenration (GBR) können unterstützend erfolgen. Bei ausgedehnten Prozessen stellt die Explantation die Therapie der Wahl dar.

# Diskussion

In einigen Fällen periimplantärer apikaler Läsionen wird die Bildung von Zysten beobachtet. Das histologische Bild dieser periimplantären Zysten ähnelt dem der radikulären Zysten. Ausschlaggebend für die Diagnose einer Zyste ist neben der klinischen Situation und der Bildgebung der histopathologische Befund. Die bisherigen in der Literatur verwenden Begriffe bilden nach Meinung der Autoren die histopathologischen Charakteristika dieser Veränderung nicht vollumfänglich ab. Aufgrund der zu erwartenden Größenzunahme und der Rezidivgefahr sollte ein Terminus verwendet werden, der der Qualität einer Zyste Rechnung trägt. So empfehlen die Autoren die Verwendung des Begriffes der „periimplantären apikalen zystischen Läsion", wenn entsprechende morphologische Merkmale nachweisbar sind (Abb. 9-5).

# Literatur

Otomo-Corgel J. Implants and Oral Bisphosphonates: Risky Business? J Periodontol 2007;78:373–376.

Preti G, Martinasso G, Peirone B et al. Cytokines and Growth Factors Involved in the Osseointegration of Oral Titanium Implants Positioned Using Piezoelectric Bone Surgergy Versus a Drill Technique: A Pilot Study in Minipigs. J Periodontol 2007;78:716–722.

Worthington P, Lang BR, Rubenstein JE. Osseointegration in Dentistry: An Overview. 2nd ed. Chicago: Quintessence Publishing 2003.

# Sachregister